北京协和医院
神经科
疑难罕见病例解析

主　编　崔丽英　彭　斌
副主编　朱以诚　关鸿志
编　者（以姓氏汉语拼音为序）

曹宇泽　陈　琳　陈健华　崔丽英　戴　毅　丁玲玲　董立羚
范思远　付瀚辉　高　晶　高　山　高彬洋　关鸿志　管宇宙
韩　菲　郝红琳　洪月慧　黄　颜　姜　南　金丽日　孔维泽
李　亦　李力波　李晓光　李秀丽　李延峰　林　楠　刘　智
刘彩燕　刘明生　柳　青　卢　强　马　俊　马中弘　毛晨辉
倪　俊　牛婧雯　彭　斌　彭　琳　钱　敏　乔　蕾　乔晓会
沈　航　谭　颖　万新华　王　含　王　琳　魏宸铭　魏妍萍
谢曼青　徐　丹　徐　雁　徐蔚海　徐银燕　杨　琼　杨洵哲
杨英麦　姚　明　姚　远　尹翩翔　袁　晶　翟菲菲　张　瑶
张江涛　张君怡　张梦雨　周　雁　周立新　周世梅　周祥琴
朱以诚
编写秘书　戴　毅　柳　青　卢　强

人民卫生出版社
·北京·

图书在版编目（CIP）数据

北京协和医院神经科疑难罕见病例解析 / 崔丽英，彭斌主编 . —北京：人民卫生出版社，2021.8（2023.10 重印）

ISBN 978-7-117-31890-7

Ⅰ.①北… Ⅱ.①崔…②彭… Ⅲ.①神经系统疾病—疑难病—病案—分析 Ⅳ.①R741

中国版本图书馆 CIP 数据核字（2021）第 158792 号

人卫智网	**www.ipmph.com**	医学教育、学术、考试、健康，购书智慧智能综合服务平台
人卫官网	**www.pmph.com**	人卫官方资讯发布平台

北京协和医院神经科疑难罕见病例解析

Beijing Xiehe Yiyuan Shenjingke Yinan Hanjian Bingli Jiexi

主　　编：崔丽英　彭　斌
出版发行：人民卫生出版社（中继线 010-59780011）
地　　址：北京市朝阳区潘家园南里 19 号
邮　　编：100021
E - mail：pmph @ pmph.com
购书热线：010-59787592　010-59787584　010-65264830
印　　刷：北京铭成印刷有限公司
经　　销：新华书店
开　　本：787 × 1092　1/16　印张：15
字　　数：365 千字
版　　次：2021 年 8 月第 1 版
印　　次：2023 年 10 月第 2 次印刷
标准书号：ISBN 978-7-117-31890-7
定　　价：98.00 元

打击盗版举报电话：010-59787491　E-mail：WQ @ pmph.com
质量问题联系电话：010-59787234　E-mail：zhiliang @ pmph.com

前　言

光阴似箭,日月如梭,一晃在北京协和医院已经度过了40个年头。时间就是这样在不经意间快速地消失了,就像一滴水在世界上消失了一样。坐在办公室的电脑前,看着窗外雕梁画栋的建筑,青色砖墙白玉兰,浮想联翩……

1981年我有幸来到北京协和医院做实习医生,1982年正式入职,成为神经科的住院医生。那时印象最深和至今难以忘怀的是"协和三宝",教授、病历和图书馆。"临床医生最好的老师是患者",这是医院的老教授经常对年轻医生说的一句话。那时的我们除了在患者床旁、参加查房就是到病案室查病历或图书馆查文献。做总住院医生的时候,还要完成每周四神经科大查房记录,那些记录本占据了库房的很大空间,我曾经想:如果哪一天能将其编辑成册该有多好呀! 2008年,我们在中国协和医科大学出版社出版了《神经内科疑难病诊断(第1集)》一书,收录了我科疑难病61例,受到同道们的欢迎。2011年,我们又在人民卫生出版社以临床诊疗思维的方式出版了《神经内科疾病临床诊疗思维》一书,共收录了神经科大查房病例78例。我们当时计划争取每5年对大查房病例进行一次总结,让更多的神经科医生,特别是年轻的同道们和我们一起分享。

近年来医学发展十分迅速,各种新的检查技术包括影像学技术、神经电生理、病理、分子生物学技术以及人工智能等广泛应用于临床,但是依据症状和体征的定位和定性诊断分析是神经科诊断学的核心和立足点。特别在疑难病和罕见病的诊断中,作为神经科医生仍然需要重视患者的主诉,详细地询问病史和进行认真的神经系统查体,手中特有的检查工具如叩诊锤、手电、音叉和大头针等仍是不可替代的检查工具。根据病情选择最有效率的辅助检查项目,才能收到事半功倍的效果,而不是盲目选择最贵重和最先进的检查手段,浪费医疗资源。

本书收录了2009年以来神经科大查房的部分病例,共36例,均由患者的主管医生整理和撰写,并尽量做到图文并茂,比较完整地展示了病例诊治的实际过程。每个病例也许不够完美,但体现的是北京协和医院三级查房制度和各级医生的付出。特别要感谢郭玉璞教授、李舜伟教授、杨荫昌教授和刘秀琴教授等在大查房中的经验传授。也许读者会发现某些病例的讨论和鉴别诊断似有重复或者雷同,主要是因为对不同病例的诊断分析遵循了近似的思路和原则。

　　病历是医生临床思维的记录,是临床科研的原始资料,是医生从青涩到成熟的写照。我感恩"协和三宝",感恩协和这块土壤,病历伴随着我的成长。今年就是北京协和医院建院百年的纪念日,这本书也算是我们神经科献出的小小生日礼物吧……

崔丽英

2021 年 1 月 2 日

目　录

第1例

左侧肢体无力、言语不利 4 个月

病 历 摘 要

患者男性,70 岁。因"左侧肢体无力、言语不利 4 个月"于 2009 年 5 月 6 日入院诊治。

现病史:患者 4 个月前突发左侧肢体无力、言语含混不清,无眩晕、恶心、呕吐、黑矇、肢体麻木。发病后 6 小时于外院行头部 CT 检查显示右侧半卵圆中心斑片状低密度影,边界欠清晰;MRI 扫描可见右侧颞叶、基底节区及放射冠区大面积脑梗死(图 1-1)。颈部血

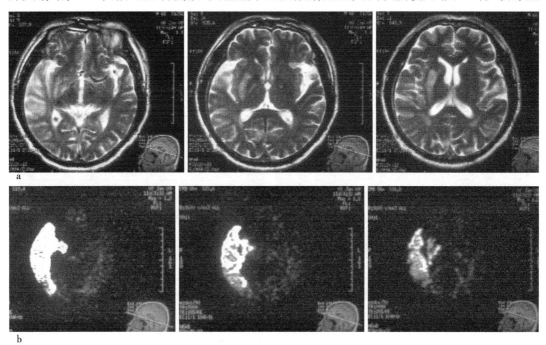

图 1-1　患者头部 MRI 检查

a. 从左向右依次为鞍上池层面、基底核和丘脑层面、第三脑室上部和室间孔层面,T_2WI 显示右侧颞叶、基底节区大面积长 T_2 信号;b. 从左向右依次为脑干上中部层面、鞍上池层面、基底核和丘脑层面,DWI 示上右侧颞叶、基底节大面积高信号,提示急性脑梗死

管彩色超声提示双侧颈动脉内膜增厚并多发斑块形成,右侧颈内动脉重度狭窄(>90%)。临床诊断为"急性脑梗死",予以氯吡格雷 50mg/d 口服,辛伐他汀 20mg/d,晚间服用,以及改善循环等治疗,患者症状改善,病情稳定。为进一步治疗收入我院。

既往史、个人史及家族史: 心动过缓病史 20 年,可疑心房纤颤 4 个月。长期吸烟、饮酒。其父死于食管癌。

体格检查: 心率 50 次 /min,心律不齐。神经系统检查:神志清楚,言语稍含糊,伸舌居中;左侧肢体肌力 5- 级,肌张力稍高,左侧肢体腱反射略高于右侧;双侧 Hoffmann 征、掌颌反射阳性,双侧 Babinski 征及 Chaddock 征阴性。感觉和共济运动检查未见异常。

辅助检查: 实验室检查血、尿、粪便常规、肝肾功能、血脂、凝血功能、C 反应蛋白(CRP)及甲状腺功能均于正常值范围。血清同型半胱氨酸 20μmol/L。心电图检查呈窦性心律、房性早搏二联律;心脏彩色超声扫描示节段性室壁运动异常,左心房轻度增大,轻度主动脉瓣关闭不全,左心室顺应性降低。头部 MRI(2009 年 5 月 12 日)扫描示右侧大脑中动脉供血区大片状梗死,右侧侧脑室稍增宽,右侧小脑、左侧半卵圆中心及右侧脑桥呈多发性小斑片状慢性缺血性改变。颈部血管彩色超声检查可见双侧颈动脉粥样硬化伴斑块形成,右侧颈内动脉起始部严重狭窄,右侧锁骨下动脉起始部斑块形成。经颅多普勒超声(transcranial Doppler,TCD)显示右侧颈内动脉起始部狭窄,前交通动脉开放、右侧眼动脉侧支循环开放,右侧后交通动脉开放不排除。磁共振血管成像(MR angiography,MRA)(2009 年 5 月 12 日)检查显示右侧颈内动脉及其颅内分支血管管腔狭窄,显影浅淡;右侧大脑前动脉自前交通动脉发出;右侧后交通动脉开放,右侧大脑后动脉未显影(图 1-2)。CT 血管成像(CT angiography,CTA)(2009 年 5 月 20 日)检查显示右侧颈内动脉起始部管腔重度狭窄,左侧颈内动脉分叉部管腔中度狭窄。高分辨磁共振颈动脉斑块(2009 年 5 月 27 日)分析显示右侧颈内动脉起始部不稳定斑块,管腔重度狭窄;左侧颈内动脉分叉部管腔轻、中度狭窄,局部斑块信号不均,见较多脂质成分。

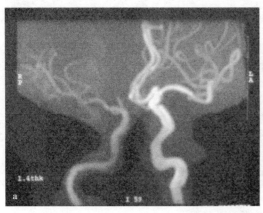 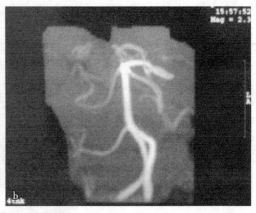

图 1-2 患者头部 MRA 检查

a. 右侧颈内动脉及其颅内分支血管显影浅淡,右侧大脑前动脉自前交通动脉发出,右侧后交通动脉开放;
b. 右侧大脑后动脉未显影

入院后(2009 年 6 月 2 日)患者无明显诱因出现一过性右侧下肢无力,不伴肢体麻木,无右侧上肢无力,左侧肢体无力未加重,症状持续 30 分钟自行缓解,考虑短暂性脑缺血发作,后未再发作。

临床医师讨论

神经科医师:患者为老年男性,急性起病,临床上以左侧肢体无力伴言语不利为主要症状,经抗血小板、调节血脂等治疗后好转。既往有心律不齐、心动过缓及可疑心房纤颤的病史。入院后体格检查提示遗留左侧轻偏瘫,综合症状和后遗体征定位于右侧大脑半球,外院头部 MRI 检查证实为右侧颞叶、基底节区及放射冠区大面积脑梗死。故急性缺血性脑血管病诊断明确,结合颈部血管彩色超声和 CTA 检查结果,病因考虑动脉粥样硬化所致脑梗死。发病机制首先考虑颈内动脉重度狭窄引起的低灌注伴动脉到动脉栓塞;患者既往有心律不齐、心动过缓及可疑心房纤颤病史,不能完全排除心脏快慢综合征、心源性栓塞的可能。入院后心脏彩色超声未见附壁血栓形成,同时多项颅内外血管检查均提示双侧颈内动脉狭窄伴不稳定斑块,以右侧严重。患者右侧颈内动脉重度狭窄伴不稳定斑块,考虑为其脑梗死的责任血管,有血管内治疗的手术指征,但是存在术后高灌注、脑出血的风险。患者左侧颈内动脉狭窄相对较轻,高分辨磁共振颈动脉斑块分析提示存在不稳定斑块,且经内科药物治疗后在住院期间发生短暂性右侧肢体无力,考虑与左侧颈内动脉狭窄伴不稳定斑块有关。综上所述,患者双侧颈内动脉均为症状性狭窄,都为血管内治疗的手术指征。虽然同期施行双侧颈内动脉支架植入治疗的病例少见,但是如果分期手术则存在以下弊端:右侧颈内动脉支架植入术后,右侧大脑半球脑血流量增加,高灌注综合征甚至出血风险增加,为了减少风险,必须尽可能降低血压,而患者同时存在左侧颈内动脉狭窄,血压过低又存在左侧颈内动脉供血区发生缺血性事件的风险。因此,同期进行双侧颈内动脉支架植入术有利于术中、术后血压管理,降低手术后高灌注性出血、低灌注相关短暂性脑缺血发作或脑梗死的风险。但是鉴于手术中可能触及颈动脉窦,使心率减慢,而患者有窦性心动过缓病史,存在心搏骤停的危险,需要心内科协助围手术期评估和处理。

放射科医师:患者双侧颈内动脉狭窄的诊断明确,伴有不稳定斑块且均有临床事件发生,可考虑进一步行手术治疗。该患者本身存在窦性心动过缓,而颈动脉支架植入术中可能会刺激颈动脉窦感受器,导致心率进一步降低,如果同时干预双侧颈内动脉则使风险进一步增加,若先干预一侧颈内动脉狭窄则围手术期血压控制存在困难,另外狭窄的血管同时存在不稳定斑块,短期内再发卒中的风险更高,鉴于此,具有双侧同时干预治疗的指征。进一步处理时,需与家属说明两种方案的利弊,取得家属的理解。如果双侧同时施行血管内支架植入术,则需心内科医师协助进行手术前评估和预防心动过缓。

心内科医师:患者为老年男性,在发生脑梗死前运动耐力尚可,无胸闷、胸痛,目前无心绞痛发作及心力衰竭症状,考虑心脏风险呈中危状态。动态心电图显示心率偏慢,但尚未达到安装永久性心脏起搏器指征,考虑到颈动脉支架植入术可能会刺激颈动脉窦感受器,导致心率进一步减慢,故可于手术前放置临时心脏起搏器以保证安全。

诊治经过:入院后继续给予氯吡格雷(50mg/d)抗血小板聚集,辛伐他汀(20mg/d,晚间服用),同时辅以叶酸、维生素 B$_1$ 及维生素 B$_{12}$ 治疗。2009 年 6 月 4 日于局部麻醉下施行全脑血管造影及双侧颈动脉内支架植入血管成形术(图 1-3),手术前放置心脏临时起搏器,围手术期严格控制血压,无高灌注、新发卒中。出院诊断:脑梗死恢复期(右侧颞叶、基底节区及放射冠区,右侧颈内动脉供血区);短暂性脑缺血发作(左侧颈内动脉供血区);双侧颈内动脉狭窄、支架植入术后。手术后继续予以双抗血小板(阿司匹林 100mg/d、氯吡格雷 50mg/d)、降脂、降血压等治疗,随访 10 个月患者临床症状稳定。

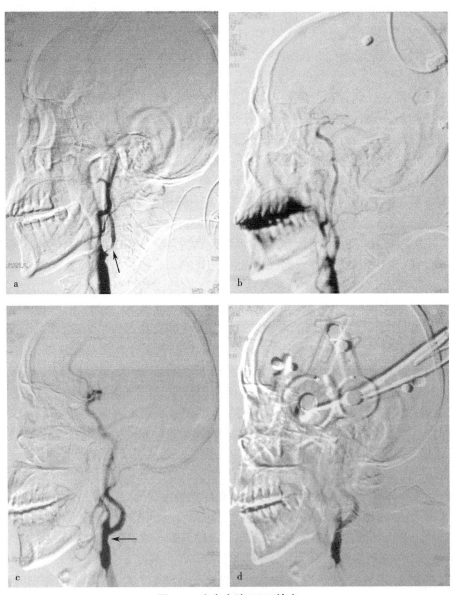

图 1-3　患者全脑 DSA 检查

a. 右侧颈内动脉起始部管腔重度狭窄(箭头所示);b. 右侧颈内动脉支架植入术后狭窄段管径恢复;

c. 左侧颈内动脉分叉部轻中度狭窄(箭头所示);d. 左侧颈内动脉支架植入术后局部狭窄改善

最 终 诊 断

双侧颈内动脉狭窄（internal carotid artery stenosis）
短暂性脑缺血发作（transient ischemic attack，TIA）
脑梗死（cerebral infarction）

讨　论

颈动脉狭窄是脑梗死的重要危险因素之一。症状性颈动脉狭窄患者年卒中复发率明显高于无症状性颈动脉狭窄患者，积极治疗症状性颈动脉狭窄的必要性已经得到多项研究的证实。颈动脉内支架植入血管成形术（carotid angioplasty and stenting，CAS）已逐渐成为治疗颈动脉狭窄性病变的有效方法之一。

大规模人群调查研究显示，颈动脉狭窄的发生率随年龄的增加而逐渐升高。伴随人口老龄化进展，双侧颈动脉重度狭窄的患者也日益增多。对于这部分患者而言，为了减少手术后高灌注或血流动力学抑制，传统的观念倾向于分期治疗双侧颈动脉狭窄性病变。

颈动脉支架植入术后高灌注综合征的发生率为 1.10%~6.80%，而双侧颈动脉重度狭窄是目前公认的手术后发生高灌注综合征的危险因素之一。慢性缺血可导致脑动脉代偿性扩张，自主调节功能减弱或丧失；双侧颈动脉支架植入术可导致脑灌注压在短时间内迅速升高，因此，长期以来手术后高灌注综合征一直被认为是双侧同期颈动脉支架植入术的最大风险之一。然而，对于双侧颈动脉狭窄者而言，如果仅处理一侧病变，为了降低或避免高灌注综合征的发生，围手术期需要严格控制血压，血压控制过低又可导致非干预侧狭窄颈内动脉供血区发生缺血性事件的风险增加。因此，也有学者认为同期施行双侧颈动脉支架植入术有利于手术后的血压管理，减少手术后高灌注出血、低灌注相关短暂性脑缺血发作或脑梗死的风险。

在颈动脉支架植入术的操作过程中，可因刺激颈动脉窦而导致窦性心动过缓和 / 或低血压，这种反射性血流动力学抑制是该手术的常见并发症之一，其发生率达 33.90%~42.00%，持续性血流动力学受损可见于 17% 的患者。颈动脉分叉部病变、对侧颈动脉狭窄程度超过 60%、颈动脉狭窄伴严重钙化斑块或球囊直径过大，均是颈动脉支架植入术后发生血流动力学抑制的常见易感因素。既往行颈动脉内膜切除术的患者，由于颈动脉窦去神经支配，则在颈动脉支架植入术后血流动力学抑制的风险降低；但双侧颈动脉窦受刺激导致的双侧颈动脉窦反射过度，出现持续性心动过缓和低血压的风险较单侧颈动脉支架植入术患者增加。

近年一些个案或病例系列研究显示，双侧同期颈动脉支架植入术具有一定的临床可行性。早在 1998 年即有文献报道 5 例颈动脉内膜切除术后再狭窄患者，同期施行双侧颈动脉支架植入术获得成功。Chen 等对 10 例高危患者同期进行双侧颈动脉支架植入术，其中 3 例为症状性颈内动脉狭窄。Wang 等报告 6 例双侧症状性颈动脉狭窄的高危手术患者，同期接受双侧颈动脉支架植入术，仅 1 例患者于手术后出现持续 1 天的心动过缓和低血压，无一例发生手术相关性卒中、高灌注综合征和心肌梗死，进一步表明高危患者同期施行双侧颈动脉支架植入术可行且相对安全。Henry 等对 57 例行双侧颈动脉支架植入术患者进行回顾性分析,其中 17 例同期接受双侧颈动脉支架植入术,余 40 例为分期手术,结果显示,两组患者围手术期心动过缓、低血压、高灌注综合征以及脑卒中发生率无显著差异,证实同期行双侧颈动脉支架植入术具有可行性,其安全性和手术风险与颈动脉支架植入术或颈动脉内膜切除术高危患者的安全性和风险性相当。此外,同期行双侧颈动脉支架植入术还可尽早治疗颈动脉病变、减少缺血性事件的发生,这对于双侧症状性颈动脉狭窄患者尤为重要;能够为尽快完成心脏旁路手术等限期手术争取时间,并减少费用。

虽然目前对于双侧症状性颈动脉狭窄患者的治疗策略尚无定论,但我们认为只要严格掌握手术适应证,对于严重冠心病需要限期行心脏旁路手术等高危患者,同期进行双侧颈动脉支架植入术具有一定的可行性和安全性。若同期干预治疗双侧颈内动脉病变,为了减少高灌注综合征的发生,宜在缺血事件发生 2 周后进行颈动脉支架植入治疗,同时需严格控制围手术期血压;此外,手术前进行脑血管反应性评价有助于筛选高灌注综合征高危人群,对于脑血管反应性较差的患者不建议同期进行双侧颈动脉支架植入术。手术操作过程中应该先治疗狭窄程度较轻或操作难度较低的一侧动脉。手术前预防性应用阿托品有助于预防术中或术后发生迷走反射性心动过缓或低血压,选择适当的球囊扩张支架或使用自膨式支架也可减少手术后血流动力学抑制的发生。

参 考 文 献

[1] Abou-Chebl A, Yadav JS, Reginelli JP, et al. Intracranial hemorrhage and hyperperfusion syndrome following carotid artery stenting: risk factors, prevention, and treatment. J Am Coll Cardiol, 2004, 43 (9): 1596-1601.

[2] Meyers PM, Higashida RT, Phatouros CC, et al. Cerebral hyperperfusion syndrome after percutaneous transluminal stenting of the craniocervical arteries. Neurosurgery, 2000, 47 (2): 335-343.

[3] Wang YH, Hsieh HJ, Lee CW, et al. Simultaneous bilateral carotid stenting in one session in high-risk patients. J Neuroimaging, 2008, 18 (3): 252-255.

[4] Dangas G, Laird JR Jr, Satler LF, et al. Postprocedural hypotension after carotid artery stent placement: predictors and short-and long-term clinical outcomes. Radiology, 2000, 215 (3): 677-683.

[5] Chen MS, Bhatt DL, Mukherjee D, et al. Feasibility of simultaneous bilateral carotid artery stenting. Catheter Cardiovasc Interv, 2004, 61 (4): 437-442.

[6] 姚明, 刘彩燕, 倪俊, 等. 左侧肢体无力、言语不利. 中国现代神经疾病杂志, 2010, 10 (2): 273-276.

第 2 例

发作性左侧肢体无力、言语含糊 10 小时

病 历 摘 要

患者女性,54 岁。因"发作性左侧肢体无力、言语含糊 10 小时"于 2010 年 7 月 14 日入院治疗。

现病史:患者于发病当日凌晨 3 时 30 分突发左侧肢体无力、言语含糊,无眩晕、恶心、呕吐、心悸,无意识障碍。症状约持续 10 分钟后完全缓解,至晨 4 时再次发作 2 次,每次 3~10 分钟。外院就诊时再次发作,性质基本同前,持续约 3 分钟后自行缓解。发作时查体:血压 170/100mmHg,心率 70 次 /min,律齐。神志清楚,言语含糊,伸舌左偏;左侧肢体肌力 3 级,左侧病理征阳性。实验室检查血糖 8.60mmol/L。头部 CT 未见明显异常。考虑为脑供血不足,予吸氧、改善循环治疗。治疗过程中,患者再次出现类似发作 2 次,每次持续 1~2 分钟后自行缓解。于当日清晨 6 时 32 分转入我院急诊,体格检查:神清语利,脑神经检查无异常,左侧肢体肌力 5– 级,其余神经系统检查未见异常。予阿司匹林 100mg 和氯吡格雷 75mg 双重抗血小板、羟乙基淀粉 130/0.4 氯化钠注射液(万汶)500ml 扩容治疗,并行脑血管造影检查,显示左侧锁骨下动脉于左侧椎动脉开口近心端折曲,局部血管管腔略狭窄,左侧椎动脉起始段迂曲,其余颅内外大血管未见明显异常。血管造影术后患者发作 2 次,均表现为左侧肢体麻木、无力,伴言语不利、心悸,无胸闷、气促、黑矇等症状,约持续 1 分钟后自行缓解。为进一步治疗入我院。

既往史、个人史及家族史:既往身体健康。无烟酒嗜好。父有高血压病史,余无特殊。

体格检查:血压 120/70mmHg(1mmHg=0.133kPa),心律齐;颈部未闻及血管杂音。神清、语利。脑神经检查无异常。右侧肢体肌力 5 级,左侧上肢肌力 5 级,左侧下肢肌力 5–级;左侧 Chaddock 征阳性。感觉、共济运动检查无异常。

辅助检查:实验室检查血、尿、粪便常规、肝肾功能、血脂、C 反应蛋白、红细胞沉降率、甲状腺功能及血清同型半胱氨酸均于正常值范围;血清抗可提取性核抗原(ENA)、抗中性粒细胞胞质抗体(ANCA)、自身抗体及抗核抗体均呈阴性反应。心脏彩色超声扫描、动态心电监测均未见异常变化。颈部血管彩色超声显示双侧颈动脉粥样硬化表现,左侧伴多发硬化斑块形成。入院当日头部弥散加权成像(DWI)扫描显示,右侧基底节区新发脑梗死(图 2-1)。

头部 MRA 检查未见明显异常(图 2-2);高分辨率磁共振大脑中动脉粥样硬化斑块分析显示,左侧大脑中动脉起始段下壁小斑块,右侧大脑中动脉 M1 段近分叉部前壁可疑小斑块(图 2-2)。

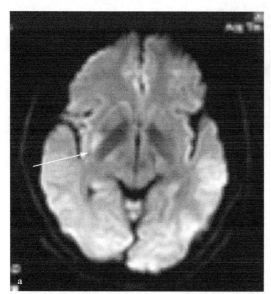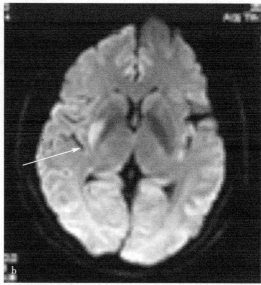

图 2-1　患者头部 MRI 的 DWI 序列
a、b. 均显示右侧基底节区新发脑梗死(箭头所示)

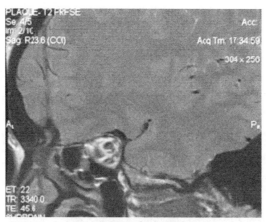

图 2-2　患者右侧大脑中动脉高分辨率磁共振
横断面成像示右侧 M1 段近分叉部前壁可疑小斑块

临床医师讨论

神经科医师:患者为中年女性,本次急性发病,反复刻板的临床发作且发作频繁、持续时间短暂,以运动症状为主,不伴有皮质症状,脑血管造影检查(DSA、MRA)排除了大血管病变,提示内囊预警综合征。虽然患者主诉每次发作后临床症状可完全恢复,但是临床体征及最后的影像学检查证实了脑梗死的存在,右侧基底节急性梗死可以解释患者临床症状与体征。发病原因:患者既往无高血压、糖尿病、吸烟、饮酒等动脉粥样硬化危险因素,脑血管造影检查未发现大血管明显狭窄,故首先考虑小动脉狭窄或闭塞,但也不能排除动脉 - 动脉栓塞,或合并低灌注的可能。患者为中年女性,反复发作局灶性神经功能缺损症状,其中 2 次发作伴有心悸,需与心源性栓塞鉴别,但患者既往无心脏病病史,急诊发作间期心电图、入院后动态心电监测、心脏超声检查均未见明显异常,可以排除。而且患者症状与体征刻板,这在心源性栓塞病例十分少见,更提示为血管本身病变。自身免疫性疾病和甲状腺功能障碍筛查,已经排除了其他特殊原因所导致的血管疾病。

放射科医师: 患者为中年女性,急性起病,表现为反复发作性左侧肢体无力、言语含糊,发作时有神经系统局灶性定位体征,临床表现符合颈内动脉系统短暂性脑缺血发作,急诊考虑不排除大血管病变,但数字减影血管造影(DSA)检查未见明确的大血管狭窄及粥样斑块形成。该例患者临床发作刻板、频繁,符合内囊预警综合征的特点,后者一般大血管正常,系脑穿支动脉病变所致,低灌注机制参与发病。

诊治经过: 入院后继续进行双重抗血小板治疗,次日再次发作 1 次,症状同前,1 分钟后缓解。经颅多普勒超声(TCD)检查脑血管血流及频谱未见明显异常;监测双侧大脑中动脉 20 分钟,未见栓子信号出现,继续给予抗血小板、阿托伐他汀钙片(立普妥)稳定斑块及扩容治疗,未再发作,临床症状与体征恢复后出院。随访 7 个月未再发作。

最 终 诊 断

内囊预警综合征(capsular warning syndrome,CWS)
脑梗死(cerebral infarcton)

讨 论

Donnan 等于 1993 年首次提出内囊预警综合征(capsular warning syndrome,CWS)这一术语,用以描述内囊部位反复缺血所致的临床综合征。从本质上讲内囊预警综合征是一组特殊类型的短暂性脑缺血发作(TIA),特指 24 小时内出现 3 次及以上发作性感觉和 / 或运动症状的临床综合征,具有以下特点:①由皮质下内囊部位缺血所致;②临床上一般累及包括面部、上肢或下肢中的 2 个或以上部位,可表现为单纯运动性、单纯感觉性或运动 - 感觉同时受累症状与体征;③无皮质受累的症状或体征(如忽视、失语或失用等);④临床症状在短期内频繁发生,并可于短期内缓解;⑤反复发作后,大多数患者头部影像学检查可在内囊部位发现与临床症状相一致的梗死灶。

短时间内频繁发作是内囊预警综合征最重要的特征之一。Donnan 报告的 50 例患者中,脑缺血发作持续时间为 2 分钟 ~4 小时,平均约 6.10 分钟。其中 1 例患者在 3 小时内发作 5 次,1 例 4 天内共发作 13 次。内囊预警综合征的临床特征以运动性发作为主,上述 50 例患者中单纯运动性发作 22 例、单纯感觉性发作 2 例、感觉 - 运动性发作 25 例、构音障碍为主者 1 例。本例患者具有典型的反复、刻板的发作性症状,临床表现符合内囊预警综合征,其临床症状以运动障碍为主,伴有感觉异常,与 Donnan 的报道相一致。发病后早期具有极高的脑梗死风险是内囊预警综合征的另一重要临床特点。Donnan 最初报告的反复脑缺血发作的 50 例患者中,42% 经 CT 证实存在与临床症状相一致的梗死灶;患者发生卒中的风险(每年 11.10%)明显高于其他形式的 TIA 对照者(每年 2.70%),而这种差异在发病最初的 30 天内尤其明显。早期的 CT 研究显示,患者最终的影像学检查所显示的梗死灶多位于内囊,随着 DWI 应用于临床,逐渐发现内囊预警综合征继发的梗死灶除了内囊外,尚可位于丘脑、苍白球及壳核,甚至延伸至放射冠。后者与本例患者的影像学改变一致(由壳核延伸至放射冠)。当然,也有文献报道,临床表现典型的内囊预警综合征患者最终梗死病灶位于脑桥,后者又被称为脑桥预警综合征,与基底动脉深穿支病变有关。

内囊预警综合征的病理生理学机制尚未完全阐明,但目前认为其发生与原位小的穿支动脉(多为豆纹动脉)本身病变有关,推测小动脉粥样硬化微血栓形成、动脉 - 动脉栓塞、血流动力学改变及脑血管痉挛都可能参与内囊预警综合征的发病机制。Donnan 认为,继发于动脉结构性变化如动脉粥样硬化而引起的血流动力学改变或许是内囊预警综合征的最可能机制,尤其大脑中动脉深穿支的动脉粥样硬化性血管腔狭窄继发的血流动力学变化可能是本病的发病原因。连续性 MRI 动态研究显示,内囊预警综合征发病初期的反复、刻板的发作性症状与穿支动脉低灌注有关,而最终发生的梗死则提示在低灌注基础上小动脉血栓形成。此外,脑组织分子水平或功能异常,例如影响邻近运动传导通路的发作性去极化亦可能在其发病过程中发挥重要作用。Lee 等最近报告 1 例由大脑中动脉主干狭窄阻塞豆纹动脉开口导致的内囊预警综合征的个案病例,经支架植入术治疗后临床症状缓解,DWI 检查未发现梗死灶,提示经典的内囊预警综合征的责任血管也可以是大脑中动脉本身,其可能的最直接原因是大脑中动脉本身的病变阻塞了豆纹动脉从而导致临床症状。鉴于内囊预警综合征与穿支动脉病变有关,高分辨率磁共振颅内动脉横断面成像和粥样斑块分析的应用将有助于更好地理解其发病机制。至于血管病因上除了动脉粥样硬化外,尚有显微镜下多血管炎所致内囊预警综合征的个案报道。

关于内囊预警综合征的治疗目前尚无定论,有报道阿司匹林与氯吡格雷联合应用的双重抗血小板治疗或扩容改善低灌注状态,可能对部分患者有效,而抗凝、单纯抗血小板或溶栓等常规治疗对大多数内囊预警综合征患者的疗效并不十分理想。

简而言之,内囊预警综合征是一种反复发作的而大血管多数正常的梗死风险极高的 TIA 亚型,需要引起临床医师的重视,提早进行干预。这部分患者虽然大血管结构正常,但也可能存在穿支动脉低灌注,因此维持血压、扩容和抗血栓治疗对预防最终发生梗死是十分必要的。随着对内囊预警综合征发病机制理解的不断深入,将有助于为患者提供更为有效的治疗,降低缺血性卒中的发生风险。同时按照内囊预警综合征定义部分脑桥 TIA 或梗死的患者有着同样的临床表现,但应该与内囊病变相区别。

参 考 文 献

[1] Donnan GA, O'Malley HM, Quang L, et al. The capsular warning syndrome. Pathogenesis and clinical features. Neurology, 1993, 43 (5): 957-962.

[2] Saposnik G, Noel de Tilly L, Caplan LR. Pontine warning syndrome. Arch Neurol, 2008, 65 (10): 1375-1377.

［3］ Benito-León J, Alvarez-Linera J, Porta-Etessam J. Detection of Acute Pontine Infarction by Diffusion-Weighted MRI in Capsular Warning Syndrome. Cerebrovasc Dis, 2001, 11 (4): 350-351.

［4］ Vivanco-Hidalgo RM, Rodriguez-Campello A, Ois A, et al. Thrombolysis in capsular warning syndrome. Cerebrovasc Dis, 2008, 25 (5): 508-510.

［5］ Lee J, Albers GW, Marks MP, et al. Capsular warning syndrome caused by middle cerebral artery stenosis. J Neurol Sci, 2010, 296 (1-2): 115-120.

［6］ Tang CW, Wang PN, Lin KP, et al. Microscopic polyangiitis presenting with capsular warningsyndrome and subsequent stroke. J Neurol Sci, 2009, 277 (1-2): 174-175.

［7］ 姚明 , 倪俊 , 崔丽英 . 发作性左侧肢体无力言语含糊 . 中国现代神经疾病杂志 , 2011, 11 (2): 256-258.

第 3 例

头痛、左侧肢体麻木无力 2 个月余

病 历 摘 要

患者女性,47 岁。因"头痛、左侧肢体麻木无力 2 个月余"于 2016 年 6 月 27 日入院。

现病史: 患者于 2 个月余前(2016 年 4 月 5 日)感冒、情绪激动后出现头痛,呈发作性全头部搏动性剧烈疼痛 [视觉模拟评分(VAS) 9 分],发作频率 2~3 次 /d,持续时间约 5 分钟,

发作时无先兆、无恶心呕吐、无视力视野改变等,服用止痛药无明显效果。2 个月前(2016 年 4 月 22 日)出现左下肢发作性麻木无力,当晚麻木无力症状呈持续性至不能行走,能抬离床面,伴左上肢痉挛。第 2 天(2016 年 4 月 23 日)左上肢痉挛发作次数增多,左侧肢体无力逐渐加重;当地医院头部 MRI 检查显示右侧额顶叶深部、右侧侧脑室旁分水岭区梗死(图 3-1),予阿司匹林 100mg/d、氯吡格雷 75mg/d 和阿托伐他汀 20mg/d 口服。4 天后(2016 年 4 月 27 日)症状加重,左侧肢体偏瘫,肌力 0 级,当地医院头部 CT 检查显示左侧额顶叶蛛网膜下隙出血;右侧额顶叶近中线区梗死;头 MRA 显示双侧颈内动脉末端、大脑中动脉和大脑前动脉主干显影欠佳、远端分支明显,基底动脉近端显影欠佳(图 3-2),考虑颅内血管弥漫性改变,血管炎可能;

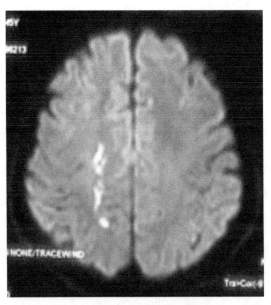

图 3-1 患者头部 MRI 检查
显示右侧侧脑室旁分水岭区梗死

磁共振静脉成像(MRV)检查未见明显异常;临床诊断为"颅内血管炎,脑梗死,蛛网膜下隙出血",加用醋酸泼尼松 60mg/d 口服,每月减量 10mg 直到就诊于我院,左侧肌力逐渐恢复,头痛缓解。当地医院复查头部 CT(2016 年 5 月 9 日)显示右侧大脑梗死灶面积较前减少;MRA 显示颅内血管狭窄较前减轻(图 3-2)。21 天后(2016 年 5 月 30 日)复查头部 MRI 显

示陈旧性梗死灶;MRA 显示颅内血管狭窄较前进一步减轻(图 3-2)。为求进一步诊断与治疗,至我院就诊。患者自发病以来,饮食、大小便、睡眠基本正常,体重无明显变化,在当地医院住院期间情绪波动。

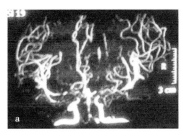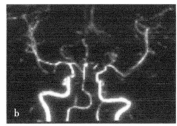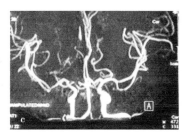

图 3-2　患者头部 MRA 检查

a. 双侧颈内动脉末端和双大脑中动脉、大脑前动脉主干显影欠佳,远端分支明显,基底动脉近端显影欠佳(2016 年 4 月 28 日);b. 颅内血管狭窄较前恢复(2016 年 5 月 9 日);c. 颅内血管狭窄较前明显恢复(2016 年 5 月 30 日)

既往史:患者既往甲状腺功能亢进症 9 年,治疗不规律,2 个月前(2016 年 4 月)因情绪激动诱发病情加重,调整甲巯咪唑剂量为 10mg 3 次 /d 口服,1 周后出现头痛和左侧肢体麻木无力,1 个月前(2016 年 5 月 15 日)复查甲状腺功能试验结果达正常值范围而停用甲巯咪唑,否认口服避孕药等特殊药物。

个人史及家族史:无特殊。

入院后体格检查:体温 37.5℃,脉搏 80 次 /min,呼吸 18 次 /min,血压 134/63mmHg,经皮动脉血氧饱和度(SpO_2)99%;神志清楚,语言流利,脑神经检查未见明显异常;可于搀扶下站立,不能行走,左上肢近端肌力 3 级、远端 4 级、握力和分并指 5– 级,左下肢近端 3 级、远端 3– 级、左足背屈跖屈 0 级,左侧肌张力增高,右侧肌力和肌张力均正常;右侧指鼻试验、跟 - 膝 - 胫试验、快复轮替动作正常,左侧欠稳准;左下肢针刺觉略减退;四肢腱反射活跃,尤以左侧显著,左侧踝阵挛阳性;双侧 Hoffmann 征阳性,左侧掌颌反射阳性,左侧 Babinski 征阳性,余病理征未引出。

入院后辅助检查:实验室检查:血常规,白细胞计数 12.88 × 10^9/L,中性粒细胞比例 75.6%,中性粒细胞绝对值 9.73 × 10^9/L;尿常规、粪便常规、感染四项、凝血四项功能试验均于正常值范围;血清红细胞沉降率(ESR)、维生素 B_{12} 和血浆同型半胱氨酸均于正常值范围;血糖 3.50mmol/L,低密度脂蛋白胆固醇(LDL-C)3.51mmol/L,叶酸 3.10ng/ml;甲状腺功能试验,三碘甲状腺原氨酸(T_3)0.38ng/ml(0.66~1.92ng/ml),甲状腺过氧化物酶(TPO)抗体 53.28IU/ml(<34IU/ml),甲状腺素(T_4)、游离 T_3(FT_3)、游离 T_4(FT_4)、促甲状腺激素(TSH)、甲状腺球蛋白(TG)抗体均于正常值范围;血清免疫学指标抗中性粒细胞胞质抗体(ANCA)阴性、抗核抗体(ANA)谱(18 项)阴性,抗磷脂抗体谱 β2-GP1、ACL 阴性,抗组蛋白抗体弱阳性;抗凝血酶(AT- Ⅲ)、蛋白 -C、蛋白 -S、活化蛋白 C 抵抗正常。腰椎穿刺脑脊液外观无色透明,压力 140mmH$_2$O,白细胞计数(WBC)0,蛋白质(pro)0.33g/L,Cl⁻120mmol/L,谷氨酸(Glu)3.9mmol/L,细菌培养,细菌和真菌涂片,隐球菌染色、抗酸染色和墨汁染色均阴性,快速血浆反应素环状卡片试验、梅毒螺旋体明胶凝集试验(TPPA)阴性,特异性寡克隆区带阴性,抗水通道蛋白(AQP4)抗体、抗神经节苷脂抗体 GM1 和抗 Hu、Yo、Ri 抗体均阴性。头部

MRI 检查(2016 年 6 月 29 日)显示左侧额叶脑沟变浅,皮质肿胀,T_2^*WI 可见额叶多发增粗的血管影,胼胝体、右侧扣带回和中央旁小叶多发异常信号,考虑慢性期梗死。全脑 DSA 检查显示双侧颈动脉和左侧椎动脉系统未见明显异常;左侧颈内动脉后交通段锥形膨出,尖端可见后交通动脉发出,考虑为动脉圆锥;左侧颈内静脉近端颅底水平局部狭窄致闭塞改变,局部侧支循环形成,左侧横窦和乙状窦血流逆向波动。甲状腺、颈部淋巴结和腹部超声未见明显异常。

诊断与治疗经过:临床诊断为可逆性脑血管收缩综合征;左侧颈内静脉狭窄或闭塞伴侧支循环形成;Graves 眼病可能性大。继续脑血管病二级预防(口服阿司匹林 100mg + 阿托伐他汀 20mg,1/d),甲泼尼龙每周减量 2 片(8mg)直至停药,同时行肢体功能康复锻炼。患者共住院 9 天,病情及查体同入院,目前仍在定期随诊中。

临床医师讨论

神经科主治医师:患者中年女性,病程 2 个月余,急性发病,以情绪激动为诱因,临床表现为发作性头痛,程度剧烈,左侧肢体麻木无力;体格检查左侧肢体偏瘫,左侧腱反射活跃,左侧病理征阳性;头部 CT 显示左侧额顶叶蛛网膜下隙出血;MRI 显示右侧额顶叶深部和右侧侧脑室旁分水岭区梗死;MRA 显示 Willis 环周围血管显影欠佳;服用抗血小板药物和激素后,临床症状和影像学表现逐渐好转。2 个月后复查 DSA,前循环和后循环动脉未见明显异常。定位诊断:左下肢针刺觉减退定位于右侧脊髓丘脑束,左侧肢体麻木无力、左侧病理征阳性、左侧腱反射活跃定位于右侧皮质脊髓束,结合头部 MRI 定位于右侧额顶叶和右侧侧脑室旁;头痛定位于颅内外痛敏结构。定性诊断:患者中年女性,急性发病,头痛伴中枢神经系统定位体征,MRI 显示符合血管分布区的长 T_1、长 T_2 信号,DWI 呈高信号,MRA 显示颅内主干动脉多发狭窄,首先考虑急性缺血性脑血管病。

从疾病病因角度鉴别:

(1)可逆性脑血管收缩综合征。患者急性发病,发作性头痛,程度剧烈,此后出现以缺血性脑血管病为主的临床表现,2 个月后脑血管狭窄恢复正常,首先考虑可逆性脑血管收缩综合征,应进一步询问病史并查找诱因。

(2)血管炎症性病变。患者女性,多发颅内血管狭窄,既往有甲状腺功能亢进症病史,无高血压、心脏病、糖尿病、高脂血症等危险因素,应重点排除血管炎症性病变:①原发性中枢神经系统血管炎,患者发病时的临床和影像学表现不能排除原发性中枢神经系统血管炎,且予激素治疗后好转,但不支持点为患者在较短时间内血管病变完全恢复,而原发性中枢神经系统血管炎难以在较短时间发生类似的可逆性血管病变;②继发性中枢神经系统血管炎,包括系统性血管炎累及中枢神经系统(如神经白塞病、结节性多动脉炎、抗中性粒细胞胞质抗体相关性血管炎),结缔组织病致血管炎(如系统性红斑狼疮、干燥综合征、混合性结缔组织病等均可累及中枢神经系统致血管炎),感染致血管炎(如结核病、梅毒、获得性免疫缺陷综合征、单纯疱疹病毒性脑炎、乙肝、囊虫病等)。患者无上述相关病史,无口干、眼干、口腔溃疡、雷诺现象等免疫性疾病相关症状,无明确的系统性受累证据,血清免疫学指标 ANA、ANCA 阴性为不支持点。

(3)动脉粥样硬化。系缺血性和出血性卒中的常见原因,患者无脑血管病危险因素,且难以解释影像学出现的可逆性血管病变。

神经科教授: 患者中年女性,单向病程,发作性剧烈头痛伴局灶性神经功能缺损;腰椎穿刺脑脊液检查无炎症性改变;发病时 MRA 表现为 Willis 环周围血管节段性收缩,未见动脉瘤;2 个月后 DSA 检查显示动脉完全或基本正常,故明确诊断为可逆性脑血管收缩综合征。此类患者一般预后较好,但出现脑梗死或脑出血并发症时则可致残,应向患者及其家属说明,目前应行脑血管病二级预防和肢体功能康复锻炼,避免情绪和药物等诱因。

最 终 诊 断

可逆性脑血管收缩综合征(reversible cerebral vasoconstriction syndrome,RCVS)

讨 论

可逆性脑血管收缩综合征(reversible cerebral vasoconstriction syndrome,RCVS)是相对少见的临床 - 影像学综合征,最早由 Call 等于 1988 年报告,主要临床特点为突发雷击样头痛,伴或不伴局灶性神经功能缺损和癫痫发作,DSA 显示颅内外大动脉呈非动脉粥样硬化性、非炎症性、多发节段性狭窄,典型者呈"串珠"样改变,且可于 1~3 个月自行恢复正常。近年来随着影像学技术的发展,该病的临床报道日益增多,但临床医师仍对其认识不足,尤其在青年剧烈头痛和隐源性卒中患者中应引起重视。

RCVS 可发生于任何年龄阶段,高峰发病年龄为 20~50 岁,男女比例约 1:2.40,其中 25%~60% 的患者有明确诱因,包括应用拟交感活性药物,如溴隐亭、麦角胺、选择性 5- 羟色胺抑制药、干扰素、非甾体抗炎药、曲坦类等,以及乙醇、大麻、尼古丁、可卡因等,应用血液制品,如输血、静脉注射丙种球蛋白、促红细胞生成素,妊娠期和产褥期,以及偏头痛、嗜铬细胞瘤、特发性血小板性紫癜、抗磷脂综合征和颅脑创伤等,均可在数天、数月或数年后诱发 RCVS。该例患者发病前有情绪激动和甲状腺功能亢进症加重病史,可能是诱因。脑血管张力失调是 RCVS 的关键病理生理学机制。RCVS 患者脑组织活检术未见组织病理学改变尤其是血管炎症性改变证实这一观点。交感神经过度兴奋、血管内皮功能障碍、氧化应激反应可能是导致脑血管张力失调的原因。

RCVS 的典型表现是头痛,头痛可能是其最主要甚至唯一的临床表现,突发雷击样剧烈头痛,常于 1 分钟内达高峰,类似动脉瘤破裂引起的头痛,局灶性神经功能缺损和癫痫发作常提示颅内并发症,如短暂性脑缺血发作(TIA)、脑出血、脑梗死和可逆性后部白质脑综合征(posterior reversible encephalopathy syndrome,PRES)。RCVS 通常呈可逆性,但出现颅内并发症者可病残或病死。

RCVS 的影像学表现:有 12%~81% 的患者头部 CT 或 MRI 异常,表现为大脑皮质凸面蛛网膜下隙出血、脑出血、脑梗死、可逆性脑血管水肿或上述几种表现合并出现。RCVS 的脑梗死多为分水岭区梗死,与其主要累及 Wills 环附近血管有关,可与原发性中枢神经系统血管炎相鉴别,后者也可同时表现出脑梗死和脑出血,但多为多发性腔隙性梗死,与其不规则累及较远端血管有关。经颅多普勒超声(TCD)可用于监测 RCVS 患者的血管痉挛情况,通常于发病后 3 周达高峰。约 69% 的患者大脑中动脉和颈内动脉平均流速达 163cm/s 和

143cm/s。DSA 典型表现为多发节段性颅内动脉收缩，呈"串珠"样改变，前循环和后循环均可受累，可予血管舒张药缓解痉挛。高分辨率 MRI 血管壁成像（vessel wall imaging，VWI）作为一种新型影像学技术可以有效鉴别 RCVS 与原发性中枢神经系统血管炎，Obusez 等分别报告 13 例原发性中枢神经系统血管炎和 RCVS 患者，前者（12/13 例）表现为血管壁增厚和增强，且随访中该特征持续时间较长；后者（10/13 例）以血管壁增厚为主，无或仅轻度强化，且随访中完全恢复，此与 RCVS 病理学提示的血管壁无炎性浸润，仅为血管痉挛相一致。

　　RCVS 的鉴别诊断包括：①原发性中枢神经系统血管炎，头痛多呈隐匿性或进展性，腰椎穿刺脑脊液呈炎症性反应，脑梗死通常表现为多发性腔隙性梗死，不规则或不对称性血管狭窄或闭塞，主要累及小血管，大部分不可逆，VWI 可见血管壁增厚和增强；②蛛网膜下隙出血，临床表现为雷击样头痛，可见血性脑脊液，尽管有 5% 患者 CT 表现呈阴性，但 CT 检查仍可明确诊断，DSA 可能发现动脉瘤；③颈动脉夹层，以头颈部疼痛为主，腰椎穿刺脑脊液正常，DSA 呈"双腔征"或可见假性动脉瘤，可资鉴别；④皮层静脉血栓形成，临床表现为雷击样头痛和大脑皮质凸面蛛网膜下隙出血，与 RCVS 一样易发生于产后女性，皮层静脉血栓形成患者一般动脉血管检查未见异常，可以与 RCVS 鉴别；⑤偏头痛，也可表现为雷击样头痛，伴畏光畏声、恶心呕吐，偏头痛性脑卒中相对于 RCVS 少见，且多位于单一血管分布区，而 RCVS 导致的脑卒中多累及多个血管；⑥淀粉样脑血管病，淀粉样脑血管病和 RCVS 均可导致脑叶出血和大脑皮质凸面蛛网膜下隙出血，前者多无急性头痛且发病年龄大于 60 岁，MRI 可见脑白质疏松、多发性微出血，可资鉴别。值得注意的是，大脑皮质凸面蛛网膜下隙出血在青年人多见于 RCVS 和皮层静脉血栓形成，在老年人多见于淀粉样脑血管病。

　　2007 年国际头痛学会提出 RCVS 诊断标准：①急性剧烈头痛（多为雷击样头痛），伴或不伴局灶性神经功能缺损或癫痫发作；②单相病程，发病 1 个月后不出现新症状；③血管成像（CTA、MRA 或 DSA）证实存在多发节段性脑动脉收缩；④排除动脉瘤破裂引起的蛛网膜下隙出血；⑤腰椎穿刺脑脊液正常或仅轻度异常（白细胞计数 $<10/mm^3$、蛋白定量 $<80mg/dl$、葡萄糖正常）；⑥发病后 12 周血管成像提示颅内动脉完全或基本恢复正常。发病后 3 个月复查 DSA 至关重要，只有病变血管恢复正常方可明确诊断为 RCVS。

　　RCVS 的治疗首先是去除诱因，如停用血管活性药、控制血压等，其次是钙拮抗剂，如尼莫地平、维拉帕米，但并不能阻止疾病进展和并发症的产生。此外，尚可见关于磷酸二酯酶抑制剂如米力农治疗 RCVS 的个案报道。糖皮质激素无论是在控制临床症状还是改善预后方面均无明显疗效，甚至有可能促进疾病进展。该例患者临床症状逐渐恢复是否与应用激素有关尚待商榷。大多数 RCVS 患者发病 1 个月后无新发临床症状与体征，头痛和颅内血管造影异常均可在发病后 3 个月内缓解，但仍有 5%~10% 的患者因并发症而导致永久性病残或病死，尽管多数患者遗留慢性头痛和易疲劳，但 RCVS 复发罕见。

参 考 文 献

[1] Call GK, Fleming MC, Sealfon S, et al. Reversible cerebral segmental vasoconstriction. Stroke, 1988, 19 (9): 1159-1170.

[2] Sheikh HU, Mathew PG. Reversible cerebral vasoconstriction syndrome: updates and new perspectives. Curr Pain Headache Rep, 2014, 18 (5): 414.

［3］ Singhal AB, Topcuoglu MA, Fok JW, et al. Reversible cerebral vasoconstriction syndromes and primary angiitis of the central nervous system: clinical, imaging, and angiographic comparison. Ann Neurol, 2016, 79 (6): 882-894.

［4］ Ducros A, Boukobza M, Porcher R, et al. The clinical and radiological spectrum of reversible cerebral vaso-constriction syndrome. A prospective series of 67 patients. Brain, 2007, 130 (Pt 12): 3091-3101.

［5］ Fugate JE, Rabinstein AA. Posterior reversible encephalopathy syndrome: clinical and radiological manifestations, pathophysiology, and outstanding questions. Lancet Neurol, 2015, 14 (9): 914-925.

［6］ Wolff V, Ducros A. Reversible Cerebral Vasoconstriction Syndrome Without Typical Thunderclap Headache. Headache, 2016, 56 (4): 674-687.

［7］ 杨琼, 袁晶, 倪俊, 等 . 头痛左侧肢体麻木无力 . 中国现代神经疾病杂志 , 2016, 16 (12): 876-880.

第4例

进行性认知功能障碍伴行为异常4个月余

病 历 摘 要

患者男性,42岁,工程师。因"进行性认知功能障碍伴行为异常4个月余"于2012年7月入院。

现病史: 2012年2月患者无明显诱因出现睡眠增多,寡言少语,当时未在意,病情逐渐进展加重。5月出现行为异常,表现为对待孩子方式较前改变,比如给孩子喝酒,处事冷漠;记忆力下降,常回忆不起前几天发生的事情,开车忘记拉手刹;行走迟缓。2012年6月8日外院就诊,查血常规、肝、肾功能、电解质、血糖、凝血、感染免疫检测四项、甲状腺功能及甲状腺相关自身抗体、风湿检验项目三项均正常;腰穿脑脊液无色透明,白细胞计数6×10⁶/L,脑脊液葡萄糖5.0mmol/L,蛋白、氯化物正常,结核抗体、囊虫抗体、墨汁染色均阴性;颅脑MRI(2012年6月9日)示双侧基底节区、放射冠区、半卵圆中心对称性的片状信号;脑电图无异常;诊断为"中毒性脑病"和"脑病",给予抗病毒及B族维生素治疗,效果不佳,症状进行性加重,并出现走路不稳,易后倾,大小便失禁。为进一步明确诊断及治疗于2012年7月就诊于我院,急诊以"脑病原因待查"收入院。患者自发病以来,无发热、头痛、头晕、复视、肢体麻木无力或肢体抽搐,无口干、眼干、光敏感、关节痛、皮疹、脱发等,进食可,睡眠增多,体重无明显变化。

既往史: 诊断2型糖尿病2年,严格饮食控制,以素食为主,未服药,血糖控制好。

个人史: 大量饮酒史10余年,每天半斤至1斤(1斤=500g)白酒,5次/周,近2年来每天半斤白酒,3次/周。

家族史: 无特殊。

入院体格检查: 心、肺、腹查体未见明显异常。神清,淡漠,声音低微,反应迟钝。可见双手摸索动作。时间、地点、人物定向力可,记忆力下降,回答不上昨晚饮食,计算力下降,93-7=?,简易智能状态检查量表(MMSE)14分。脑神经检查未见异常。四肢肌张力略高,肌力5-级,腱反射对活跃,双侧掌颌反射(+),双侧Babinski征(-),Chaddock征(+)。感觉、共济检查正常。步态异常,步基宽,小碎步,向后倾倒,Romberg征(+)。

入院辅助检查: 实验室检查,血、尿、粪便常规、肝功能、肾功能、电解质、凝血、乙型肝炎病毒表面抗原、丙型肝炎病毒抗体、抗梅毒螺旋体抗体、HIV 等均正常；腰穿压力 170mmH₂O，脑脊液常规正常，蛋白、糖、氯化物正常；脑脊液特异性寡克隆区带（OB）、抗神经节苷脂抗体（GM1）、髓鞘碱性蛋白（MBP）；脑脊液快速血浆反应素试验（RPR）、梅毒螺旋体明胶凝集试验（TPPA）未见异常。血沉（红细胞沉降率）、C 反应蛋白及各项自身免疫抗体均阴性。血、尿毒物筛查无异常。同型半胱氨酸正常，血氨 36.6μmol/L，甲状腺功能及甲状腺相关抗体正常。脑电图显示双侧脑前部导联可见较多慢波和电活动。影像学检查：头颅 MRV 呈右侧引流优势，左侧横窦及乙状窦纤细；大脑内静脉、大脑大静脉、直窦显影浅淡伴较多迂曲小静脉影，考虑深静脉栓塞不除外。头常规 MRI 显示双侧半卵圆中心、放射冠、侧脑室周围、基底节区、丘脑对称性分布异常信号，双侧壳核 T_1 信号升高，结合 MRV，考虑为静脉性栓塞可能（图 4-1）；增强后病变区域未见明显异常强化。MRS 分析病变区谱线异常，N-乙酰天冬氨酸（NAA）代谢降低、胆碱升高，并可见乳酸峰，提示活动期病变。头颅 MRA

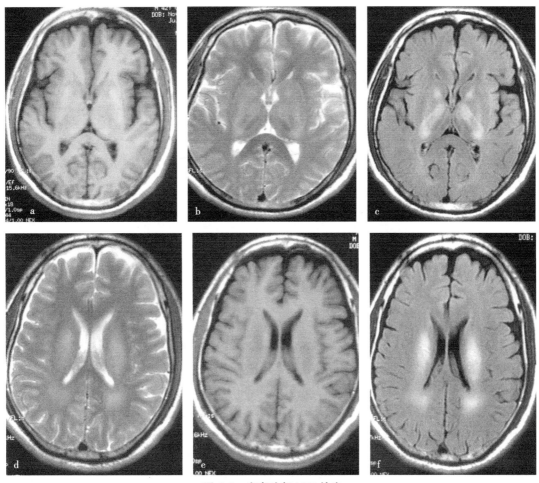

图 4-1　患者头部 MRI 检查

a. 横断面 T_1WI 显示双侧丘脑对称性低信号、双侧壳核高信号；b. 横断面 T_2WI 显示双侧丘脑、基底节区肿胀，丘脑呈低信号为主的混杂信号；c. 横断面 FLAIR 成像显示双侧基底节区高信号；d. 横断面 T_1WI 显示双侧半卵圆中心对称性低信号；e. 横断面 T_2WI 显示双侧半卵圆中心对称性高信号；f. 横断面 FLAIR 成像显示双侧半卵圆中心对称性高信号与 MRV 示大脑大静脉动静脉瘘(图 4-2)。脑血管造影检查提示大脑大静脉动静脉瘘,动脉血供来自双侧颈内动脉系统、左颈外动脉系统及大脑后动脉,大脑大静脉血流逆向充盈,大脑内静脉及基底静脉、直窦显影欠佳。

入院后诊断与治疗: 根据前述检查结果考虑临床诊断颅内动静脉瘘。明确病因后于介入科行动静脉瘘栓塞治疗,术后予以华法林 3mg/ 次(1 次 /d)抗凝治疗,服药过程中监测国际标准化比值(INR)维持在 2~3,并定期门诊随访。

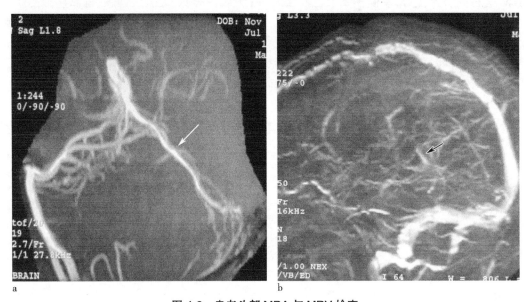

图 4-2　患者头部 MRA 与 MRV 检查
a. 头部 MRA 可见大脑大静脉动静脉瘘管(箭头所示);b. 头 MRV 显示大脑内静脉、大脑大静脉、
直窦显影浅淡(箭头所示),并可见较多迂曲小静脉影

临床医师讨论

神经科主治医师: 患者为中年男性,呈亚急性发病、慢性病程。主要表现为嗜睡、缄默、反应迟钝、神情淡漠、记忆力减退、精神行为异常,疾病后期逐渐出现行走缓慢、双手摸索动作,大小便失禁,但无幻觉。既往有糖尿病、大量饮酒史,饮食以素食为主,较少食用肉类,家族史无特殊。神经系统检查神志清楚,表情淡漠,自发言语少,可简单对答,时间、人物定向力正常,地点定向力可,记忆力减退。四肢肌力 5– 级、肌张力略高,双侧病理征阳性。浅深感觉、共济运动正常,步基宽、呈小碎步。头部 MRI 显示双侧半卵圆中心、侧脑室旁、基底节区、丘脑对称性异常信号病灶;脑脊液检测无特殊。定位诊断:反应迟钝、神情淡漠、记忆力减退、自发言语少、精神行为异常等高级智能减退,定位于广泛性大脑皮质或皮质下白质;双侧掌颌反射、Chaddock 征阳性,定位于双侧锥体束;行走姿势异常、小碎步、向后倾、四肢肌张力增高,定位于锥体外系;结合影像学所见,病变定位于双侧基底节区(丘脑、壳核、内囊)、半卵圆中心、放射冠。定性诊断:该例患者为中年男性,亚急性发病,病程 4~5 个月,表现为高级智能下降、精神行为异常,影像学提示双侧基底节区、半卵圆中心、放射冠对称性损害,

结合头部 MRA、MRV 和脑血管造影检查证实存在硬脑膜动静脉瘘，故硬脑膜动静脉瘘诊断明确。

神经科教授：该例患者发病隐匿，临床表现缄默状态，考虑丘脑性痴呆，脑血管造影明确提示硬脑膜动静脉瘘，可考虑动静脉瘘栓塞或外科治疗，请介入科或神经外科会诊。

最 终 诊 断

硬脑膜动静脉瘘（dural arteriovenous fistula，DAVF）

讨 论

硬脑膜动静脉瘘是硬脑膜动脉与脑静脉窦或静脉直接吻合的一种少见颅内血管畸形，约占 10%，好发于 50~70 岁人群，成人发病率约为 0.29/10 万。硬脑膜动静脉瘘并非颅内出血的常见原因，一旦破裂出血则后果严重，甚至危及生命。动静脉瘘静脉引流类型决定了出血风险，共计分为 5 型：Ⅰ型，静脉窦引流，无反流；Ⅱ型，静脉窦引流，有反流；Ⅲ型，皮质静脉引流不伴静脉扩张；Ⅳ型，皮质静脉引流伴静脉扩张；Ⅴ型，脊髓静脉引流。其中Ⅲ~Ⅴ型为高危患者，年出血风险约为 10%。目前，对硬脑膜动静脉瘘之病因尚不明确，普遍认为其为获得性疾病，与静脉窦血栓形成、炎症等因素密切相关。

据文献报道，有 39%~78% 的患者合并静脉窦血栓，约 78% 无静脉窦血栓的患者存在静脉窦发育不良、局部狭窄、分隔或变形。病理学研究表明，瘘口是由位于静脉窦壁的大量增生的动静脉吻合血管构成，其形成的关键在于静脉窦压力升高，脑组织慢性低灌注是静脉窦高压到硬膜血管增生过程中的重要一环。其病理生理学机制主要为未经缓冲的动脉血直接汇入静脉，导致静脉压升高，一方面脑脊液回流障碍，颅内压升高；另一方面脑静脉回流障碍或逆流，导致皮质静脉迂曲扩张，脑组织缺氧、代谢紊乱，脑组织肿胀，加重颅内高压，继发静脉栓塞或出血。此外，皮质静脉迂曲扩张形成静脉湖，产生占位效应，破裂可致脑出血或蛛网膜下隙出血。患者临床表现各异，主要取决于瘘口所在部位或静脉引流类型。欧美国家以发生于横窦 - 乙状窦的动静脉瘘常见，表现为搏动性耳鸣、头痛，而亚洲人群则以海绵窦动静脉瘘为主，表现为突眼、球结膜淤血、视盘水肿和眼球活动障碍、视觉障碍等。严重脑损害（aggressive clinicalpresentation）包括癫痫、局灶性神经功能缺损、脑出血、淡漠、意识障碍等；此外，部分患者可表现为进行性痴呆（静脉高压性脑病）、帕金森综合征样少见症状。

患者即以进行性认知功能减退为主要表现。有研究认为，静脉高压致皮质低灌注、脑白质静脉栓塞，是导致急性脑病的重要病理学机制。硬脑膜动静脉瘘的诊断极具挑战性，在一定程度上依赖于影像学表现。MRI 表现为丛集血管流空影、软脑膜静脉扩张、静脉湖形成、眼静脉扩张或突眼和白质高信号、颅内出血，增强扫描可见软脑膜静脉明显强化；MRA 可见明确的动静脉瘘管、颅外动脉显影更佳。但影像学检查呈阴性时亦不能排除硬脑膜动静脉瘘，脑血管造影是明确诊断的"金标准"。MRI 的意义还在于能够补充脑血管造影所不能提供的信息，如脑积水、白质病变，提供搏动性耳鸣的其他病因。经皮质静脉引流且有局灶性神经症状的患者其表观弥散系数（ADC）值减低，不同于无局灶性神经症状的患者，故 ADC值可用于评价皮质静脉引流和静脉高压的严重程度。动态磁敏感对比增强成像（DSC MRI）

和磁敏感加权成像（SWI）均有助于评价皮质静脉的解剖结构。

硬脑膜动静脉瘘的治疗原则为闭合瘘口、保证正常静脉回流通畅，若不能完全实现，应尽可能达到改善脑静脉回流、降低出血率、减轻临床症状的治疗目标。有4种治疗方法可以选择：保守治疗（血管压迫法）、血管内栓塞治疗、手术治疗和立体定向放射治疗。随着神经介入技术和材料的不断进步，血管内治疗成为一线治疗方案，明确瘘口血管解剖结构是治疗成功的关键。

患者经脑血管造影检查明确诊断为大脑大静脉动静脉瘘，为鲜见部位，硬脑膜动静脉瘘的具体病因不明确。经血管内栓塞和抗凝治疗后临床症状明显改善。该例患者以进行性认知功能障碍、运动迟缓为主要临床表现，既往有大量饮酒史，头部MRI表现为双侧对称性基底节区、深部白质病变，需重点鉴别以下病因：①代谢性脑病如Wernicke脑病、脑桥外髓鞘溶解症；②中毒性脑病如一氧化碳、次氯酸中毒等；③感染性疾病如乳头多瘤空泡病毒感染、Creutzfeldt-Jakab病（CJD）等；④中枢神经系统淋巴瘤。综上所述，硬脑膜动静脉瘘相关认知功能障碍具有一定可逆性，临床医师应提高对该病的认识水平，尽早完善相关影像学检查以明确诊断，避免因漏诊而延误治疗时机。

参 考 文 献

［1］LotfiHacein-Bey, Angelos AristeidisKonstasb, John Pile-Spellman. Natural history, current concepts, classification, factors impacting endovascular therapy, and pathophysiology of cerebral and spinal dural arteriovenous fistulas. Clin Neurol Neurosurg, 2014, 121 (6): 64-75.

［2］Chen L, Mao Y, Zhou LF. Local chronic hypoperfusion secondary to sinus high pressure seems to be mainly responsible for the formation of intracranial dural arteriovenous fistula. Neurosurgery, 2009, 64 (5): 973-983.

［3］Netravathi M, Pal PK, Bharath RD, et al. Intracranial dural arteriovenous fistula presenting as parkinsonism and cognitivedysfunction. J Clin Neurosci, 2011, 18 (1): 138-140.

［4］昊晓峰，张辉，王效，等．硬脑膜动静脉瘘致双侧丘脑病变一例．中华放射学杂志，2012, 46 (7): 663-664.

［5］Waragai M, Takeuchi H, Fukushima T, et al. MRI and SPECT studies of dural arteriovenous fistulas presenting as pure progressive dementia with leukoencephalopathy: a cause of treatable dementia. Eur J Neurol, 2006, 13 (7): 754-759.

［6］March BT, Jayaraman MVs. Aneurysms, arteriovenous malformations, and dural arteriovenous fistulas: diagnosis and treatment. Semin Roentgenol, 2014, 49 (1): 10-21.

［7］周世梅，刘彩燕，崔丽英．进行性认知功能障碍伴行为异常四月余．中国现代神经疾病杂志，2014, 14 (11): 1027-1030.

第 5 例

左眼疼痛 7 个月, 视力下降 2 个月

病 历 摘 要

患者女性, 37 岁。因"左眼疼痛 7 个月, 视力下降 2 个月"于 2014 年 11 月 21 日入院。

现病史: 患者 7 个月前(2014 年 4 月 28 日)出现左眼剧烈胀痛、畏光, 眼球活动可, 无复视。疼痛感放射至头部, 当地医院诊断为鼻窦炎。头痛症状进一步加重, 出现左眼球突出感, 左眼睑下垂、眼球固定, 左侧面部麻木, 当地医院行左侧上颌窦和鼻腔鼻黏膜活检术, 提示慢性炎症性改变伴嗜酸性粒细胞浸润。予甲泼尼龙 40mg/d 口服和抗生素(具体方案不详)治疗 1 周无好转。头部 MRI 显示左侧后组筛窦近眶尖部异常信号, 与眶尖部关系密切, 双侧鼻窦多发炎症性改变, 仍考虑鼻窦炎。随后症状进一步加重, 左眼睑完全下垂, 至当地医院眼科就诊, 提示眼压增高(2014 年 5 月 15 日)。腰椎穿刺脑脊液检查蛋白定量 0.59g/L。头部 MRI 增强扫描显示左侧海绵窦增宽, 左侧海绵窦区和眶尖部异常强化灶, 考虑感染性病变。临床诊断为"海绵窦综合征", 予甲泼尼龙 40mg/d 口服、甘露醇和抗生素(具体方案不详)治疗 2 个月, 临床症状明显缓解, 此后甲泼尼龙逐渐减量。约 2 个月前(2014 年 9 月 18 日)头痛症状再次加重, 出现左侧面部麻木感, 自觉左眼视力下降、视物模糊。当地医院予地塞米松 10mg/d 静脉滴注、甘露醇和抗生素(具体方案不详)治疗, 同时加用环磷酰胺 0.20g/d 静脉滴注, 连续治疗 5 天, 效果欠佳。约 1 个月前(2014 年 10 月)不明原因血压升高, 最高达 180/130mmHg, 先后予尼卡地平(具体方案不详)和美托洛尔(倍他乐克, 47.50mg/d)口服, 均控制欠佳。为求进一步诊断与治疗至我院就诊。患者自发病以来, 无明显口干、眼干症状, 无猖獗龋齿, 无光过敏, 无关节肿痛, 无咳嗽、咳痰、肺部感染等症状。精神欠佳, 饮食、睡眠可, 大小便正常, 体重无明显变化。

既往史: 患者于 2011 年 5 月体格检查时发现尿蛋白和尿潜血阳性, 但无自觉症状, 实验室检查血清抗中性粒细胞胞质抗体(ANCA)阳性, 未进一步诊断与治疗。2011 年 9 月当地医院检查 24 小时尿蛋白 650mg/24h, 肾功能试验肌酐(Cr)水平 100μmol/L、尿酸水平 416μmol/L。血清 ANCA 相关抗体(间接免疫荧光法): 胞质型 ANCA(C-ANCA)呈阳性、蛋白酶 3(PR3)-ANCA 461RU/ml(<20RU/ml)、髓过氧化物酶(MPO)-ANCA 阴性。肾脏穿刺

活检术提示新月体性肾小球肾炎(Ⅲ型)。予甲泼尼龙 40mg/d 口服和环磷酰胺 1g/月静脉滴注,治疗 5 个月,甲泼尼龙逐渐减量至 7.50mg/d 维持治疗。此后间断至当地医院门诊随诊,复查尿蛋白、尿潜血逐渐呈阴性,肌酐维持在 80~100μmol/L,血清 C-ANCA 持续阳性。2013 年 10 月 28 日出现体温升高,最高达 38℃,同时出现鼻塞、左侧头痛、尿频、尿急等症状,当地医院行头部 CT 检查显示双侧上颌窦、左侧筛窦和额窦炎症性改变,诊断为"鼻窦炎急性发作,泌尿系统白色念珠菌感染",予以泼尼松 30mg/d 以及万古霉素、替硝唑、氟康唑(大扶康)抗感染治疗(具体剂量不详),症状逐渐缓解。

个人史及家族史: 孕 2 产 0,2011 年 7 月因意外怀孕行药物流产;2012 年再次怀孕,孕 3 个月时因稽留流产行清宫术。其余无特殊。

入院后体格检查: 体温 36.3℃,心率 109 次/min,呼吸 20 次/min,血压 158/108mmHg。神志清楚,语言流利,高级智能正常。双侧眼球突出,左侧眼底略苍白,粗测左眼视力下降、有光感,右眼视力、视野尚可;双侧眼裂等大;双侧瞳孔等大、等圆,左侧直径约为 4mm、对光反射迟钝,右侧直径约为 3mm、对光反射灵敏;左眼外展不及边,余各向活动尚可,右眼活动充分,未引出眼震和复视。左侧三叉神经 V1 和 V2 支分布区针刺觉减退。四肢肌力 5 级,肌张力正常。双侧腱反射对称,双侧病理征阴性,双侧共济运动和快复轮替动作正常,双侧深浅感觉对称,脑膜刺激征阴性,Lasegue 征阴性,步态正常。

辅助检查: 入院后完善各项相关检查,血、尿、粪便常规、肝、肾功能试验、血清电解质均于正常值范围。血清抗弓形虫、风疹病毒、巨细胞病毒、单纯疱疹病毒抗体呈阴性。红细胞沉降率(ESR)18mm/h(0~15mm/h),超敏 C 反应蛋白(hsCRP)13.85mg/L(0~3mg/L),补体、免疫球蛋白均于正常值范围,抗可溶性核抗原(ENA)抗体谱和抗核抗体(ANA)谱阴性。血清 ANCA 相关抗体(间接免疫荧光法):C-ANCA 阳性、PR3-ANCA>200RU/ml、MPO-ANCA 阴性。腰椎穿刺脑脊液检查压力为 110mmH$_2$O,蛋白定量 0.61g/L,葡萄糖和氯化物正常,脑脊液白细胞计数正常。细菌和真菌涂片、墨汁染色、抗酸染色、抗弓形虫、巨细胞病毒、单纯疱疹病毒抗体呈阴性。鼻窦 CT 提示多组鼻窦炎(图 5-1)。胸部高分辨力 CT 显示左肺小结节、右肺下叶片状影,表现不典型。头部 MRI 显示左侧海绵窦增宽,左侧海绵窦区异常信号,左侧海绵窦前外侧至左侧眶尖部可见不规则强化灶(图 5-2)。眼眶 MRI 显示左侧眶尖部和海绵窦区异常强化,累及左侧眼外直肌,左侧眼上直肌近端与强化灶关系密切(图 5-3)。视觉诱发电位(VEP)提示双侧视觉通路受损,位于视交叉前可能性大。鼻黏膜活检提示局灶性大量嗜酸性粒细胞浸润,部分区域胶原纤维增生伴玻璃样变。

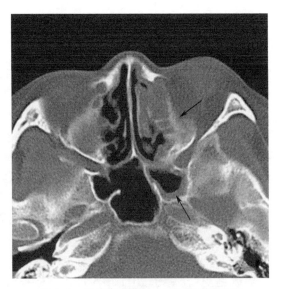

图 5-1　患者鼻窦横断面 CT(骨窗)检查
显示左侧筛窦、蝶窦窦腔密度增高,窦壁黏膜增厚
(箭头所示)

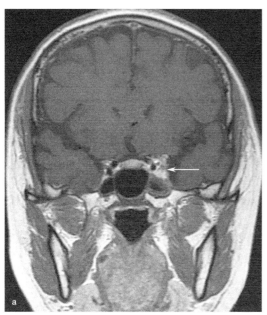
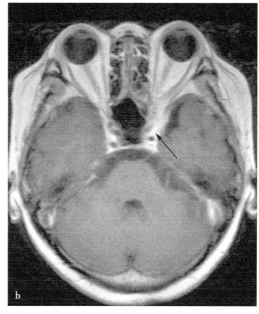

图 5-2 患者头部 MRI 增强检查

a. 冠状位增强 T_1WI 显示左侧海绵窦前外侧至眶尖部异常不规则强化(箭头所示),左侧海绵窦内神经和
颈内动脉眼支被包绕;b. 横断面增强 T_1WI 显示左侧海绵窦区异常不规则强化(箭头所示)

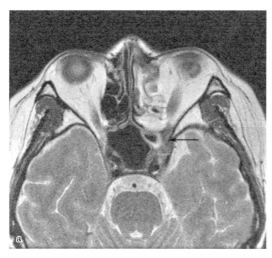
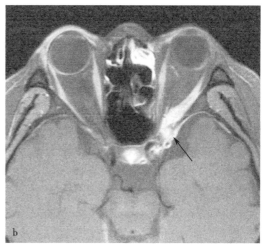

图 5-3 患者眼眶 MRI 检查

a. 横断面 T_2WI 显示左侧眶尖部和海绵窦区等信号软组织影(箭头所示);b. 横断面增强 T_1WI 显示左侧眶
尖部和海绵窦区软组织影异常强化(箭头所示),累及左侧眼外直肌,左侧眼上直肌近端与其关系密切

临床医师讨论

　　神经科主治医师:患者临床主要表现为左眼疼痛,左眼睑下垂、眼球固定,左侧头痛,随
后出现左侧面部麻木感,左眼视力下降。定位诊断:入院时症状有所缓解,体格检查仍可见

左眼外展不及边,左侧瞳孔扩大,左侧三叉神经 V1 和 V2 支分布区针刺觉减退。考虑左侧动眼神经、展神经、滑车神经和三叉神经 V1、V2 支损伤。上述脑神经可共同走行于海绵窦内,故提示病变定位于左侧海绵窦区。病程中出现左眼视力下降,考虑左侧视神经损伤,提示病变可能不仅局限于左侧海绵窦区,还可能向左侧眶尖部发展。因此,定位诊断考虑左侧海绵窦近眶尖部。头部和眼眶 MRI 显示,左侧海绵窦区和眶尖部异常信号,支持上述定位诊断。定性诊断:患者临床表现为左侧头痛、左眼睑下垂、左眼球活动障碍、左侧面部麻木感,结合定位诊断考虑左侧海绵窦近眶尖部病变,定性诊断首先考虑海绵窦综合征。该例患者为青年女性,急性发病,反复发作,病程中予以糖皮质激素治疗,症状有所好转,考虑为自身免疫性炎症。结合其为亚洲青年女性,既往有新月体性肾小球肾炎和鼻窦炎病史,尿蛋白、尿潜血阳性,血清 C-ANCA 阳性,MRI 提示左侧海绵窦区和眶尖部异常信号,定性诊断为 ANCA 相关性血管炎中的肉芽肿性多血管炎(亦称韦格纳肉芽肿),应注意排除显微镜下多血管炎,嗜酸性肉芽肿性多血管炎等。

风湿免疫科医师:患者为青年女性,主因左眼疼痛、左侧眼外肌和眼内肌麻痹、左眼视力下降等入院。详细追问病史,病程 3 年余,最初以尿蛋白和尿潜血阳性起病,血清肌酐升高、C-ANCA 强阳性,肾脏穿刺活检提示新月体性肾小球肾炎(Ⅲ型),经激素和免疫抑制剂治疗有所好转,随后反复出现鼻窦炎和头痛,经激素和抗感染治疗有所好转。约 7 个月前出现左眼疼痛、左侧眼肌麻痹表现,脑神经症状逐渐加重。腰椎穿刺脑脊液检查蛋白定量轻度升高,经激素治疗有所波动。头部和眼眶 MRI 提示海绵窦综合征。鼻黏膜活检提示慢性鼻窦炎,未见明确肉芽肿。患者存在海绵窦综合征、上呼吸道症状,以及血尿、蛋白尿等肾脏受累表现,提示多系统病变,无感染证据,血清 C-ANCA 强阳性,故 ANCA 相关性血管炎诊断明确。结合美国风湿病学会(ACR)分类标准,患者目前存在上呼吸道症状、肾脏病变,鼻黏膜活检提示局部炎症性改变而肉芽肿表现不典型,无感染,故考虑诊断为肉芽肿性多血管炎。但应排除继发性血管炎和其他原发性血管炎。继发性血管炎由感染、肿瘤或其他结缔组织病变引起,目前无相关证据支持;其他原发性血管炎如显微镜下多血管炎,嗜酸性肉芽肿性多血管炎等,结合患者临床表现,如上呼吸道症状严重,肺部轻度受累,肺部高分辨力 CT 未见明确异常病变,血清 C-ANCA 强阳性,无病理学证据支持,暂不予考虑。既往激素和免疫抑制剂治疗后未持续予免疫抑制剂维持治疗,激素减量后病情再次加重。系统评价:患者既往肾脏受累,病理学检查可见纤维性新月体,并遗留慢性肾功能障碍,目前血压升高,应警惕肾脏病变加重;ANCA 相关性血管炎可导致体内高凝状态,应警惕肾动脉或肾静脉血栓形成,调整抗高血压药;眼部病变表现为左眼视力下降、左眼球突出感,应请眼科医师会诊;目前尚无肺部、中枢神经系统、消化系统和心脏受累表现。

眼科医师:患者眼眶 MRI 检查和双眼视觉诱发电位提示眼部受累、视神经受累,同意神经科和风湿免疫科医师诊断。患者近期眼部症状加重,建议予甲泼尼龙冲击治疗。

神经科教授:患者主因左侧动眼神经、滑车神经、三叉神经和展神经病变,视神经亦受累收入神经科。头部 MRI 提示左侧海绵窦区异常病变,海绵窦综合征诊断明确。结合患者既往史,目前存在上呼吸道、肾脏等多系统受累症状,血清 C-ANCA 强阳性,根据风湿免疫科意见,目前肉芽肿性多血管炎诊断明确,转入风湿免疫科行后续治疗。

诊治经过:经风湿免疫科专业组会诊,同意肉芽肿性多血管炎诊断,予糖皮质激素冲击治疗和免疫抑制剂治疗。具体方案:甲泼尼龙 1g/d(×3d)、40mg/d(×2d)静脉滴注,后改为甲泼尼龙 20mg/d(2 次/d)口服维持，同时予以环磷酰胺 0.20g(隔日 1 次)静脉滴注。治疗期间曾发生短暂性白细胞计数减少，恢复后改为环磷酰胺 0.40g/周静脉滴注，此后逐渐调整为环磷酰胺 50mg/d 和他克莫司 1mg/d(2 次/d)口服。患者临床症状好转，疼痛基本消失，眼睑下垂消失，眼球活动度明显好转，但左眼外展仍不及边，左侧三叉神经 V1、V2 支分布区针刺觉轻度减退，但较前有所恢复。患者出院后在我院风湿免疫科定期随诊。

最 终 诊 断

肉芽肿性多血管炎(granulomatosis with polyangiitis, GPA)

讨 论

海绵窦区为位于蝶鞍两侧的重要结构，其内走行动眼神经、滑车神经、三叉神经 V1 和 V2 支、展神经，以及颈内动脉、交感神经等。海绵窦区病变可累及其内和附近的神经、血管等结构而致海绵窦综合征，该病在临床上较为常见。该例患者主要表现为左侧眼球活动障碍、眼睑下垂、瞳孔扩大、对光反射迟钝，左侧三叉神经 V1 和 V2 支分布区浅感觉减退，符合海绵窦综合征特点。头部 MRI 提示左侧海绵窦区异常信号，是上述定位诊断的有力证据。不同之处在于，该例患者还存在左眼视力下降，考虑为左侧视神经受累，约 40% 的海绵窦综合征患者可发生视神经损伤，系病变向眶尖部或眶上裂发展累及视交叉前尤其是视神经所致，如该例患者眼眶 MRI 所示。海绵窦综合征临床相对常见，原因较多，既往国内外报道以肿瘤多见，占 30%，其次为外伤和特发性炎症，如 Tolosa-Hunt 综合征。2007 年，Fernndez 等报告 126 例海绵窦综合征患者，其中肿瘤占 63%，以垂体瘤和脑膜瘤为主，而血管炎致海绵窦综合征相对少见。该例患者以眼痛、眼肌麻痹和面部麻木感为主要临床表现，无明显发热、皮疹等，血清红细胞沉降率和超敏 C 反应蛋白未见明显升高，外院曾予激素治疗，效果不明显，初期并无太多证据显示为炎症。但该例患者为青年女性，详细追问病史，既往有新月体性肾小球肾炎和鼻窦炎病史，表明多系统受累，血清 C-ANCA 强阳性，头部和眼眶 MRI 显示海绵窦区和眶尖部异常信号并强化，均提示 ANCA 相关性血管炎。尽管该例患者鼻黏膜活检无过多提示，但考虑鼻窦炎病史、镜下血尿、血清 C-ANCA 强阳性，根据美国风湿病学会标准，明确诊断为肉芽肿性多血管炎(GPA)，亦称韦格纳肉芽肿(WG)。

肉芽肿性多血管炎是一种特异性累及中小血管的坏死性血管炎，特征性表现为上、下呼吸道和肾脏受累，亦常出现耳鼻咽喉系统受累表现，该例患者既往反复发生鼻窦炎，病程中出现血压异常升高为肾脏血管受累所致。其中，ANCA 阳性是诊断 ANCA 相关性血管炎的重要条件之一，尤其是 C-ANCA 阳性具有较高特异性，但 C-ANCA 阴性亦不能排除诊断；亦有约 10% 患者 MPO-ANCA 呈阳性。肉芽肿性多血管炎为多系统受累，亦常累及中枢神经系统。随着诊断的普及，神经系统受累比例逐渐升高，国外文献报道为 22%~54%，包括周围和中枢神经系统，以周围神经受累为主。北京协和医院 1983—2003 年的统计资料显示，肉芽肿性多血管炎累及神经系统的比例约为 48%。周围神经受累最为常见，脑神经受累可以表现为海绵窦综合征、眶尖综合征等，国外文献报道，视神经、动眼神经、展神经、面神经等较易受累。该例患者为视神经、动眼神经、滑车神经、三叉神经和展神经受累。周围神经受累还表现为多发性感觉运动神经病，甚至多发性单神经病，但多发性单神经病表现更常见于显微镜下多血管炎和嗜酸性肉芽肿性多血管炎，神经活检可见典型肉芽肿性病变或神经轴索损伤等有助于诊断。部分肉芽肿性多血管炎患者可以脑神经受累为首发症。肉芽肿性多血管炎累及中枢神经系统相对少见，国外文献报道为 7%~11%，可表现为硬脑膜炎、缺血性脑血管病、脑出血、垂体病变等。其中肥厚性硬脑膜炎多见于肉芽肿性多血管炎患者，MRI 表现为弥漫性硬脑膜增厚，增强后明显强化。有研究显示，C-ANCA 阳性的肥厚性硬脑膜炎患者较 MPO-ANCA 阳性者更易发生软脑膜受累，神经系统损害也更严重，但该例患者暂无相关表现。该例患者经甲泼尼龙冲击治疗和环磷酰胺治疗后，症状明显好转，进一步证实肉芽肿性多血管炎的诊断。

综上所述，对于在神经科就诊的海绵窦综合征或其他多组脑神经受累患者，应详细询问病史，考虑系统性血管炎的可能，对于高危人群，即使缺少多系统受累病史，进行血管炎相关抗体筛查亦有重要意义。

参 考 文 献

［1］Leavitt RY, Fauci AS, Bloch DA, et al. The American College of Rheumatology 1990 criteria for the classification of Wegener's granulomatosis. Arthritis Rheum, 1990, 33 (8): 1101-1107.

［2］Falk RJ, Gross WL, Guillevin L, et al. Granulomatosis with polyangiitis (Wegener's): an alternative name for Wegener's granulomatosis. Arthritis Rheum, 2011, 63 (4): 863-864.

［3］Charbonneau F, Williams M, Lafitte F, et al. No more fear of the cavernous sinuses!DiagnInterv Imaging, 2013, 94 (10): 1003-1016.

［4］Keane JR. Cavernous sinus syndrome: analysis of 151 cases. Arch Neurol, 1996, 53 (10): 967-971.

［5］Rotstein DL, Tyndel FJ, Tang-Wai DF. A case report of cavernous sinus syndrome in a patient with Takayasu's arteritis. Headache, 2014, 54 (8): 1371-1375.

［6］Fernández S, Godino O, Martínez-Yélamos S, et al. Cavernous sinus syndrome: a series of 126 patients. Medicine (Baltimore), 2007, 86 (5): 278-281.

［7］Nishino H, Rubino FA, DeRemee RA, et al. Neurological involvement in Wegener's granulomatosis: an analysis of 324 consecutive patients at the Mayo Clinic. Ann Neurol, 1993, 33 (1): 4-9.

［8］袁晶，关鸿志，吴庆军，等. 韦格纳肉芽肿病神经系统损害 33 例临床特点分析. 中华神经科杂志，2004, 37 (5): 428-430.

［9］魏宸铭，刘智，赵静，等. 左眼疼痛眼球活动受限 7 个月视力下降 2 个月. 中国现代神经疾病杂志，2015, 15 (5): 89-92.

第 6 例

进行性四肢麻木、无力 4 年

病 历 摘 要

患者男性，42 岁。因"进行性四肢麻木、无力 4 年"于 2016 年 3 月 24 日入院。

现病史：患者 4 年前（2012 年初）无明显诱因出现全身乏力、剧烈运动耐力下降、易疲劳，症状无日间波动；此后，逐渐出现双侧手指、足趾麻木，伴双手握力下降，日常生活活动能力无明显降低，无肌肉疼痛、视物模糊等，未予重视。约 3 年前（2013 年 6 月）出现双下肢麻木、无力，下山、上楼费力，有时蹲起困难，伴脚踏不实、行走不稳，走路时呈醉酒步态；此后，逐渐出现双手骨间肌萎缩，尤以鱼际明显，双足略下垂，穿衣、系纽扣笨拙，同时麻木感逐渐进展至手腕和脚踝。外院实验室检查血清肌酸激酶（CK）411U/L，餐后血糖 14.80mmol/L，临床诊断为"糖尿病，糖尿病周围神经病变"，予以控制血糖、营养神经等治疗，血糖逐渐降至正常水平，但四肢麻木、无力症状仍持续加重，逐渐出现双侧足背屈不能、脚踏力减弱，行走时需用力将腿抬高以避免绊倒，蹲起不能，伴踩棉花感，行走不稳尤以夜间显著；双手精细活动逐渐不能完成，并出现小腿变细，无大小便障碍，无明显肉跳感。2015 年底外院神经电生理学检查神经传导速度（NCV）显示上下肢周围运动神经和感觉神经均未引出波形，肌电图呈神经源性损害；影像学检查颈椎 MRI 未见明显异常，临床诊断为"糖尿病酮症酸中毒，糖尿病周围神经病变可能，肌萎缩侧索硬化症可能"，继续强化降血糖和营养神经治疗，临床症状无缓解，仍缓慢进展。约 3 个月前（2016 年 1 月）开始出现双侧手指、足趾刺痛感，无肌肉疼痛或触（握）痛，无饮水呛咳、吞咽困难，无发汗异常。为求进一步诊断与治疗，至我院门诊就诊，门诊体格检查可见以四肢远端为主的运动和感觉异常，遂以"周围神经病，进行性神经性腓骨肌萎缩症待排除，糖尿病"收入院。患者自发病以来，精神尚可，睡眠良好，存在口干、多食、多饮和多尿，体重下降约 10kg，无皮疹、雷诺现象、光过敏，不伴关节肿痛。

既往史、个人史及家族史：患者既往痛风病史 16 年，间断服药（具体方案不详），控制良好；生长发育良好，体育成绩佳，吸烟 20 年，平均 20 支 /d，无饮酒，无特殊毒物接触史；父亲、胞姊可疑四肢远端肌萎缩、肢体偏细，胞兄身体健康，外甥和侄子自幼体质较弱、四肢远端纤细，日常生活和活动能力未见明显改变。

入院后体格检查：体温 36℃，脉搏 76 次 /min，呼吸 19 次 /min，血压 118/81mmHg（1mmHg=

0.133kPa)，经皮动脉血氧饱和度（SpO₂）99%；体形消瘦，神志清楚，语言流利，对答切题，粗测高级智能正常，脑神经未见明显异常；四肢肌萎缩，尤以远端显著，呈"鹤腿"样，高足弓，无翼状肩胛；双上肢近端肌力 5- 级，肱三头肌肌力 3 级，双手并指、外展、对指力均较弱，呈"爪形手"，双下肢近端肌力 4- 级，双足背伸肌力 2 级，跖屈肌力 4- 级，肌张力均正常；跨阈步态，行走直线不能；四肢腱反射消失，腹壁反射未引出，病理反射未引出，双踝以下针刺觉减退，余肢体针刺觉、音叉振动觉、关节位置觉和复合觉未见明显异常；双侧指鼻试验、跟 - 膝 - 胫试验阴性，Romberg 征阳性，脑膜刺激征阴性，自主神经系统检查未见明显异常。

入院后辅助检查： 实验室检查血、尿、粪便常规、甲状腺功能试验、血清脂质、叶酸、红细胞沉降率、凝血功能试验和感染免疫检测四项均于正常值范围；血糖 12.20mmol/L，糖化血红蛋白 7.60%，血清尿酸 454μmol/L，维生素 B₁₂（服用甲钴胺后）777pmol/L（80~675pmol/L）；抗核抗体（ANA）谱（18 项）、抗可提取性核抗原（ENA）抗体、抗中性粒细胞胞质抗体（ANCA）谱均于正常值范围，血清免疫固定电泳（IFE）阴性；血清肿瘤标志物筛查均呈阴性。腰椎穿刺脑脊液检查外观清亮透明，压力 120mmH₂O，常规于正常值范围，蛋白定量 1.07g/L、葡萄糖 6.50mmol/L，氯化物为正常值范围，墨汁染色、抗酸染色、真菌涂片、细菌涂片和隐球菌抗原均呈阴性，髓鞘碱性蛋白（MBP）为正常值范围，脑脊液 IgG 101mg/L（10~40mg/L），寡克隆区带阳性、特异性寡克隆区带阳性；血清 IgG 为正常值范围，寡克隆区带阴性。血清和脑脊液抗 Hu、Ri、Yo 抗体，抗 CV2/CRMP5 抗体，抗 PNMA2（Ma2/Ta）抗体，抗双载蛋白（amphiphysin）抗体均呈阴性；血清和脑脊液抗莱姆病螺旋体抗体（IgG）、抗神经节苷脂抗体 GM1（IgG+IgM）均呈阴性。影像学检查：肝、胆、胰、脾、双肾超声显示胆囊壁毛糙，胆囊结石；双肾、输尿管、膀胱、前列腺超声显示前列腺稍大；双侧颈动脉、椎动脉、锁骨下动脉彩色多普勒超声（CDUS）和胸部 X 线未见明显异常；双侧正中神经和尺神经超声显示横截面面积明显增大，提示神经增粗（图 6-1）。神经电生理学检查：节段性运动神经传导未见传导阻滞（运动神经传导波幅降低，远端潜伏期延长，双侧桡神经运动传导速度减慢）；神经传导速度（NCV）提示四肢周围神经源性损害，包括感觉纤维和运动纤维（运动神经传导速度均 <38m/s）；肌电图提示四肢、胸旁肌神经源性损害；四肢皮肤交感反应（SSR）未见明显异常。基因检测显示，周围神经髓鞘蛋白 22（PMP22）外显子 1_5 重复突变（EX1_5 DUP），为杂合子。

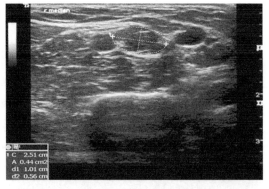

图 6-1　患者右侧正中神经上臂段横断面超声
显示神经明显增粗［神经横截面积（CAS）0.44cm²
（正常参考值 ≤ 0.10cm²）］

诊断与治疗经过： 临床诊断"周围神经病变"明确，考虑遗传性周围神经病变可能性大，不排除糖尿病周围神经病，结合基因检测结果，最终诊断为遗传性运动感觉神经病（hereditary motor sensory neuropathy，HMSN），即腓骨肌萎缩症（Charcot-Marie-Tooth disease，CMT）。结合临床表现、神经电生理学检查和基因检测结果，诊断为腓骨肌萎缩症 1A 型。予维生素 B₁ 10mg/ 次（3 次 /d）口服 15 日，维生素 B₁₂ 500μg/d 肌内注射 7 日后改为 500μg/ 次

(3 次 /d) 口服 8 日, 辅酶 Q_{10} 10μg/ 次 (3 次 /d) 口服 15 日, 门冬胰岛素皮下注射控制并监测血糖。患者共住院 15 日, 出院后持续在门诊进行康复训练并佩戴下肢矫形肢具, 6 个月后随访, 运动功能有所好转, 感觉症状无明显加重。

临床医师讨论

神经科主治医师: 患者中年男性, 隐匿起病, 总病程 4 年; 以四肢无力发病, 逐渐出现四肢麻木、肌肉萎缩, 尤以远端显著, 疾病后期伴踩棉花感和步态改变; 上述症状缓慢进行性加重无缓解; 病程中无大小便障碍和自主神经功能障碍。既往有糖尿病和痛风病史。体格检查可见四肢肌无力、肌萎缩, 尤以远端显著; 四肢 "手套 - 袜套" 样针刺觉减退, 尤以远端显著; Romberg 征阳性; 呈跨阈步态; 双侧高弓足。定位诊断: 感觉方面, 对称性四肢麻木感自远端向近端进展, 疾病后期出现手指、足趾刺痛感, 并行走不稳、直线行走不能和踩棉花感, 体格检查可见双踝以下针刺觉减退, 呈末梢型、非传导束样分布, 无小脑性共济失调表现和脊髓后索受累体征, 定位周围神经; 运动方面, 对称性肌力减弱和肌萎缩, 尤以远端显著, 体格检查可见 "鹤腿", 高弓足, 四肢腱反射消失, 病理征阴性, 定位下运动神经元。结合肌电图, 定位周围神经, 感觉和运动纤维均受累。患者双侧桡运动神经传导速度检测显示远端潜伏期明显延长、传导速度减慢, 提示髓鞘损害; 多条神经 (双侧正中神经和尺神经) 运动传导波幅明显降低或消失, 针极肌电图显示神经源性损害, 提示继发性轴索损害。定性诊断: 患者中年男性, 隐匿起病, 进行性加重, 病史较长; 周围性感觉和运动障碍表现突出, 临床症状相对较轻而肌萎缩程度较重, 可疑四肢肌萎缩家族史, 基因检测显示 PMP22 外显子 1_5 重复突变, 遗传性运动感觉性周围神经病诊断明确。

鉴别诊断应包括代谢性、免疫性和异常蛋白血症等相关周围神经病。

(1) 代谢性周围神经病: ①糖尿病周围神经病 (diabetic peripheral neuropathy, DPN), 以 2 型糖尿病为主, 病程 >10 年者更易发生, 临床表现为对称性肢体远端感觉运动神经病, 小纤维损伤突出, 主要以感觉障碍为主, 自主神经系统亦受累, 表现为大小便障碍、腹胀、心律异常、发汗异常等。糖尿病周围神经病具有长度依赖性, 多由下肢起病, 尤以远端显著, 肌萎缩出现时间较晚, 肌萎缩程度与肌力呈负相关。该例患者既往有 2 型糖尿病病史, 血糖控制不佳, 感觉和运动障碍自远端向近端进展, 尤以远端显著, 然而血糖控制良好后病情仍缓慢进展, 肌萎缩明显, 感觉障碍不突出, 此为不支持点。②维生素 B_{12} 和叶酸缺乏可以导致以后索和侧索受累为主的亚急性联合变性。然而该例患者既往无相关消化系统疾病或营养缺乏病史, 体格检查显示本体感觉障碍不突出, 无侧索受累, 营养神经治疗无效, 此为不支持点。③甲状腺功能异常致周围神经病, 该例患者甲状腺功能试验和甲状腺超声均未见明显异常, 故可排除诊断。

(2) 免疫性周围神经病: 如慢性炎性脱髓鞘性多发性神经病 (chronic inflammatory demyelinating polyneuropathy, CIDP), 该例患者慢性病程, 感觉和运动系统均受累, 神经传导速度检查提示周围神经髓鞘损害, 脑脊液蛋白定量升高, 需考虑慢性炎性脱髓鞘性多发性神经病。不支持点为弓形足, 病程较长, 节段性神经传导未见传导阻滞。慢性炎症性脱髓鞘性多发性神经病免疫治疗有效可资鉴别。此外, 其他系统性自身免疫性疾病和副肿瘤综合征也可出现周围感觉和运动神经受累, 但系统性自身免疫性疾病累及周围神经系统多表现为多发性单神经病。该例患者一般状况良好,临床无多系统受累症状,免疫指标和肿瘤标志物筛查均呈阴性,故不支持诊断。

(3)异常蛋白血症性周围神经病:可表现为周围神经病变,感觉和运动系统均受累,该例患者无其他系统受累表现,血清免疫固定电泳阴性,故不支持诊断。

(4)其他:如中毒性、感染性周围神经病,该例患者无明确毒物、神经毒性药物接触史,病程较长,无相关感染病史,可排除诊断。

神经科教授:患者中年男性,慢性进展性病程,以四肢远端感觉和运动障碍发病,肌萎缩突出,双侧对称,自主神经系统受累不明显,神经电生理学检查以脱髓鞘改变为主,周围性运动感觉神经病诊断明确。病因方面,应从获得性和遗传性方面考虑,前者包括特发性疾病、系统性疾病(如糖尿病、慢性感染)、自身免疫性疾病(如慢性炎性脱髓鞘性多发性神经病)、环境因素诱导和中毒性疾病等,其中,特发性周围神经病常发生于 50 岁以上人群,以感觉障碍为主,轴索损害突出,且为排除性诊断,目前不予考虑;系统性疾病主要是糖尿病,但病史较短,临床表现不符合糖尿病周围神经病特点(感觉障碍突出,疾病晚期出现肌萎缩等);自身免疫性周围神经病(慢性炎性脱髓鞘性多发性神经病)也是排除性诊断,目前不予考虑;该例患者无酒精、化疗药物、重金属等神经毒性物品接触史和长期低氧、寒冷环境暴露史,中毒或恶劣环境导致的周围神经病可能性较小。患者临床表现为典型的"鹤腿"、高弓足,家族史可疑阳性,神经电生理学检查以脱髓鞘改变为主,基因检测显示遗传性周围性运动感觉性神经病(CMT 1 型)相关基因 *PMP22* 杂合子突变,神经超声支持 CMT1 型,CMT1 型诊断明确。治疗方面,目前对于遗传性周围性运动神经病尚无有效治疗方法,以支持治疗为主。嘱患者康复门诊随诊,在条件允许的情况下可以利用矫形肢具保护肢体、改善活动能力。继续营养神经治疗,避免应用神经毒性药物(如长期使用秋水仙碱、甲硝唑、大剂量维生素 B_6、长春新碱等)。维持糖尿病饮食,定期监测血糖。

最 终 诊 断

腓骨肌萎缩症(Charcot-Marie-Tooth disease,CMT)

讨 论

遗传性运动感觉神经病(hereditary motor and sensory neuropathy,HMSN)亦称腓骨肌萎缩症(Charcot-Marie-Tooth disease,CMT),是临床最常见的具有临床表现、神经电生理学和遗传学异质性的慢性进行性遗传性周围神经病变;根据神经电生理学和病理学特征,主要分为脱髓鞘型(CMT1 型)和轴索型(CMT2 型)。

多数患者于青春期发病(因基因型差异发病时间稍有不同),呈慢性进展性病程,临床主要表现为跨阈步态(step-page gait)、远端肌萎缩,疾病早期以下肢症状显著,呈"鹤腿"或"倒置香槟酒瓶"样表现,继而上肢呈"爪"形手,体格检查可见肢体远端对称性腱反射减弱或消失,本体觉下降或缺失和关节畸形等导致的可疑醉酒步态,多数患者存在轻至中度感觉异常,仅 20%~30% CMT1 型患者有疼痛主诉(多为骨骼肌症状),部分 CMT1A 型患者小神经纤维功能障碍突出。该例患者病程中亦出现四肢远端疼痛,可能存在小神经纤维受累,神经功能受损程度可以参考 CMT 神经病评分。此外,该例患者隐匿起病,慢行进行性病程,对称性周围神经病变(运动和感觉系统均受累),神经电生理学检查以脱髓鞘改变为主,临床拟诊 CMT1 型。该例患者同时存在感觉障碍、手指和足趾刺痛、糖尿病,在考虑 CMT1A 型小纤维受累、糖尿病加重 CMT 临床症状的同时,尚不排除合并糖尿病周围神经病变的可能。然而也有学者认为,CMT 合并糖尿病患者发病年龄较晚(35~50 岁),发病前多无肥胖表现,临床表现和神经电生理学表现更差,提示可能是 CMT 的新亚型(CMT 先发病或与糖尿病同时发病;临床表现为脱髓鞘型周围神经病,部分出现不典型糖尿病表现;病理改变为脱髓鞘、髓鞘再生和"洋葱皮"样结构;基因型为 CMT1 型),该例患者临床表现符合该类型,但该类型患者仅见于 Yu 等报告的包含 4 个家系在内的 30 余例患者,且考虑到 CMT 为单基因遗传性疾病,而多基因相关糖尿病是否与其确切相关目前尚无定论。

　　神经电生理学检查、神经超声检查和基因检测对明确诊断 CMT 至关重要。针极肌电图呈现神经源性损害;神经传导速度检查有助于区分髓鞘损伤和轴索损害,传统 CMT 的临床分型基于临床病理学检查、基因检测和神经电生理学检测(正中神经运动神经传导速度 >38m/s 为轴索损害,<38m/s 为脱髓鞘改变),该例患者正中神经传导速度 <38m/s,故归类 CMT1 型。神经超声是近年新兴的周围神经病变诊断技术,目前逐渐应用于临床。脱髓鞘型 CMT(特别是 CMT1A 型)患者周围神经超声可见神经横截面积(cross sectional area, CSA)增大,提示弥漫性神经增粗,是反复脱髓鞘改变导致施万细胞和神经间质增生的结果。而慢性炎性脱髓鞘性多发性神经病的神经超声显示多灶性块状神经增粗。该例患者神经超声符合典型脱髓鞘改变表现,支持 CMT1A 型诊断。随着分子生物学的发展,继 1991 年发现首个 CMT 致病基因 *PMP22*(17p11.2-12 串联重复)以来,相继有 60 余种 CMT 致病基因或致病相关基因见诸文献报道。该例患者家族成员调查提示家族史可疑阳性,基因检测显示 CMT1A 型相关基因 *PMP22* 杂合子突变,CMT1 型诊断明确;*PMP22* 基因负责编码外周髓鞘型蛋白质(peripheral myelin protein,PMP),该蛋白为周围神经髓鞘重要成分,*PMP22* 基因突变致外周髓鞘型蛋白质拷贝数变异可以造成周围神经髓鞘结构异常,可能是该例患者周围神经病变的发病机制。患者父亲及胞姊可疑四肢远端肌萎缩、肢体偏细,考虑为家族遗传,建议患者直系亲属必要时进行相关基因检测以评估发病风险。基于近年二代测序技术的广泛应用和 CMT 基因型的异质性特点,基因型与表型之间存在复杂关联的观点也逐渐被认可,传统 CMT 分类已经不能全面反映出对疾病本质的认识,Mathis 等建议采用新的 CMT 分类标准,根据遗传学表现、临床特点和致病基因进行命名和分类,如 AD-CMTde-PMP22dup 或 AD-AMTax-MFN2,其中包含 68 种 CMT 变异型,共计 54 种已知致病基因和 3 种未知基因;鉴于其对相关指标和实验室要求较高,目前尚未在临床广泛应用,其可行性尚待进一步检验。

　　此外,脑脊液指标有助于鉴别特殊类型的周围神经病变,如慢性炎性脱髓鞘性多发性神经病出现经典的"蛋白 - 细胞分离"现象。值得注意的是,某些 CMT 类型(如 CMT1 型)脑脊液蛋白定量可轻度升高,该例患者脑脊液蛋白定量升高,故应结合其他临床和辅助检查综合评价。尽管周围神经组织活检术提供的信息有限且常造成不可逆性损害,临床应用受到限制,但近年有学者提出,通过皮肤组织活检术了解皮肤髓鞘的病理改变,有助于获得更多信息(如 Meissner 小体数量、有髓纤维末梢密度和直径、Ranvier 结间和结内长度),从而明确诊断。

　　尽管针对 CMT 致病机制开展的药物研究在动物实验中取得成果,但目前尚无药物成功通过临床试验并证实对疾病有缓解作用,因此,CMT 的治疗仍以支持治疗为主。多种矫正治疗可以改善患者活动受限和提高生活质量,如脚踝矫正术、拇对掌夹板等,严重脊柱侧凸患者可以采取手术治疗。适当的康复锻炼不会加重 CMT 患者的运动障碍,是一种安全、有效的治疗手段。该例患者明确诊断后在康复科门诊随诊,进行肢体康复训练,康复情况良好。

　　综上所述,CMT 迄今尚无特效治疗方法,因此对于临床疑诊 CMT 的患者,详细的病史询问,包括家族史、中毒史和药物接触史,血液生化检查,包括免疫指标、M 蛋白相关标志物、甲状腺功能试验、血糖、肿瘤学标志物等均有助于排除获得性周围神经病变;神经电生理检查、神经超声有助于临床分类;基因检测有助于进一步明确疾病类型。

参 考 文 献

[1] Patzko A, Shy ME. Charcot-Marie-Tooth disease and related genetic neuropathies. Continuum (Minneap-Minn), 2012, 18 (1): 39-59.

[2] Tazir M, Hamadouche T, Nouioua S, et al. Hereditary motor and sensory neuropathies or Charcot-Marie-Tooth diseases: an update. J Neurol Sci, 2014, 347 (1-2): 14-22.

[3] Yiu EM, Brockley CR, Lee KJ, et al. Peripheral nerve ultrasound in pediatric Charcot-Marie-Tooth disease type 1A. Neurology, 2015, 84 (6): 569-574.

[4] Hoyle JC, Isfort MC, Roggenbuck J, et al. The genetics of Charcot-Marie-Tooth disease: current trends and future implications for diagnosis and management. Appl Clin Genet, 2015, 8: 235-243.

[5] Manganelli F, Nolano M, Pisciotta C, et al. Charcot-Marie-Tooth disease: New insights from skin biopsy. Neurology, 2015, 85 (14): 1202-1208.

[6] Corrado B, Ciardi G, Bargigli C. Rehabilitation Management of the Charcot-Marie-Tooth Syndrome: A Systematic Review of the Literature. Medicine (Baltimore), 2016, 95 (17): e3278.

[7] 徐银燕,张江涛,牛婧雯,等.进行性四肢麻木无力 4 年.中国现代神经疾病杂志,2017,017,17 (1): 74-77.

第 7 例

四肢麻木、乏力 10 个月

病 历 摘 要

患者男,61岁。因"四肢麻木、乏力10个月"于2016年4月28日入院。

现病史:患者于2016年7月时无明显诱因出现双下肢瘙痒,每次用力揉搓缓解,患者自认为"血吸虫病"反应,因此自行口服"吡喹酮"数日。10日后开始出现双手、双足麻木,呈持续性,无加重缓解因素。9月患者开始出现双下肢乏力感,行走稍感困难,先后于多家医院行颈椎、胸椎及腰椎MRI均未见明显异常。肌电图示左上肢周围神经源性损害(具体不清);胸片提示双肺纹理增强,左肺门影增浓。外院以"周围神经病"予以营养神经、改善微循环及抗焦虑抑郁治疗2个月,症状无改善,患者肢体麻木及无力进行性加重,渐出现行走不稳感,行走时需拄拐,双腿自觉类似"木头",双手精细活动明显减退,写字不能,因此自行口服中药治疗7个月(具体不详),症状仍持续加重至今。起病后体重减轻10kg。

既往史:近几年间断有视物黑影发作,未诊治;近1年咳嗽,痰中带血。

个人史:饮白酒30余年,100~150ml/d,吸烟30余年,20支/d。

家族史:无特殊。

入院体格检查:体形消瘦,心肺腹未见异常。神清语利,对答切题,计算力下降,双侧瞳孔直接、间接对光反射迟钝,双瞳孔不等大,左:右=5mm:3.5mm,口角对称,伸舌不偏,软腭上抬有力,双上肢肌力5级,精细动作差,平举可见双手细颤,双下肢近端肌力5级,远端5-级。上肢双腕以下针刺觉减退,下肢双膝以下针刺觉减退,关节位置觉、复合觉均明显减退,右侧重于左侧。上肢腱反射减低,下肢膝腱反射和跟腱反射均未引出,病理征未引出,指鼻、跟-膝-胫试验均欠稳准,Romberg征阳性,共济失调步态,步基宽,直线行走不能。

入院后辅助检查:血、尿、粪便常规、肝、肾功能、血脂、叶酸、维生素 B_{12} 及凝血、HIV 与梅毒血清学等结果正常。糖化血红蛋白及甲状腺功能检查正常。抗核抗体(+)1:80,内因子抗体、狼疮抗凝物、抗谷氨酸脱羧酶抗体、自身抗体、抗磷脂抗体谱、抗可溶性核抗原抗体均未见异常,血沉:5mm/h,血清免疫固定电泳(IgA+IgG+IgM)均为阴性。肿瘤标志物:

胃泌素释放肽前体(ProGRP)332.1pg/ml(0~50),神经元特异性烯醇化酶(NSE)24.4ng/ml(0~16.3),组织多肽特异性抗原(TPS)117.68U/L(0~80)。腰穿:压力130mmH₂O,常规正常,生化:CSF-Pro 0.51g/L,墨汁染色、抗酸染色及快速血浆反应素试验(RPR)均正常。脑脊液与血清副肿瘤综合征相关抗体检测:抗Hu抗体阳性,抗CV2/CRMP5、Ma2、Yo、Ri及双载蛋白抗体等均阴性。胸、腹、盆增强CT结果:左肺门团块影,左肺下叶支气管及左下肺静脉受侵,恶性可能性大,左肺下叶结节,双肺多发结节,纵隔肿大淋巴结,左肾上腺增粗伴结节,转移不除外;肝内多发囊肿。盆底少量积液。肌电图:上下肢周围神经源性损害(感觉纤维),其中正中神经、尺神经感觉动作电位(SAP)明显下降(下降83%~94%),传导速度基本正常,下肢未见肯定波形,SAP测不出;运动神经传导速度未见异常,F波出现率100%;上下肢SSR未见异常,重复神经刺激(RNS)未见异常。

诊断及治疗经过:眼科会诊,诊断"双玻璃体混浊",双侧瞳孔不等大考虑与原发病有关。胸外科会诊,呼吸科会诊,联系行纤维支气管镜检查。支气管镜可见左下肺新生物,支气管镜刷片找到瘤细胞,小细胞癌;取左肺下叶新生物6份送检病理活检:免疫组化结果显示:AE1/AE3(+),CD56(+),CgA(散在+),Ki-67(index约70%),Syn(+),TTF1(+),CD20(-),CD3(-);支气管黏膜下见异型细胞浸润。结合免疫组化染色结果考虑为小细胞癌。明确诊断小细胞肺癌;神经系统考虑副肿瘤感觉神经元病。入院后予B族维生素营养周围神经治疗;明确诊断后转呼吸科进一步治疗小细胞肺癌。

临床医师讨论

神经科主治医师:患者老年男性,慢性病程,总病程10个月,以四肢远端感觉及运动障碍起病,感觉症状相对突出,病情进行性加重无缓解,病程中双侧症状不对称,右侧重,患病以来体重下降明显,且近1年有咳嗽和痰中带血。否认偏食、毒物、前驱感染史及免疫色彩;长期大量吸烟、饮酒史。查体:一般情况及高级智能可,双侧瞳孔不等大,光反射迟钝,余脑神经未见异常,双上肢精细动作略差,双下肢远端肌力略减退。末梢型感觉减退,深浅感觉、复合觉均受累,右侧著。腱反射减低至消失,病理征未引出,感觉性共济失调,共济失调步态。辅助检查:血和脑脊液抗Hu抗体均阳性,血抗核抗体阳性(1:80),血NSE和TPS升高,肌电图检查提示SAP广泛下降,甚至消失,胸部影像学检查考虑肺部恶性占位(肺内及肺外多发转移可能),病理提示小细胞肺癌,脑脊液检查未见肿瘤细胞。定位诊断:手套、袜套样感觉障碍,深感觉障碍突出,非传导束性,定位于周围神经,但患者肌力尚可,肌电图无运动受累,考虑后根神经节-感觉神经元病变,大纤维受累为主。有眼前视物黑影病史,瞳孔不等大、光反射迟钝(呈阿迪瞳孔),定位副交感神经。定性诊断:老年男性,隐匿起病,进展迅速,体重减轻,临床以深感觉障碍为主,抗Hu抗体阳性,影像学提示肺部占位,多发转移可能,病理提示小细胞肺癌。定性首先考虑副肿瘤综合征,感觉神经元病;本例患者存在呼吸系统肿瘤,肺内外多发转移,神经系统未见转移瘤证据,临床表现以深感觉损害突出,肌电图支持诊断;入院时尚需鉴别营养障碍相关、免疫介导、感染或中毒等因素等。营养障碍,如亚急性联合变性,是由于维生素B₁₂缺乏导致中枢和周围神经变性,病变累及后索,侧索及周围神经导致深感觉缺失,感觉性共济失调,痉挛性瘫痪及周围神经病变;本患者虽然深感觉受累突出,有长期饮酒史,但无锥体束损害,无明显贫血,院外曾经口服B族维生素未见明显改善,患者无偏食,内因子抗体、胃壁细胞抗体均阴性,不支持。免疫介导相关周围神经病,如干燥综合征、狼疮等,可引起中枢及周围神经病变,该患者免疫色彩不突出,相关免疫指标筛查未见异常,不支持。部分特殊感染,如梅毒引起脊髓痨可导致后索病变,该患者血及脑脊液梅毒抗体检测未见异常。中毒相关,该患者起病前口服吡喹酮,目前尚未见吡喹酮引起周围神经损害的报道,且停药后症状仍进行性加重,不支持诊断,该患者同时否认其他毒物接触史,暂不考虑。

神经科教授:患者老年男性,慢性进展性病程,以四肢远端感觉及运动障碍起病,深感觉症状突出,双侧不对称,体重下降明显,查体存在副交感纤维受损的瞳孔改变、深感觉为著的感觉障碍并轻度下运动神经元损害的运动障碍,共济失调步态。血和脑脊液抗 Hu 抗体均阳性,肌电图检查提示感觉纤维受累,影像学及病理诊断小细胞肺癌。诊断为"小细胞肺癌,左肺下叶、左肾上腺转移不除外,副肿瘤综合征,感觉神经元病"。获得性感觉神经元神经病的鉴别需考虑副肿瘤、免疫介导、感染性、医源性、营养障碍性及特发性因素。特发性常为慢性迁延病程,且为除外性诊断,目前暂不予考虑;亚急性或相对慢性病程者,目前病史及实验室检查方面暂不支持干燥综合征、未分类结缔组织病、自身免疫性肝炎或意义未名的单克隆丙种球蛋白病等免疫病因,无 HIV 病毒、EB 病毒、水痘 - 带状疱疹病毒、麻疹及人类嗜 T 细胞病毒前驱感染史及相关证据,无化疗药物、青霉素类药物等药物应用等医源性及铊中毒可能,无吡哆醇中毒或其他维生素缺乏证据,同时存在血和脑脊液抗 Hu 抗体阳性和肺部小细胞肺癌,诊断副肿瘤病因明确。治疗方面,感觉神经病目前尚缺乏特效治疗手段,部分患者对免疫治疗(如 IVIg/ 激素等)有效,家属不同意免疫治疗,转至当地医院呼吸科进行小细胞肺癌进一步治疗。

最 终 诊 断

副肿瘤性感觉神经元病(paraneoplastic sensory neuron disease,PSN)

小细胞肺癌(small cell lung cancer,SCLC)

讨 论

感觉神经元病(sensory neuron disease,SND)又称感觉神经节病,是一组由后根神经节(dorsal root ganglion,DRG)及三叉神经节感觉神经元的原发变性导致的周围神经病变。SND 病因方面具有明显异质性,近半数患者不能明确病因(特发性),其余可分为遗传性及获得性;获得性病因包括:副肿瘤性、自身免疫相关、感染性、中毒及医源性等。副肿瘤性感觉神经元病(paraneo-plastic sensory neuronopathy,PSN)认识较早,1948 年,Denny Brown 首次报道尸检证实 DRG 选择性受累的多发性感觉神经病,其研究资料即来源于两例支气管肺癌患者;但 PSN 临床罕见;近年,随着影像学及实验室检测手段的进步,其诊断越来越引起临床医师的重视。

感觉性假单极神经元胞体位于后根神经节及三叉神经节,于椎间孔及三叉神经压迹处分别发出周围突和中枢突,负责感觉信息的收集和传导;由胞体起病后其周围突轴索损害常自近端向远端进展。从纤维类型区分,此处包含两类神经元,大神经元发出髓鞘发达的 A 型 β 和 δ 纤维,小神经元发出无髓 C 纤维,分别传递深感觉、精细触觉和痛温觉。DRG 处毛细血管密集、血供丰富,血 - 神经屏障结构疏松,使其具有抗体或毒素易感性。

尽管 PSN 的具体发病机制尚不完全明确,但免疫因素具有重要作用;关于该病的发病机制研究主要集中于抗 Hu 抗体综合征;在该类由肿瘤的远隔效应所致的神经综合征中,肿瘤细胞表达的神经元抗体或免疫介导的交叉免疫反应作用于神经元细胞,诱发神经元或轴突损害;而包括肿瘤本身及其转移、相关的代谢营养障碍等在内的众多其他因素均与发病无直接相关。抗 Hu 抗体与细胞内抗原间的具体作用途径目前尚不清楚,尸检病理研究发现 DRG 感觉神经元细胞内 IgG 沉积物和抗 Hu 抗体阳性,提示可能是存活神经元摄取抗体后胞内结合导致其神经元凋亡。其免疫机制由细胞毒性 T 细胞介导:与抗 Hu 抗体作用的蛋白分子(HuD、HuC 及 HuB)仅表达于神经元细胞,且与信使 RNA(mRNA)结合;MHC Ⅰ 类分子则仅在抗 Hu 抗体相关的肿瘤表达;当神经细胞和肿瘤表达同类分子时,CD8 细胞毒性 T 细胞可通过识别主要组织相容性复合体(MHC)Ⅰ 类分子迁移至神经元。比如,HuD 分子在小细胞肺癌(small cell lung cancer,SCLC)细胞高表达,可能是启动副肿瘤神经系统病变交叉免疫的始动环节。

SND 患者多中年起病,性别差异不明显;临床表现因受累神经元不同而异:大纤维病变引起本体感觉障碍、感觉性共济失调;可出现眼震,可能与眼外肌或前庭系统本体觉传入障碍相关;严重时可出现假性手足徐动症。中、小纤维受累则表现不对称性刺激性症状,如烧灼样疼痛、感觉过敏等,有时呈多灶性表现。PSN 作为 SND 常见类型,具有以下特点:如,最常见于抗 Hu 抗体综合征(对潜在肿瘤诊断,特异性 99%,敏感性 82%),部分可合并抗核抗体阳性;小细胞肺癌是最常伴发的肿瘤,也见于乳腺癌、卵巢癌、Hodgkin 淋巴瘤、膀胱移行细胞癌、前列腺癌、神经内分泌肿瘤、恶性混合性 Müllerian 肿瘤及肉瘤;以感觉性共济失调为主要表现,但可合并小纤维受累的疼痛;或可同时存在运动系统、小脑、脑干及边缘叶症状;可伴神经 - 肌肉接头突触前膜病变致 Lambert-Eaton 综合征。自主神经受累可出现阿迪瞳孔、直立性体位性低血压、肠麻痹、干燥及性功能障碍。

近半数患者常规影像学不能发现潜在恶性病变,此时推荐 ^{18}F 脱氧葡萄糖 - 正电子断层扫描(^{18}FDG-PET);对高度怀疑副肿瘤性 SND 患者,即便上述检查均未见异常,仍建议 3~6 个月后复查,之后每半年复查一次,监测 4 年;脑脊液常规检查可见细胞数增多和蛋白含量升高,有时可见寡克隆区带。电生理检查可见感觉神经动作电位减低,甚至消失,而传导速度正常或仅轻度下降;一般不伴运动受累;部分患者,上肢症状重于下肢,可作为本病的特征性表现。

获得性 SND 诊断主要依据 Camdessanche 等于 2009 年提出的标准(表 7-1)。在该项建立诊断标准的长期病例对照研究中,研究者同时纳入了临床表现、神经电生理检查及脊髓影像学检查等指标进行评价,具有较高灵敏度(90.3%)和特异度(85.2%),临床可操作性比较强。既往曾有研究将运动神经受累作为 SND 的排除性指标,目前标准不做要求。鉴别方面,需考虑感觉神经病的鉴别,其往往呈对称性、慢性进展,多为营养障碍或代谢相关,电生理可见长度依赖性改变。由 Graus 等于 2004 年提出的副肿瘤性神经综合征诊断标准目前仍广为应用(表 7-2)。

表 7-1　感觉神经元病诊断标准

A	可能的（possible）感觉神经元病：临床表现为纯感觉神经受累	是	分值
	1. 起病或病情完全进展时上肢 / 下肢感觉性共济失调	☐	+3.1
	2. 起病或病情完全进展时出现非对称分布的感觉障碍	☐	+1.7
	3. 病情完全进展时，感觉障碍不局限于下肢	☐	+2.0
	4. 至少 1 个 SAP 消失或 3 个 SAP< 上肢 SAP 正常下限的 30%，排除嵌压性神经病	☐	+2.8
	5. 下肢可出现运动神经传导异常，但需少于 2 条神经	☐	+3.1
	如果各项目总分 >6.5，考虑：可能的感觉神经元病	总分	＿＿＿
B	很可能的（probable）感觉神经元病：项目总分 >6.5，且同时存在以下特点		
	1. 初始检查未显示生物干扰或肌电图结果不排除感觉神经元病，且		
	2. 患者具有以下情况之一：神经元抗体阳性或 5 年内发现癌症；顺铂化疗；干燥综合征		
	3. 或 MRI 发现脊髓后索高信号		
C	确诊（definite）感觉神经元病：病理学研究发现后根神经节变性（不推荐常规活检）		

SAP：感觉神经动作电位

表 7-2　副肿瘤神经综合征诊断标准

确诊（definite）副肿瘤神经综合征：

1. 神经症状发病 5 年之内发生的经典综合征和癌症

2. 若并无自发缓解倾向的非经典综合征，症状在癌症治疗后缓解或明显改善，同时未实施免疫治疗

3. 非经典综合征伴神经元抗体阳性（特异性无需考虑），且神经症状发病 5 年之内罹患癌症

4. 神经综合征（经典与否无需考虑）伴特异性神经元抗体阳性（抗 Hu、Yo、Ri、CV2、Ma2 及双载蛋白抗体），无癌症

可能的（possible）副肿瘤神经综合征：

1. 经典综合征，不伴神经元抗体，且未患癌症；但存在潜在肿瘤的高风险

2. 神经综合征（经典与否无需考虑），伴部分特异性神经元抗体，且未患癌症

3. 非经典综合征，不伴神经元抗体，2 年之内罹患癌症

经典综合征：脑脊髓炎、边缘叶脑炎、亚急性小脑变性、眼球阵挛 - 肌阵挛综合征、亚急性感觉神经元病、慢性假性肠梗阻综合征、Lambert-Eaton 肌无力综合征及皮肌炎

　　由于本病较罕见，尚缺乏随机对照试验指导临床治疗；即便是将来技术条件成熟，大宗病例的随机对照前瞻性研究仍存在一定困难。以下是根据有限的文献报告和专家共识整理的治疗选择。一般包括 3 部分，即：肿瘤治疗、免疫调节（激素、静脉用丙种球蛋白、血浆置换、环磷酰胺、利妥昔单抗及西罗莫司等）及对症处理。尽管早期及轻症患者用药后症状有所改善，但具体疗效尚无定论。若患者未发现肿瘤，而抗 Hu 抗体或抗 CV2/CRMP-5 抗体阳性，应尽早启用大剂量激素冲击和 / 或静脉用丙种球蛋白治疗，之后序贯环磷酰胺。一项纳入 200 例抗 Hu 抗体相关多发性神经病患者的研究显示，肿瘤的治疗可能会使病情稳定或偶

尔能有所改善；但其总体效果不佳，患者中位生存时间小于 1 年，而 3 年存活率仅 20%；其中，对于 60 岁以上，入组时 Rankin 评分更差、未作治疗且存在 1 个以上神经系统受累部位的患者，预后更差。

综上所述，该病例表现深感觉为主的感觉神经病变，进行性加重，右侧为著，临床尚合并自主神经受累表现，电生理检查明确感觉神经受累，感觉神经动作电位明显下降甚至消失；血清和脑脊液抗 Hu 抗体阳性，影像学提示肺部占位及可疑肺内外转移，病理证实为小细胞肺癌。患者存在经典的神经综合征，且伴发相关肿瘤及特异性抗神经元抗体，确诊 PSN。回顾临床病程，患者神经系统症状出现以前曾有咳嗽及痰中带血表现，病程早期外院曾有胸片提示肺门处阴影，如能尽早进一步完善相关检查，或可提前明确诊断，争取早期治疗的机会。

参 考 文 献

[1] Sghirlanzoni A, Pareyson D, Lauria G. Sensory neuron diseases. Lancet Neurol, 2005, 4 (6): 349-361.

[2] Gwathmey KG. Sensory neuronopathies. Muscle Nerve, 2016, 53 (1): 8-19.

[3] Antoine JC, Robert-Varvat F, Maisonobe T, et al. Testing the validity of a set of diagnostic criteria for sensory neuronopathies: a francophone collaborative study. J Neurol, 2014, 261 (11): 2093-2100.

[4] Graus F, Keime-Guibert F, Rene R, et al. Anti-Hu-associated paraneoplastic encephalomyelitis: analysis of 200 patients. Brain, 2001, 124: 1138-1148.

[5] Marquez-Infante C, Murphy SM, Mathew L, et al. Asymmetric sensory ganglionopathy: a case series. Muscle Nerve, 2013, 48 (1): 145-150.

[6] Antoine JC, Camdessanche JP. Peripheral nervous system involvement in patients with cancer. Lancet Neurol, 2007, 6 (1): 75-86.

[7] 张江涛，赵伟，倪俊，等. 四肢麻木无力 10 个月. 中国现代神经疾病杂志, 2016, 16 (8): 538-841.

第 8 例

反复腹痛 7 个月,四肢无力、呼吸困难 1 周

病 历 摘 要

患者女性,30 岁。因"反复腹痛 7 个月,四肢无力、呼吸困难 1 周"于 2012 年 4 月 23 日入院。

现病史: 患者于 7 个月前(2011 年 9 月)无明显诱因出现腹痛,为中腹部绞痛并阵发性加重,并停止排气、排便,伴恶心、呕吐,但无发热、皮疹、关节痛等症状或体征。外院就诊立位腹部 X 线平片提示结肠胀气,诊断"不完全性肠梗阻"。经禁食水、补充液体、灌肠等治疗后症状缓解,结肠镜检查未发现器质性病变。2011 年 9 月至 2012 年 3 月上述症状共发作 4 次,其中 1 次发作后数天月经来潮,伴四肢近端肌肉疼痛,程度较轻可自行缓解,无肌肉压痛、肢体无力症状与体征。在 2 次腹痛发作时实验室检测血清抗核抗体谱阴性、红细胞内锌卟啉为 2.80μg/gHb(0~3μg/gHb)。10 天前(2012 年 4 月 13 日)再次腹痛发作,伴停止排气、排便、恶心、呕吐,无发热。当地医院实验室检查血常规各项指标均于正常值范围;肝肾功能试验血清谷丙转氨酶 122U/L、谷草转氨酶 128U/L,血清钠 130mmol/L、钾 2.80mmol/L,血清肌酐 28μmol/L。全消化道造影显示腹部气液平,空、回肠扩张,考虑肠梗阻。腹部 CT 检查可见胆囊结石,小肠及结肠积气、积液。采取补充液体、纠正电解质紊乱、灌肠治疗。8 天前(2012 年 4 月 15 日)突然出现右侧面部及口角向上抽动,症状持续 3~5 分钟,共发作 2 次,发作时无意识丧失、肢体抽搐、大小便失禁,给予苯巴比妥肌内注射,症状未再发作。实验室检查血清钠 130mmol/L、钾 3mmol/L;头部 CT 检查未见明显异常。之后患者即出现四肢无力,并逐渐自近端向远端发展,伴肌肉酸痛,但不伴肢体麻木,四肢无力症状呈渐进性加重,并逐渐出现排尿困难。实验室检查血清钠 128mmol/L、钾 3.50mmol/L;肌酸激酶及甲状腺功能试验正常;反复晒尿未见尿色变深。腰椎穿刺脑脊液检查压力 160mmH$_2$O、无色透明,脑脊液白细胞计数 0×10^6/L,葡萄糖、氯化物、蛋白定量均于正常值范围。2012 年 4 月 19 日出现呼吸困难、咳痰费力,血氧饱和度下降,行气管插管、呼吸机辅助呼吸治疗。监测血清钠 124~134mmol/L、钾 2.80~3.80mmol/L;2 天前出现发热,体温最高时达 38℃,为求进一步诊断与治疗入我院急诊抢救室。患者自发病以来一般状况差,纳少、消瘦,发病前曾口服避孕药。否认脱发、皮疹、光过敏、尿色改变、口腔溃疡。

既往史:否认高血压、糖尿病、慢性肝炎、结缔组织病、血液系统疾病病史及长期服药史。个人史、月经婚育史、家族史等无特殊。

入院后体格检查:气管插管、呼吸机辅助呼吸,血压 146/90mmHg,心率 120 次 /min。消瘦,神志清楚,查体合作。双侧瞳孔等大、等圆,双眼直接和间接对光反射均灵敏;眼球各向运动充分,未见眼震;面纹对称,闭目有力。双上肢肌力 1 级、双下肢肌力 2 级;无肌肉压痛,四肢肌张力降低;腱反射降低,双侧掌颌反射阴性,双侧 Babinski 征、Chaddock 征阴性;四肢末端痛觉过敏,以双足明显,余针刺觉对称。

入院后诊断及治疗经过:入院后完善相关检查,血常规,白细胞计数 12.94×10⁹/L、中性粒细胞比例 0.82,血红蛋白 101g/L,平均红细胞体积 83.20fl,平均红细胞血红蛋白浓度 371g/L,血小板计数 180×10⁹/L;尿、粪便常规正常;肝、肾功能试验,血清谷丙转氨酶、胆红素、肌酐、葡萄糖水平正常;血液电解质检测,钠 122mmol/L、钾 4.20mmol/L;血液有机化合物、临床酶学检验,血清肌酸激酶、肌红蛋白、红细胞沉降率及 C 反应蛋白无异常;临床免疫学检验,补体、免疫球蛋白定量均于正常值范围,抗核抗体(ANA)、抗双链 DNA 抗体(dsDNA)、抗可提取性核抗原抗体(ENA)均呈阴性反应;血清肿瘤标志物检查甲胎蛋白、癌胚抗原、糖基类抗原 125、β 人绒毛膜促性腺激素于正常值范围;血清及尿液毒物重金属检测未见异常;尿卟啉(uroporphyrin)及尿卟胆原(PBG)均呈阳性反应。心电图呈窦性心动过速。腹部及盆腔超声检查无异常。临床诊断"急性间歇性卟啉病"。给予高糖、大量维生素 C、B 族治疗,同时予头孢他啶抗感染、保肝、静脉营养、对症支持等治疗,患者病情逐渐好转,体温下降,腹痛明显减轻,呼吸稳定。1 周后(2012 年 4 月 30 日)患者顺利脱离呼吸机,但咳痰无力症状仍存在,无明显腹痛;1 个月后(2012 年 5 月 22 日)病情好转出院,出院时血压 104/78mmHg、心率 90 次 /min、血氧饱和度 99%。实验室检查血液白细胞计数、血小板计数正常,血红蛋白 108g/L;肝肾功能试验无异常。四肢肌力略改善,双侧上肢肌力 2 级、双侧下肢肌力 3 级,无腹痛,恢复自主排尿。

临床医师讨论

神经科医师:定位诊断示,四肢无力,肌张力、腱反射降低,病理征阴性,伴痛觉过敏,定位于周围神经;腹痛、肠梗阻、排尿困难、血压高、心率快,定位自主神经受累;面部口角抽搐,考虑癫痫样发作可能,此外患者发病后期出现持续并难以纠正的低钠血症,考虑可能存在抗利尿激素分泌失调综合征(syndrome of inappropriate antidiuretic hormone secretion,SIADH),因此不能排除中枢神经系统受累。综合定位,周围神经病变症状突出,有四肢及呼吸受累,同时伴有自主神经病变以及中枢神经系统受累可能。定性诊断:患者以腹痛发病,反复发作伴肠梗阻、低钠血症、低钾血症,以周围神经病变症状与体征最突出,发病急、进展迅速,病程中无发热,头部 CT、腰椎穿刺脑脊液检查正常,因此定性诊断考虑以下疾病:①急性间歇性卟啉病(acute intermittent porphyria,AIP)。患者为青年女性,以反复发作性腹痛为主要表现,有时与月经有关,之后出现广泛神经系统受累,包括周围神经系统、自主神经系统及可疑中枢神经系统病变,同时伴有 SIADH 可能,定性诊断首先考虑急性间歇性卟啉病。但是患者在急性发作期血清卟啉检测于正常值水平,而且反复晒尿未见尿色变深,需完善其他相关检查以进一步明确诊断。②吉兰 - 巴雷综合征。患者为急性发病,四肢无力、呼吸受累,伴有肠梗阻及尿潴留,存在周围神经及自主神经受累,脑脊液检查未发现异常,应考虑吉兰 - 巴雷综合征的可能。但是该患者存在反复发作性腹痛,发病前无前驱感染病史,可疑癫痫样发作,用吉兰 - 巴雷综合征不能解释病情全貌,不支持诊断。③周期性麻痹。包括低钾性或血钾正常性周期性麻痹,该患者病程中出现四肢无力及低钾血症,需要考虑周期性麻痹。但是周期性麻痹发病前多有诱发因素,自主神经及呼吸受累者罕见,而且该患者四肢无力已超过 1 周,补钾、补钠治疗后症状不但无改善,反而进一步加重,因此不考虑周期性麻痹。④其他。包括自身免疫性疾病(特别是系统性红斑狼疮)、中毒、内分泌疾病、感染、副肿瘤综合征等。该患者病程中无发热,否认毒物、重金属接触史,脑脊液检测正常,炎症指标不高,血清自身抗体筛查呈阴性反应,甲状腺功能试验、血清肿瘤标志物筛查各项指标均于正常值范围。因此不支持上述疾病诊断,可进一步完善毒物筛查。

消化科医师:患者肠梗阻部位考虑以结肠为主,全消化道造影及结肠镜检查已排除机械性肠梗阻,故诊断为假性肠梗阻。假性肠梗阻分为原发性和继发性两类,原发性假性肠梗阻是由于肠平滑肌异常或肠神经系统异常造成;继发性假性肠梗阻的病因包括结缔组织病(如系统性红斑狼疮)、内分泌疾病(如甲状腺功能减退)、肿瘤、感染、神经系统疾病等。该患者假性肠梗阻病因需考虑以下情况:①自身免疫性疾病。患者为青年女性,为自身免疫性疾病好发年龄,同时伴有多系统受累,包括消化系统、泌尿系统及神经系统,首先应考虑系统性红斑狼疮,但是患者血清自身抗体筛查均呈阴性为不支持点,建议复查。②代谢性疾病。患者腹痛反复发作,有神经系统受累,需考虑急性间歇性卟啉病的可能,该病可以反复出现假性肠梗阻,一般认为是由于自主神经病变使肠平滑肌的神经支配不平衡,或卟啉前体的毒性作用引起肠痉挛所致,病情加重与月经相关也是其特点,需要警惕。但是患者血卟啉筛查呈阴性,不支持诊断。③中毒。亦应考虑重金属中毒,例如铅、砷、铊中毒均可出现消化系统、神经系统受累类似表现,可造成腹痛和正细胞性贫血,下一步可完善毒物检测。④内分泌疾病。需要警惕是否存在神经内分泌肿瘤的可能,可完善奥曲肽显像及相关检查。

血液科医师:纵观患者整体临床经过,不排除急性间歇性卟啉病的可能。卟啉病是血红素合成途径障碍造成的代谢性疾病,致使卟啉或卟啉前体过度产生并在组织中蓄积,从而造成皮肤和神经系统损害。卟啉病大致可分为 3 种类型:①肝细胞性卟啉病,其中以急性间歇性卟啉病最为常见。②皮肤迟发性卟啉病。③红细胞生成性卟啉病。急性间歇性卟啉病为卟胆原脱氨酶(PBGD)缺陷导致卟胆原在体内堆积,引起典型的三联征,即腹痛、神经精神异常和红色尿。但是该患者血卟啉筛查阴性、反复晒尿无颜色改变,为不支持之处,建议进一步行尿卟啉及尿卟胆原试验,必要时可多次复查。治疗方面,建议应用高糖及大量维生素 C 静脉输注。

神经科医师:患者尿卟啉及尿卟胆原检测均呈阳性反应,急性间歇性卟啉病诊断明确。经静脉输注高糖及大量维生素 C 治疗,以及抗感染、保肝、营养神经、对症支持等治疗后患者病情逐渐好转,体温下降、腹痛症状减轻,顺利脱离呼吸机。出院时生命体征平稳,四肢肌力略有改善,呼吸稳定,无腹痛发作,并已恢复自主排尿。

最 终 诊 断

急性间歇性卟啉病(acute intermittent porphyria,AIP)

讨 论

急性间歇性卟啉病（acute intermittent porphyria，AIP）为常染色体显性遗传性代谢病，由于血红素生物合成途径中特异性酶卟胆原脱氨酶（PBGD）的缺乏导致卟啉代谢紊乱，引起卟啉前体 δ- 氨基 -γ- 酮戊酸（ALA）和卟胆原（PBG）在体内堆积，血红素生成障碍，是卟啉病中最为常见的临床类型，可以影响周围神经、自主神经和中枢神经系统。目前急性间歇性卟啉病造成神经系统损伤的确切发病机制尚不十分清楚，现有证据显示，一方面卟啉前体的聚集具有直接的神经毒性，另一方面血红素生成减少造成能量衰竭，两者共同作用导致神经纤维轴索变性。

急性间歇性卟啉病急性发作多见于 20~40 岁年龄阶段，女性发病为男性的 5 倍，常见诱因包括药物（如巴比妥类、磺胺等）、内源性甾体激素增多特别是孕酮、饥饿或低糖饮食、吸烟、饮酒、感染、创伤、精神刺激等。其临床表现多样，常以间歇性腹痛发病，可伴有各种神经系统受损表现，其中周围神经、自主神经症状多见，中枢神经系统损害少见（表 8-1）。由于患者体内卟啉水平并不升高，故无光感性皮损。发作时尿呈红色或日晒后变成红色。发作期可出现 SIADH，考虑具有神经毒性的卟啉前体物质聚集作用于无血 - 脑脊液屏障保护的下丘脑渗透压中枢，导致抗利尿激素（ADH）分泌失调；部分患者发作期血红蛋白水平降低，间歇期可恢复正常。正是因为急性间歇性卟啉病的临床表现复杂而且缺乏特异性，因此临床明确诊断困难。

表 8-1　急性间歇性卟啉病的神经系统表现

AIP 的症状	AIP 患者中的发生比例
中枢神经系统受累	
癫痫 / 惊厥	低至中（5%~30%）
精神障碍	中（10%~58%）
抑郁	低（13%）
焦虑	中（26%）
昏迷	低（2%~10%）
自主神经病	
腹痛	非常高（85%~100%）
心动过速	高（30%~85%）
高血压	高（36%~74%）
便秘	高（28%~84%）
恶心 / 呕吐	高（43%~88%）
周围神经病	
肢体无力 / 瘫痪	高（20%~68%）
感觉异常	中（7%~38%）
疼痛（其他部位）	高（20%~70%）
呼吸肌麻痹	中（9%~20%）
其他特点	
尿液变色	高（70%~90%）
低钠血症	中（25%~39%）

急性间歇性卟啉病的周围神经损害以运动神经受损更为突出,发病初期可以有肌肉疼痛,之后逐渐出现肢体无力,若未予有效治疗,通常在发病约 2 周后出现四肢瘫,其中很少一部分患者会出现呼吸麻痹或死亡,临床少见而且知晓率较低。该例患者呈急性发病,2 天后即出现四肢瘫,随即进展至呼吸衰竭,与常见的急性间歇性卟啉病临床发展过程不符,病情进展迅速、临床症状严重,究其原因不排除与病程中应用苯巴比妥治疗有关。巴比妥类药物为诱导肝细胞色素 P_{450} 酶的药物,其生物代谢需消耗大量血红素,使血红素对 δ- 氨基 -γ- 酮戊酸合成酶(ALAS)的负反馈抑制作用减弱,ALAS 生成增加,卟啉前体增多,诱发病情进一步加重。

目前急性期实验室检查尿卟胆原被推荐为一线首选诊断方法。如果尿卟胆原明显升高(5~10 倍),即可确诊急性间歇性卟啉病;若尿卟胆原正常,即可 100% 排除急性间歇性卟啉病。其次还可以选择检测粪便或血清卟啉,但检测结果正常者不能排除急性间歇性卟啉病。另外,还可以行卟胆原脱氨酶的酶学分析或基因检测。临床常用检测方法是将尿液放置于阳光下暴晒,若尿色变成酒红色即支持卟啉病的诊断,原因是卟啉及其衍生物吸收日光后被激活放出红色荧光,以尿卟啉最强,然而卟胆原无光感作用,故尿液经光照后若不变红色,亦不能排除急性间歇性卟啉病。该例患者在发病初期即已怀疑急性间歇性卟啉病,进行血卟啉检查,发病后期反复晒尿均无阳性发现,直至尿卟胆原检测阳性,急性间歇性卟啉病最终得以明确诊断。因此,选择恰当而具有特异性的实验室检查方法,对疾病诊断至关重要。

急性间歇性卟啉病目前尚无有效根治方法,急性发作时具有较高的病死率,尤其是延误诊断及神经系统表现进展者。急性期治疗主要包括以下几方面:①避免诱因,特别是避免应用可诱导肝细胞色素 P_{450} 酶的药物。②特异性治疗,静脉输注血红素或高糖,两者均可抑制 ALAS 活性,减少卟啉前体的合成。此外,高糖还可同时增加肝糖原储存,阻断因消耗、脱水、电解质紊乱所造成的恶性循环。对于危重症患者,血红素(可从国外购得)是抢救急性间歇性卟啉病的有效手段,防止因神经损害、呼吸麻痹造成死亡。糖皮质激素类药物疗效尚不肯定。③支持治疗,包括机械通气、静脉营养、止痛等治疗。癫痫发作的治疗相对困难,因为绝大多数抗癫痫药物都会加重病情,可以选择不诱导肝细胞色素 P_{450} 酶的药物,例如加巴喷丁、左乙拉西坦。

综上所述,急性间歇性卟啉病的临床表现多样,应予以重视。女性患者不明原因腹痛、神经系统受累或精神症状,或伴有低钠血症者,需警惕急性间歇性卟啉病。当临床高度怀疑急性间歇性卟啉病时,选择正确的实验室检测方法尤为重要。在不排除急性间歇性卟啉病的情况下,用药需谨慎。早期发现,正确诊断,及时治疗,是避免急性间歇性卟啉病不可逆并发症的关键。

参 考 文 献

[1] Kauppinen R. Porphyrias. Lancet, 2005, 365 (9718): 241-252.

[2] Thadani H, Deacon A, Peters T. Diagnosis and management of porphyria. BMJ, 2000, 320 (7250): 1647-1651.

[3] Anderson KE, Bloomer JR, Bonkovsky HL, et al. Recommendations for the diagnosis and treatment of the acute porphyrias. Ann Intern Med, 2005, 142 (6): 439-450.

［4］Kahn MJ, Gregory SA. Iron metabolism, iron overload and the porphyrias. American Society of Hematology Self Assessment Program. 3rd ed. Lancaster, Pa: Cadmus Communications, 2007: 75.

［5］Beganovic S, Hendler F, Herzig R, et al.. Porphyria: diagnosis//Djulbegovic B. Reasoning and Decision Making in Hematology. New York: Churchill Livingstone, 1992: 67-75.

［6］Stein PE, Badminton MN, Barth JH, et al. Acute intermittent porphyria: fatal complications of treatment. Clin Med, 2012, 12 (3): 293-294.

［7］张君怡,朱以诚,崔丽英,等.反复腹痛四肢无力呼吸困难.中国现代神经疾病杂志,2013, 13 (4): 354-357.

第9例

进行性肢体麻木2年,行走不稳2个月

病历摘要

患者女性,50岁。因"进行性肢体麻木2年,行走不稳2个月""于2016年1月29日入院。

现病史:患者2年前无明显诱因出现左足跗趾麻木,活动无异常。1年前出现双手指尖麻木,逐渐向上进展至腕部,伴前臂发凉感,同时左足跗趾麻木逐渐向上进展至左小腿麻木。当地医院按"颈椎病"或"腰椎病"物理治疗,症状未见好转。2个月前逐渐出现右足、右小腿麻木,伴行走不稳,自觉行走时踩棉花感、需注视地面,夜间行走不稳症状加重,自觉足底增厚,曾诉"脚上穿鞋却不自知";双手活动欠灵活,使用筷子、系纽扣、拿笔费力,双手接触冷水有过电感。当地医院行肌电图(EMG)检查显示多发性神经损害,轴索损害为主;头部MRI显示脑白质轻微脱髓鞘改变;颈椎MRI显示颈椎骨质增生,T_2椎体异常信号(可疑血管瘤),椎间盘退行性变,表现为$C_{2\sim3}$、$C_{3\sim4}$椎间盘向左后突出,$C_{4\sim5}$、$C_{5\sim6}$和$C_{6\sim7}$椎间盘向后突出,继发相应椎管狭窄。临床诊断为"周围神经病,颈椎病"。予针灸和营养神经、改善循环治疗(具体方案不详),自觉症状改善不明显。为求进一步诊断与治疗,遂至我院就诊。

患者自发病以来,精神、睡眠、饮食可,大小便正常,体重无明显变化;自觉近3~4个月偶有眼干,否认皮疹、关节痛、光过敏、口腔和生殖器溃疡等其他免疫性疾病。

既往史、个人史及家族史:无特殊。

体格检查:体温36.2℃,脉搏106次/min,呼吸18次/min,血压152/90mmHg。神志清楚,语言流利,对答切题,粗测高级智能活动正常。脑神经检查未见明显异常。四肢无肌萎缩,双上肢近端肌力5级,远端对指、并指、握拳肌力5-级,尤以左侧显著,双下肢肌力5级,四肢肌张力均正常。双侧肱二头肌反射未引出,双侧肱三头肌反射、桡骨膜反射对称减低,双侧膝腱、跟腱反射未引出,病理征阴性。双上肢腕部以远、左下肢膝部以下、右下肢踝部以下针刺觉减退,双侧$T_{8\sim10}$平面以下、双上肢肩关节以下音叉振动觉减退,双肘以下、双足关节位置觉减退;双手实物辨别觉、双下肢皮质复合觉减退。快复轮替动作笨拙,双侧指鼻试验和跟-膝-胫试验睁眼可、闭眼欠稳准。行走时蹒跚步态,需注视地面,足尖足跟站立、行

走可, 蹲起正常, 直线行走欠平稳, Romberg 征阳性。脑膜刺激征阴性。

辅助检查: 实验室检查, 血、尿、粪便常规、肝、肾功能试验、凝血功能均于正常值范围; 血清甘油三酯(TG)2.26mmol/L; 感染免疫检测四项、红细胞沉降率(ESR)、超敏 C 反应蛋白(hs-CRP)均于正常水平; 空腹血糖 4.50mmol/L, 甲状腺功能试验、血清铜蓝蛋白、血清叶酸和维生素 B_{12}、同型半胱氨酸(Hcy)均于正常值范围; 抗核抗体(ANA)谱:ANA 阳性(滴度 1:160,斑点型), 抗干燥综合征 A 型抗体(SSA)强阳性, 抗 Ro52 抗体强阳性; 抗可提取性核抗原(ENA)抗体谱: 抗 SSA 抗体滴度 1:4(双扩散法); 类风湿因子(RF)113.40IU/ml(10~20IU/ml); 抗中性粒细胞胞质抗体(ANCA), 免疫球蛋白 IgG、IgM 和 IgA, 补体 C3 和 C4 均呈阴性; 狼疮抗凝物、抗心磷脂抗体(ACA)、抗 β2 糖蛋白 1 抗体均呈阴性; 血清女性肿瘤标志物均于正常参考值范围; 血清抗 IIu、Yo、Ri 抗体阴性。腰椎穿刺脑脊液外观清亮、透明, 压力 115mmH$_2$O, 白细胞计数 2×10^6/L, 细胞学未见异常, 生化正常, 抗酸染色、墨汁染色、细菌和真菌涂片、抗水通道蛋白 4(AQP4)抗体 IgG、髓鞘碱性蛋白(MBP)均呈阴性, 寡克隆区带(OB)阳性, 抗 Hu、Yo、Ri 抗体阴性。影像学检查: 胸、腹、盆腔 CT 增强扫描未见明显异常。颈椎 MRI 显示颈椎退行性变:C_{3-4}、C_{4-5}、C_{5-6} 和 C_{6-7} 椎间盘突出, 继发相应椎管狭窄; C_5~T_1 水平后索异常高信号影。头部 MRI 显示, 右侧额叶少量斑点状异常高信号, 考虑为慢性缺血所致。神经传导速度(NCV)和肌电图: 四肢周围神经源性损害(感觉纤维), 运动神经传导速度(MNCV)和波幅正常, 多条感觉神经动作电位(SNAP)波幅明显下降甚至未引出(表 9-1, 表 9-2)。四肢皮肤交感反应(SSR)未见异常; 瞬目反射未见异常(图 9-1)。

表 9-1　运动及感觉神经传导

运动神经	DML/ms	波幅 /mV	速度 /(m/s)
右正中			
腕 -APB	2.38	18.5	
左正中			
腕 -APB	2.52	16.3	
右尺			
腕 -ADM	1.81	10.9	
左尺			
腕 -ADM	2.01	14.8	
右胫			
踝 -AHB	3.91	34.6	
右腓			
踝 -EDB	3.54	7.0	
腓骨小头下 -EDB	10.2	7.0	42.0
F 波: 左正中神经出现率 95%, 潜伏期 24.3ms, 速度 65.5m/s			

续表

感觉神经	潜伏期 /ms	波幅 / μV	速度 /(m/s)
右正中			
指 1- 腕		未引出肯定波形	
指 3- 腕		未引出肯定波形	
左正中			
指 1- 腕	2.49	1.16 ↓ 97%	40.2 ↓ 26%
指 3- 腕	4.02	1.52 ↓ 92%	33.6 ↓ 42%
右尺			
指 5- 腕		未引出肯定波形	
左尺			
指 5- 腕	3.03	0.81 ↓ 96%	34.7 ↓ 37%
右胫			
蹬指 - 踝		未引出肯定波形	
右腓			
踝 - 小头下	5.69	0.47 ↓ 83%	47.5

DML:运动末梢潜伏期;APB:拇短展肌;ADM:小指展肌;AHB:蹬短展肌;EDB:趾短伸肌

表 9-2　针电极肌电图

肌肉	安静	MUAP/ms	波幅 / μV	多相 /%	大力 /mV
左小指展肌	P++F+	12.8 ↑ 16%	621 ↑ 69%	23.1	混合相 2.7
左胫前肌	P++++	17.1 ↑ 25%	599 ↑ 38%	22.2	混合相 2.5

MUAP:运动单位动作电位

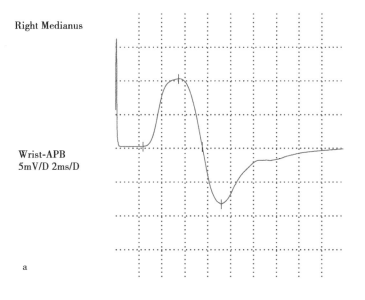

Right Medianus

Wrist-APB
5mV/D 2ms/D

a

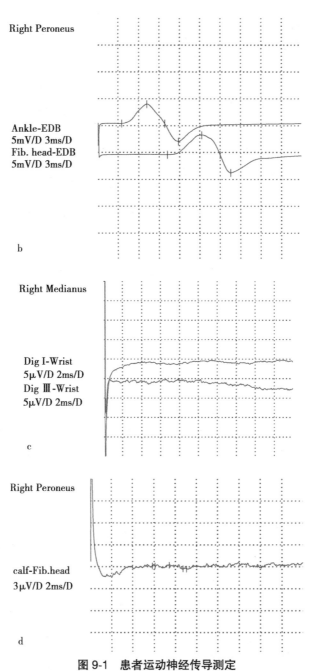

图9-1　患者运动神经传导测定

a~d. 上、下肢运动末端潜伏期及波幅正常(a、b),感觉神经传导显示感觉神经动作
电位波幅明显降低(c、d),提示上、下肢周围神经源性损害,以感觉纤维受累为主

诊断与治疗经过: 患者抗SSA抗体阳性,完善干燥综合征相关检查。请眼科会诊: 泪膜破裂时间(TBUT)右眼为5s、左眼5s(>10s),Schirmer试验右眼为20mm/5min、左眼9mm/5min(>5mm/5min),角膜染色阴性。请口腔科会诊: 唾液流速0.02ml/min(>1.50ml/15min),腮腺造影显示主导管正常,分支导管不显影,末梢导管点球状扩张,排空延迟。进一步行唇腺组织活检术,病理学显示(唇腺)小涎腺组织,局灶性腺泡萎缩,可见小导

管扩张,腺泡周围灶性或团状浆细胞、淋巴细胞浸润,淋巴细胞灶 >4 灶($4mm^2$ 组织内至少有50 个淋巴细胞聚集于唇腺间质为 1 灶)。

临床医师讨论

神经科主治医师:患者中年女性,慢性发病,病情缓慢并呈进行性加重,病史 2 年。临床主要表现为:①不对称性起病,进行性加重的四肢远端感觉异常。②近 2~3 个月出现步态异常,行走时踩棉花感,并出现双手活动欠灵活。近 3~4 个月有眼干症状,自发病以来体重无明显下降,大小便无异常,既往无糖尿病病史、毒物接触史和特殊药物应用史。定位诊断:患者以四肢远端感觉异常为突出表现,同时有行走不稳,行走时踩棉花感;体格检查深浅感觉减退,浅感觉减退呈不对称性"手套-袜套"样分布,深感觉减退平面更高,上肢在肩关节以下、躯干和下肢在 T_8~T_{10} 平面以下,四肢腱反射减低;神经传导速度显示部分感觉神经动作电位波幅明显下降甚至未引出,运动神经传导未见异常;颈椎 MRI 显示颈髓后索异常信号,定位于感觉性周围神经、后根和后索,综合定位于后根神经节感觉神经元。定性诊断:患者中年女性,病史 2 年,病情逐渐进展,近 3 个月进展相对较快,临床主要以四肢感觉异常和感觉性共济失调为突出表现,肌电图显示多条感觉神经动作电位波幅明显下降甚至未引出,颈椎 MRI 可见颈髓后索异常信号,定性诊断考虑同时累及后索和感觉性周围神经的感觉神经元神经病可能大。病因方面,首先考虑系统性自身免疫性疾病,多种自身免疫性疾病可以累及后根神经节,包括干燥综合征、系统性红斑狼疮、类风湿性关节炎等,尤以干燥综合征最为常见。干燥综合征是一种主要累及外分泌腺的慢性炎症性自身免疫性疾病,除涎腺和泪腺受累出现口干、眼干症状外,尚有其他外分泌腺和腺体外器官受累出现多系统损害症状,如周围神经系统,可以引起单神经病、多发性单神经病、感觉神经病、自主神经病等。该例患者近 3~4 个月有眼干症状,应高度怀疑干燥综合征,完善相关实验室检查和眼科、口腔科检查,以明确诊断:血清 ANA 阳性(滴度 1∶160,斑点型),抗 SSA 抗体和抗 Ro52 抗体强阳性,抗 SSA 抗体滴度 1∶4(双扩散法),类风湿因子 113.40IU/ml,泪膜破裂时间、唾液流速、腮腺造影均呈阳性,唇腺组织活检符合干燥综合征组织病理学表现,根据中华医学会风湿病学分会 2010 年发布的《干燥综合征诊断及治疗指南》,原发性干燥综合征诊断明确,考虑为干燥综合征合并感觉神经元神经病。鉴别诊断主要是累及后根神经节和同时累及后索和感觉性周围神经的疾病。①副肿瘤综合征(PNS):副肿瘤性感觉神经元神经病最常见于小细胞肺癌,呈亚急性或慢性发病,感觉神经元神经病可出现于肿瘤症状出现前数月,部分患者血清和/或脑脊液抗 Hu 抗体阳性。该例患者完善胸、腹、盆腔 CT 增强扫描,血清肿瘤标志物筛查,抗 Hu、Yo、Ri 抗体检查,均无明显异常,故不予考虑。②感染:如人类嗜 T 细胞病毒Ⅰ型(HTLV-1)感染、梅毒螺旋体(TP)感染等。前者多以锥体束征临床常见,表现为痉挛性截瘫,该例患者无锥体束征表现,故不支持诊断;后者可以累及后索和后根,出现深感觉障碍和根性疼痛,该例患者的"手套-袜套"样浅感觉减退较少见于梅毒且无相关病史,梅毒螺旋体抗体相关检测均呈阴性,故可以排除诊断。③代谢性疾病:应考虑脊髓亚急性联合变性(SCD)、铜缺乏性脊髓病等,两者临床表现相似,后索、侧索和周围神经均可受累,前者是维生素 B_{12} 缺乏所致,后者是铜缺乏所致。该例患者锥体束征阴性,侧索未见明显受累,周围神经损害局限于感觉纤维,血清维生素 B_{12} 和铜蓝蛋白于正常值范围,均不支持脊髓亚急性联合变性和铜缺乏性脊髓病的诊断。④药物、中毒性因素:主要与化疗药物(尤其是铂)和维生素 B_6 过量有关,该例患者无相关药物接触史,故暂不考虑。

神经科教授: 患者中年女性,慢性病程,临床主要表现为四肢远端不对称性感觉异常和行走不稳,体格检查深浅感觉减退、感觉性共济失调,结合神经传导速度显示多条感觉神经动作电位波幅明显下降甚至未引出、运动神经传导无明显异常,颈椎 MRI 显示颈髓后索异常信号,后根神经节感觉神经元病变相对明确。该例患者血清免疫学指标、口腔科和眼科检查、唇腺组织活检病理学检查均支持干燥综合征,同时未发现副肿瘤综合征相关证据,故考虑为干燥综合征合并感觉神经元神经病。治疗方面,针对原发病,予泼尼松、环磷酰胺和羟氯喹治疗;针对周围神经病变,予甲钴胺、维生素 B_1 营养神经治疗,同时密切关注药物不良反应。注意应告知患者及其家属该病缺乏可监测的指标,需长期治疗。

诊治经过: 结合临床表现和上述辅助检查结果,干燥综合征诊断明确,考虑为干燥综合征合并感觉神经元神经病。请风湿免疫科会诊,予泼尼松 1mg/(kg·d) 口服,连续治疗 4 周后减量,每周减 5mg 直至 0.5mg/(kg·d),然后每周减 2.5mg 直至停药;环磷酰胺 100mg(隔日 1 次)和羟氯喹 0.2g(2 次 /d)口服,定期监测血常规和肝肾功能。患者共住院 32 日,出院时四肢麻木、行走不稳较前改善。

最 终 诊 断

感觉神经元神经病(sensory neuronopathy)
干燥综合征(Sjögren syndrome,SS)

讨 论

干燥综合征(Sjögren syndrome,SS)是主要累及外分泌腺的慢性自身免疫性疾病,除涎腺和泪腺等外分泌腺受累出现口干、眼干症状外,还有其他外分泌腺和腺体外器官受累出现多系统损害症状。国内关于干燥综合征的诊断指南主要是中华医学会风湿病学分会 2010 年发布的《干燥综合征诊断及治疗指南》,国际关于干燥综合征的最新指南为美国风湿病学会(ACR)2012 年发布的诊断标准。无论是参照中华医学会风湿病学分会 2010 年版指南还是美国风湿病学会 2012 年版指南,该例患者干燥综合征诊断明确。

干燥综合征可以累及中枢神经系统和 / 或周围神经系统,尤以周围神经系统常见,可以累及周围神经系统任何部分,包括运动神经、感觉神经、自主神经或兼而有之。临床表现为感觉神经病(感觉轴索性神经病、感觉神经元神经病、感觉神经小纤维病)、感觉运动神经病(感觉运动轴索性神经病、脱髓鞘性多发性神经根神经病、单神经病、多发性单神经病)和自主神经病等。由于诊断标准的演变、纳入标准的差异、回顾性研究的局限性等因素,不同临床研究中干燥综合征合并周围神经病的发病率明显不同。Pavlakis 等统计 1988—2010 年的 15 项病例研究,发现干燥综合征合并周围神经病的发病率为 1.8%~64.0%。不同研究中周围神经病在干燥综合征病程中的出现时间差异较大:有研究显示周围神经病可出现于干燥综合征之前;亦有研究显示干燥综合征病程后期方出现神经系统症状。这种差异性可能与患者就诊科室不同有关。

　　该例患者临床表现以感觉症状突出，体格检查提示感觉性共济失调和"手套-袜套"样深浅感觉减退，无运动系统受累，故主要考虑感觉神经病变，包括感觉神经元神经病和/或感觉神经病。肌电图显示运动神经复合肌肉动作电位（CMAP）正常，多条感觉神经动作电位波幅明显下降甚至未引出；颈椎MRI显示颈髓后索异常信号，因此，临床考虑后根神经节损害可能性大，即感觉神经元神经病，亦称感觉神经节神经病（sensory ganglionopathy）。感觉神经元神经病最早由Denny-Brown于1948年描述，由于后根神经节受累，感觉神经元缺失，导致其周围突和中枢突均受累变性，前者主要表现为非长度依赖性感觉神经病，后者表现为后柱（索）病变。感觉神经元神经病的最常见病因为副肿瘤综合征和自身免疫性疾病（如干燥综合征），其次为获得性免疫缺陷综合征（AIDS）、人类嗜T细胞病毒Ⅰ型感染、维生素B_6中毒和药物化疗（主要是铂）等。干燥综合征合并感觉神经元神经病多呈亚急性或慢性发病，也有呈急性发病的文献报道。疾病早期感觉障碍多为不对称性，随着疾病进展，感觉缺失分布可融合、对称；多表现为深感觉性行走不稳，可逐渐加重直至丧失行走能力，部分患者上肢远端可见假性手足徐动。体格检查深感觉减退、Romberg征阳性和腱反射消失。神经电生理学检查，感觉神经动作电位波幅下降或消失。部分患者影像学可见T_2WI后索高信号影，与后索传入纤维变性有关。综合该例患者临床表现和辅助检查结果，符合感觉神经元神经病。

　　关于干燥综合征合并感觉神经元神经病的治疗尚缺乏大样本的临床研究。目前主要采用免疫治疗，包括静脉注射免疫球蛋白（IVIg）、血浆置换（PE）疗法、糖皮质激素、硫唑嘌呤、环磷酰胺等。尽管有研究显示静脉注射免疫蛋白、血浆置换疗法可使部分患者临床症状改善，但总体疗效尚不确定。该例患者予泼尼松、环磷酰胺和羟氯喹治疗，出院后2个月随访时自觉行走不稳较前略有好转，长期疗效尚待进一步观察。

参 考 文 献

［1］MoriK, IijimaM, KoikeH, et al. The wide spectrum of clinical manifestations in Sjögren's syndrome-associated neuropathy. Brain, 2005, 128 (Pt11): 2518-2534.

［2］DelalandeS, deSezeJ, FauchaisAL, et al. Neurologic manifestations in primary Sjögren syndrome: a study of 82 patients. Medicine (Baltimore), 2004, 83 (5): 280-291.

［3］Kuntzer T, Antoine JC, Steck AJ. Clinical features and pathophysiological basis of sensory neuronopathies (ganglionopathies). Muscle Nerve, 2004, 30 (3): 255-268.

［4］SghirlanzoniA, PareysonD, LauriaG. Sensory neuron diseases. Lancet Neurol, 2005, 4 (6): 349-361.

［5］Souayah N, Chong PS, Cros D. Acute sensory neuronopathy as the presenting symptom of Sjögren's syndrome. J ClinNeurosci, 2006, 13 (8): 862-865.

［6］Camdessanché JP, Jousserand G, Ferraud K, et al. The pattern and diagnostic criteria of sensory neuronopathy: a case-control study. Brain, 2009, 132 (Pt 7): 1723-1733.

［7］张君怡，朱以诚，崔丽英，等. 反复腹痛四肢无力呼吸困难. 中国现代神经疾病杂志, 2013, 13 (4): 354-357.

第 10 例

走路不稳 1 年余,反复左侧肢体无力半年

病 历 摘 要

患者男性,34 岁。因"走路不稳 1 年余,反复左侧肢体无力半年"于 2015 年 3 月 25 日入院。

现病史:患者于 2013 年 9 月无明显诱因突发走路不稳伴左侧下肢踩地不适感,头晕,按"脑血管病"治疗数天,症状逐渐缓解,遗留走路慢。2013 年底逐渐言语含糊、舌头僵硬,饮水呛咳,伴记忆力下降、性格暴躁、懒散。2014 年 8 月突发左侧肢体无力,行走左侧拖步,未特殊治疗,症状逐渐缓解,遗留左侧肢体力弱,生活可自理,并逐渐出现大小便控制不佳。2015 年 2 月左侧肢体无力复发,行走需挂拐或家人搀扶。2014 年 3 月 9 日就诊我院门诊,查头部 MRI(2015 年 3 月 9 日)示右侧丘脑、脑干见多发小斑片状稍长 T_2 信号(图 10-1),收入院进一步诊治。

患者近 10 年反复口腔痛性溃疡(>3 次 /a),多发外阴痛性病变,每年 2~4 次视物灰矇不清,持续 10 余天可缓解,精神、食欲、睡眠尚可,体重无明显下降。

既往史:乙肝病史。

个人史、家族史:无特殊。

入院查体:简易智能状态检查量表(MMSE)21 分,蒙特利尔认知评价量表(MoCA)13 分,背部皮肤可见散在毛囊炎。行走偏瘫步态,神清,构音欠清,左眼视力下降,瞳孔形状不规则,直接间接对光反射迟钝,双侧软腭抬举差,咽反射弱,伸舌左偏,舌肌欠饱满,有时强笑,余脑神经(-)。左上肢 3+ 级,左下肢 5- 级,肌张力略高,右侧肢体 5 级,肌张力正常。四肢腱反射亢进,双侧 Babinski 征、Chaddock 征(+),左下肢音叉振动觉减退,余感觉查体正常,左侧指鼻、轮替欠稳准,双侧跟 - 膝 - 胫正常,脑膜刺激征阴性。

诊断经过:入院后完善相关检查。针刺试验阴性,肝功 AST 79U/L,ALT 110U/L,肾功、血常规、凝血、尿、粪便常规正常,HBsAg(乙型肝炎表面抗原)、HBcAb(乙型肝炎核心抗体)、HBeAb(乙型肝炎 e 抗体)阳性,HBV DNA <10^3 拷贝 /ml。hsCRP 6.32~8.59mg/L,血沉 27~34mm/h。IgG 20.63g/L,IgA 5.07g/L 升高,ANA 18 项:ANA 散点型 1∶160,抗ENA、ANCA、抗磷脂抗体、甲状腺功能正常。维生素 B_{12}、血清叶酸、乳酸检测正常。血

清抗 Hu、Yo、Ri 抗体、AQP4/NMO(视神经脊髓炎)-IgG 阴性。EBV IgA、IgG 阳性,EBV IgM、TB-Ab 阴性。颈椎动脉彩超、TCD、头 MRA 未见明显异常。肺 CT 示双肺间质纹理增多,多发磨玻璃密度影。腹部超声:轻度脂肪。下肢深静脉超声、超声心动未见明显异常。腰穿颅压 175mmH$_2$O,脑脊液常规白细胞计数 8×10^6/L,单核细胞 7×10^6/L,多核细胞 1×10^6/L,生化正常。脑脊液细胞学(自然沉淀法):淋巴细胞 80%,单核细胞 10%,中性粒细胞 10%,结论:淋巴细胞为主的炎症,伴中性粒细胞比例升高。脑脊液特异性寡克隆区带:SOB(CSF)阳性。脑脊液 AQP4/NMO-Ab、抗酸染色、隐球菌抗原等阴性。眼科会诊诊断双眼葡萄膜炎。

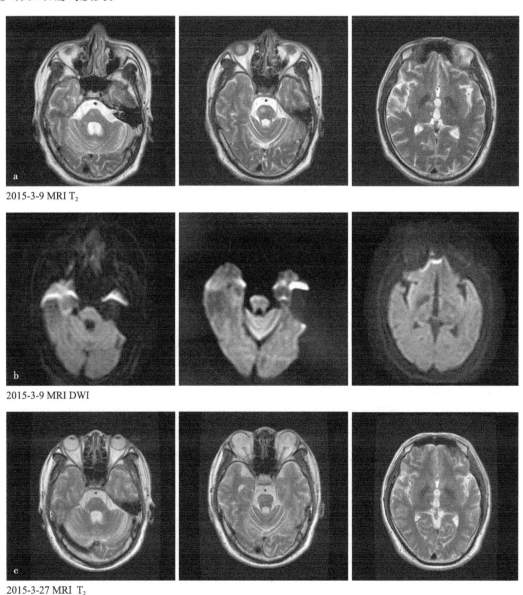

2015-3-9 MRI T$_2$

2015-3-9 MRI DWI

2015-3-27 MRI T$_2$

图 10-1　患者头部 MRI 检查

a. 治疗前头 MRI T$_2$ 加权像上可见脑干、丘脑散在高信号;b. 治疗前头 MRI DWI 像上相应长 T$_2$ 病灶处未见明显高信号;c. 治疗后头 MRI T$_2$ 加权像上可见脑干、丘脑病灶均较前减轻

临床医师讨论

神经科主治医师:患者中青年男性,急性起病,反复发作,阶梯样病程近 2 年。临床主要表现为左侧肢体无力、行走不稳,伴言语含糊、饮水呛咳,性格改变、认知下降,治疗后有一定改善。近 10 年反复口腔溃疡、视物不清、外阴痛性病变。查体:高级智能下降,左眼视力下降,左侧瞳孔形态不规则,软腭抬举弱,左侧肢体肌力下降,四肢腱反射亢进,双侧掌颌反射、病理征阳性,左下肢音叉振动觉减退。头部 MRI:右侧丘脑、脑干多发长 T_2 信号。定位诊断:左侧肢体力弱,双侧病理征阳性,定位于锥体束明确;构音欠清,强笑,软腭抬举差,双侧掌颌反射阳性,定位于皮质核束、舌咽迷走神经核团;认知功能下降,定位于皮质及皮质下联系纤维。定性诊断:青年男性,阶梯样病程,症状逐渐加重,主要临床表现为左侧肢体无力,伴高级智能下降,既往反复口腔溃疡及眼部症状,可疑外阴溃疡,首先考虑白塞综合征:白塞综合征为系统性血管炎,大、中、小动静脉均可累及,临床症状多样,典型的中枢神经系统实质受累主要为中线结构病变,如脑干、丘脑等部位,缓解后病灶可消退,可能与累及小静脉为主相关。病情活动期,腰穿脑脊液可存在中性粒细胞升高,类似化脓样改变,少见于其他自身免疫性疾病,可为诊断线索之一。白塞综合征的诊断主要依靠临床表现,包括口腔溃疡、皮肤表现、葡萄膜炎和针刺试验等,患者口腔溃疡、眼葡萄膜炎明确,外阴溃疡可疑,皮肤可见散在毛囊炎,虽针刺试验阴性,白塞综合征诊断基本明确,但仍需除外其他可能病因。鉴别诊断方面:①其他系统性和继发性血管炎,如大动脉炎、结节性多动脉炎、SLE 等,患者目前无大动脉狭窄证据,临床表现缺乏多系统损害的表现,自身免疫抗体阴性,不符合其他系统性血管炎、SLE 等疾病诊断标准;②感染性血管炎,病毒、梅毒、HIV 等病原体感染可致感染性血管炎,患者既往乙肝病史,但目前病毒拷贝数低,且其他感染指标均阴性;③脑血管病,患者青年男性,无脑血管病危险因素,不支持动脉粥样硬化,可考虑血管结构相关疾病,如烟雾病(moyamoya disease)、纤维肌性营养不良、Fabry 病、伴皮质下梗死和白质脑病的常染色体显性遗传性脑动脉病(CADASIL)等,前两者为大血管异常,TCD 无相关提示,后两者为小血管病变,患者临床类似 CADASIL 表现,但影像学无小血管病特征性病变,不支持,Fabry 病目前证据不充分。

治疗经过:患者接受甲强龙 80mg 1 次 /d 和环磷酰胺 0.2g 隔日一次静脉输液治疗 2 周,之后改为甲强龙 48mg 1 次 /d 口服治疗并规律减量,因肝酶显著升高,考虑与环磷酰胺相关,改为硫唑嘌呤 50mg 1 次 /d 口服及保肝治疗。住院期间间断行腰穿 + 鞘注(甲氨蝶呤 10mg+ 地塞米松 10mg)。因患者 HBV DNA 多次检测均小于 10^3 拷贝 /ml,暂未加用抗病毒治疗。患者症状较前好转,左上肢肌力恢复至 5– 级,左下肢肌力 5 级,复查头 MRI 可见脑干病灶较前减轻。

最 终 诊 断

神经白塞综合征(neuro-Behçet syndrome)

讨　论

白塞综合征是一种病因未明,可累及多系统的慢性疾病,其基本病理改变是血管炎,可累及全身大、中、小血管,其中以小静脉最常受累。中枢神经系统受累是白塞综合征的重症表现,可发生于 2.2%~49% 的白塞综合征患者,是长期致残和致死原因之一。神经白塞综合征(neuro-Behçet syndrome,NBS)诊断主要依靠系统性血管炎表现,目前仍沿用国际白塞病委员会 1989 年的白塞病国际诊断标准。NBS 无特异性血清检测指标,血液检查多可见炎性指标升高,部分抗核抗体阳性。绝大多数 NBS 患者可见脑脊液改变且有一定特征性。脑脊液蛋白通常会轻度升高,有时可超过 1g/L,脑脊液细胞数常有升高(0~400×10^6/L),其中中性粒细胞是 NBS 较为特征性表现,早期可表现中性粒细胞增多,后期以淋巴细胞炎症为主。Kidd 等曾报道 18 例脑干型 NBS 脑脊液以淋巴细胞为主但普遍存在中性粒细胞,比例平均为 9.5%。关鸿志等回顾了北京协和医院 11 例 NBS 患者的脑脊液细胞学:1 例为中性粒细胞性炎性反应;3 例为淋巴细胞与中性粒细胞的混合型炎症反应;7 例为淋巴细胞为主的炎性反应,其中 6 例伴有中性粒细胞比例轻度升高;脑脊液中性粒细胞比例升高与 NBS 的活动性相关。本例患者脑脊液细胞学可见 10% 中性粒细胞,也与既往研究相符。

NBS 可分为实质性和非实质性。实质性 NBS 以脑膜脑炎为主要表现,其主要累及小血管,尤其是小静脉,病理上可见炎性细胞浸润。脑干、基底节、丘脑、白质为实质性 NBS 病灶好发部位,其中脑干受累最为常见,本例患者即以脑干受累为主病例。神经影像上急性期实质性病灶多为长 T_1 长 T_2 信号,而 DWI 上可见弥散指数升高,无明显高信号,急性期后病灶可明显缩小甚至消失,这说明其病变以小静脉淤血、组织水肿为主,而非动脉闭塞引起,也有助于鉴别脑梗死。非实质性 NBS 以血管受累为主,见于约 1/5 患者,静脉窦血栓为常见表现,少见情况下也有颅内动脉瘤的病例报道。

NBS 治疗以糖皮质激素和免疫抑制剂为主,常用环磷酰胺、甲氨蝶呤、硫唑嘌呤等。单次实质性的中枢神经系统炎症,在给予激素治疗后,恢复往往较好。约 1/3 患者可反复复发缓解,1/3 表现为单相病程,另外 1/3 则为持续加重的神经系统损害,研究显示 NBS 的 10 年致死率高达 10%。

本例患者具有反复口腔溃疡、双眼葡萄膜炎,可疑外阴溃疡,神经系统方面表现为反复复发缓解的局灶神经功能缺损,以锥体束、脑干神经核团受累为主,影像学也可见以脑干为主,延伸至间脑的长 T_2 信号,DWI 上未见明确高信号,脑脊液以淋巴细胞为主的炎症反应,同时存在 10% 中性粒细胞。经激素、免疫抑制治疗后其症状、影像学均有好转。该病例为典型神经白塞综合征,通过该病例的学习,能够进一步加深对神经白塞综合征的认识,增加今后的临床经验。

参 考 文 献

[1] Mohammed RH, Nasef A, Kewan HH, et al. Vascular neurobehcet disease: correlation with current disease activity forum and systemic vascular involvement. Clin Rheumatol, 2012, 31 (7): 1033-1040.

[2] Disease ISGF. Criteria of the diagnosis of Behcet's disease. Lancet, 1990, 335 (8697): 1078-1080.

［3］Al-Araji A, Kidd DP. Neuro-Behcet's disease: epidemiology, clinical characteristics, and management. Lancet Neurol, 2009, 8 (2): 192-204.

［4］Kidd D, Steuer A, Denman AM, et al. Neurological complications in Behcet's syndrome. Brain, 1999, 122 (Pt 11): 2183-2194.

［5］关鸿志, 陈琳, 吴庆军, 等. 神经白塞综合征的临床和脑脊液细胞学特点. 中国神经免疫学和神经病学杂志, 2012, 19 (1): 1-4.

［6］Akman-Demir G, Serdaroglu P, Tasci B. Clinical patterns of neurological involvement in Behcet's disease: evaluation of 200 patients. The Neuro-Behcet Study Group. Brain, 1999, 122 (Pt 11): 2171-2182.

［7］Lee SH, Yoon PH, Park SJ, et al. MRI findings in neuro-behcet's disease. Clin Radiol, 2001, 56 (6): 485-494.

［8］林楠, 王琳, 李宏杰, 等. 反复左侧肢体无力一年. 中国现代神经疾病杂志, 2015, 15 (11): 96-98.

第11例

头痛伴复视3个月余

病 历 摘 要

患者男性,61岁。因"头痛伴复视3个月余"于2017年11月21日入院。

现病史:入院前3个月余(2017年8月)患者出现左侧头痛,日间表现为左侧额顶部过电样疼痛,数字分级评分法(numerical rating scale,NRS)得分4~5分,持续无缓解,夜间疼痛症状加重,表现为左侧额顶部搏动性胀痛,NRS 7~8分,无法入睡,自行服用布洛芬或氨酚咖匹林片后,头痛短暂性缓解,无恶心、呕吐,无发热。外院最初诊断不详,予头孢菌素类抗生素治疗5天,症状未见改善,并逐渐出现眩晕、复视,遮盖左眼后眩晕、复视可缓解,左眼左右视不能、上下视尚可,进一步行头部CT检查,临床考虑"缺血性卒中可能",予药物治疗1.5个月,无明显缓解。14天前无明显诱因出现左侧齿龈和面部感觉减退,双耳偶有轰鸣音;11天前出现饮水呛咳、吞咽困难、言语不清、鼻音重,症状进行性加重至无法正常饮食,仅能进流食;外院行头部MRI增强扫描(2017年11月11日)显示左侧颅底硬脑膜增厚伴强化征象,眼眶CT未见明显异常,未予特殊治疗;5天前出现间断性午后发热,伴盗汗、乏力,体温最高38.5℃,多发生于晚上7点至8点,持续1~2小时后体温自行恢复,无畏寒、寒战,无咳嗽、咳痰、咯血。为求进一步诊断与治疗,至我院就诊。

患者病前有受凉流涕史。自发病以来,精神可,睡眠较差,因饮水呛咳、吞咽困难而饮食欠佳,小便正常,便秘,体重下降7kg,否认口干、眼干、光过敏、皮疹、口腔溃疡、关节肿痛和雷诺现象等。

既往史:患者有慢性鼻窦炎史。否认高热惊厥史和颅脑创伤史,无特殊物品接触史。

个人史:吸烟史20余年,20支/d,已戒烟20年;不饮酒,无疫区居住史。

家族史:否认家族中类似疾病病史,否认家族遗传性疾病病史。

入院查体:体温36.2℃,脉搏110次/min,呼吸20次/min,血压120/80mmHg,经皮动脉血氧饱和度(SpO₂)94%;神志清楚,对答切题,粗测高级智力正常;双侧眼底视盘边界清晰,余未见明显异常,左侧眼裂大于右侧(左侧睑裂1.4cm,右侧1cm),左眼瞬目反射减少、辐辏反射无法完成,左眼闭目力弱,示齿口角向右偏斜,语音低、鼻音重,悬雍垂右偏,右侧咽腭弓稍高,双侧咽反射减弱;颈软无抵抗,四肢肌容积和肌力正常、肌张力增高,共济运动和深浅感觉检查未见明显异常,可直线行走,腱反射亢进,病理征阴性,脑膜刺激征阴性,自主神经系统未见明显异常。

辅助检查:入院后完善辅助检查,血常规白细胞计数13.40×10^9/L,中性粒细胞比例87%;肝功能试验血清谷丙转氨酶282U/L,谷草转氨酶190U/L;尿沉渣24小时尿蛋白定量0.52g,红细胞潜血25个/μl,红细胞计数9.70个/μl;尿常规、粪便常规、肾功能试验、电解质和凝血功能均于正常值范围;感染相关检测,结核菌素纯蛋白衍生物(PPD)、血清结核感染T细胞斑点试验(T-SPOT.TB)、血清巨细胞病毒(CMV)/EB病毒(EBV)DNA、感染免疫检测四项均呈阴性,2次痰培养均呈阴性,包括细菌和真菌培养、奴卡菌涂片、抗酸染色、六胺银(PASM)染色、墨汁染色、结核分枝杆菌(TB)/非结核分枝杆菌(NTM)DNA均呈阴性;免疫相关检测,红细胞沉降率(ESR)>140mm/h、超敏C反应蛋白(hsCRP)158.95mg/L(0~3mg/L),血清抗中性粒细胞胞质抗体(ANCA)IgG型免疫荧光法(IFA)呈阳性(<1:10)、髓过氧化物酶型ANCA(MPO-ANCA)137RU/ml(<20RU/ml),抗核抗体(ANA)谱、抗可提取性核抗原(ENA)抗体、类风湿性关节炎(RA)相关自身抗体谱均于正常值范围,血清IgG及其亚型(IgG1、IgG2、IgG3、IgG4)于正常值范围。腰椎穿刺脑脊液外观清亮、透明,压力58mmH₂O、细胞总数28×10^6/L、白细胞计数22×10^6/L、单核细胞计数22×10^6/L、蛋白定量980mg/L、葡萄糖和氯化物于正常值范围;病原学筛查呈阴性,包括细菌涂片和培养、真菌涂片、奴卡菌涂片和培养、墨汁染色、抗酸染色、结核分枝杆菌/非结核分枝杆菌DNA测定、梅毒螺旋体明胶凝集试验(TPPA)和快速血浆反应素试验(RPR)、EB病毒衣壳抗原IgM(VCA IgM)、布鲁氏菌虎红试验、隐球菌抗原测定、抗莱姆病抗体、脑囊虫抗体均呈阴性;脑脊液细胞学检查白细胞计数1 000/0.50ml、淋巴细胞比例0.90,呈淋巴细胞性炎症反应;寡克隆区带(OB)和副肿瘤相关抗体(抗Hu、Yo、Ri抗体等)于正常值范围。影像学检查:头部MRI增强扫描(2017年11月11日)显示左侧海绵窦、小脑幕和颅底硬脑膜增厚伴强化征象(图11-1),考虑炎症性病变可能性大。PET/CT显示右侧肺尖斑片影,代谢稍增高,双肺支气管血管束走行区多发代谢增高,考虑炎症性病变。胸部增强CT和高分辨率CT(HRCT)显示双肺支气管血管束增粗,支气管壁多发增厚,双肺散在索条影,右肺下叶钙化点,双侧肺门和纵隔多发小淋巴结,部分钙化。眼眶CT未见明显异常。

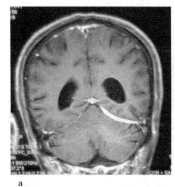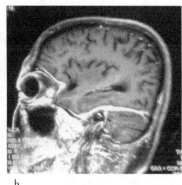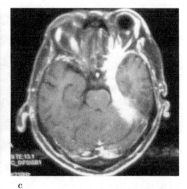

图11-1 患者治疗前头部MRI检查
a.冠状位增强T₁WI显示左侧小脑幕和颅底硬脑膜增厚伴强化征象;b.矢状位增强T₁WI显示硬脑膜广泛性增厚伴线性强化征象;c.横断面增强T₁WI显示左侧海绵窦、颞区硬脑膜增厚伴强化征象

临床医师讨论

神经科主治医师：患者老年男性，急性发病，病程 3 个月余；临床以左侧额顶部胀痛、复视、左眼外展受限为主要表现，进展较快，出现饮水呛咳、吞咽困难，伴发热、盗汗、体重下降；既往有鼻炎病史；体格检查可见左侧眼裂偏大，双眼左视略慢，左眼瞬目反射减少、闭目反射偏弱，示齿口角右偏，语音低、鼻音重，悬雍垂右偏；头部 MRI 增强提示左侧颅底硬脑膜增厚伴强化征象。

定位诊断：患者临床症状与体征提示左侧多支脑神经受累，包括动眼神经、三叉神经、动眼神经、面神经、舌咽神经及迷走神经等，以颅中窝、颅后窝受累为主，包括海绵窦区等。头部 MRI 增强提示左侧硬脑膜受累，临床表现、体格检查与影像学相符，定位于左侧硬脑膜及脑神经。

定性诊断：患者急性发病，有头痛等刺激性症状，多支脑神经受累表现，结合头部 MRI 增强扫描，肥厚性硬脑膜炎诊断明确。病因方面包括：

（1）自身免疫性脑膜炎：①抗中性粒细胞胞质抗体相关脑膜炎，患者血清 ANCA 阳性，其中 MPO-ANCA 显著升高；免疫学指标升高；尿常规和尿沉渣检测、胸部增强 CT 和高分辨力 CT 提示肾脏和肺受累，抗中性粒细胞胞质抗体相关血管炎诊断明确。腰椎穿刺脑脊液检查提示非特异性炎症性改变，考虑肥厚性硬脑膜炎，继发于抗中性粒细胞胞质抗体相关血管炎可能性大，必要时可行硬脑膜组织活检术明确诊断。②IgG4 相关硬化性硬脑膜炎，患者血清 IgG 及其亚类于正常值范围，为不支持点，但临床尚需进一步明确，硬脑膜活检有助于诊断。

（2）中枢神经系统感染：①结核性脑膜炎，患者有发热，伴盗汗、消瘦等全身症状；免疫学指标升高；PET/CT 提示右肺尖斑片影，考虑全身炎症反应明显。而且，结核分枝杆菌感染易于颅底出现脑膜炎和硬脑膜炎，与患者病变位置一致，故不能排除结核分枝杆菌感染，但结核分枝杆菌感染常同时累及硬脑膜和软脑膜，多为双侧受累，而该例患者无软脑膜受累，且 PPD 试验和 T-SPOT.TB 试验、痰液和脑脊液抗酸染色、结核分枝杆菌 / 非结核分枝杆菌 DNA 测定均呈阴性，为不支持点。②其他，患者既往有鼻窦炎病史，此次有鼻窦炎发作，不能排除其他细菌、真菌感染，但血清、痰液和脑脊液细菌、真菌、病毒等病原学检测均呈阴性，为不支持点。

（3）肿瘤相关脑膜炎：患者老年男性，病程中消瘦明显，不能排除肿瘤，尤其是转移瘤，但肿瘤标志物均呈阴性，PET/CT 未见明显异常，考虑恶性肿瘤可能性不大，必要时可行脑膜组织活检术以进一步排除。

神经科教授：患者以头痛为首发症状，病程中消瘦明显，一般状况较差；血清免疫学指标（红细胞沉降率、超敏 C 反应蛋白）明显升高；头部 MRI 增强扫描显示左侧颅底硬脑膜增厚伴强化征象；既往有鼻窦炎病史；结合临床表现、实验室和影像学检查，肥厚性硬脑膜炎诊断明确。病因方面考虑中枢神经系统感染或免疫性疾病所致。患者病程中的脑神经症状具有一定可复性，脑脊液细胞学以淋巴细胞反应为主，未见中性粒细胞，故考虑免疫因素介导，抗中性粒细胞胞质抗体相关血管炎可能性大。但患者病变主要累及单侧中颅窝底，范围较局限，有发热症状，既往有鼻窦炎病史，发病前有鼻窦炎发作，仍不能完全排除感染因素，且抗中性粒细胞胞质抗体相关血管炎易合并感染,考虑先予激素治疗,观察病情变化,警惕免疫抑制治疗后可能继发的感染或原有感染加重,若激素疗效不佳,待肝功能恢复正常后,在充分排除感染的基础上,谨慎加用免疫抑制剂。建议向患者及其家属充分告知病情,交代相关风险和获益,行硬脑膜组织活检术明确病变性质。

诊治经过: 临床诊断为"抗中性粒细胞胞质抗体相关血管炎,继发性肥厚性硬脑膜炎"。为排除感染,明确病理性质后指导治疗,建议行硬脑膜组织活检术,患者及其家属顾虑相关风险拒绝。予泼尼松 50mg/ 次、1 次 /d 口服,每 2 周减量 5mg,莫西沙星 0.40g/ 次、1 次 /d 口服抗感染,曲马多 50mg/ 次、1 次 / 晚口服镇痛,治疗 10 天后肝功能试验明显升高,考虑药物相关肝损伤可能,停用莫西沙星和曲马多,改为多烯磷脂酰胆碱(易善复)456mg/ 次、3 次 /d 和甘草酸二铵(甘利欣)150 mg/ 次、3 次 /d 口服改善肝功能,体温恢复正常,症状明显好转。患者共住院 28 天,出院后 1 个月门诊随访,症状无反复,复查头部 MRI 增强显示增厚的硬脑膜变薄,强化征象减轻,病变范围缩小(图 11-2)。

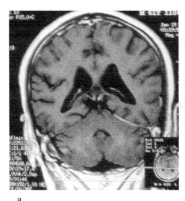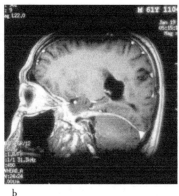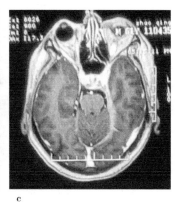

a　　　　　　　　　　　　　b　　　　　　　　　　　　　c

图 11-2　治疗后复查头部 MRI 增强

a. 冠状位增强 T_1WI 显示左侧小脑幕病变范围缩小;b. 矢状位增强 T_1WI 显示增厚的硬脑膜变薄,病变范围缩小;c. 横断面增强 T_1WI 显示左侧海绵窦、颞区硬脑膜变薄,病变范围缩小

最 终 诊 断

抗中性粒细胞胞质抗体相关血管炎(ANCA associated vasculitis,AAV)

继发性肥厚性硬脑膜炎(secondary hypertrophic pachymeningitis,SHP)

讨 论

肥厚性硬脑膜炎(hypertrophic pachymeningitis,HP)是一种以硬脑膜肥厚和纤维化炎症反应过程为特征的少见疾病,由 Charcot 于 1869 年首次描述。近年来,国内外文献报道增多,Yonekawa 等报告 159 例肥厚性硬脑膜炎患者,主要发生于颅底、小脑幕和大脑镰等部位,好发于成人,男性比例略高于女性,平均发病年龄约 58 岁,呈急性或亚急性发病,多为复发 - 缓解病程。研究显示,其临床特征主要是慢性头痛和多发性脑神经功能障碍,慢性剧烈

头痛为最常见的首发症状，多数患者同时出现相应部位的脑神经损伤；肥厚性硬脑膜直接压迫邻近脑组织或影响静脉回流，也可以出现相应脑实质受累表现，以小脑性共济失调、癫痫发作常见；少数患者可以出现颅内静脉窦血栓形成、广泛性自主神经功能障碍、阻塞性脑积水等。

MRI对肥厚性硬脑膜炎有重要诊断价值，主要表现为硬脑膜局灶性或弥漫性增厚，可见结节状、线样病灶，静脉窦受累叶可以表现为结节状病灶；T_1WI呈现与脑皮质相同的等或略低信号、T_2WI呈低信号，增强扫描病灶可见明显强化。

肥厚性硬脑膜炎的发病机制尚不明确，根据病因可以分为特发性肥厚性硬脑膜炎（idiopathic hypertrophic pachymeningitis，IHP）和继发性肥厚性硬脑膜炎，常见的继发因素主要包括：①感染性疾病，如急慢性中耳炎、鼻窦炎，以及梅毒、结核分枝杆菌、隐球菌感染等。病原菌常通过颅骨骨折、中耳炎、鼻窦炎等疾病感染硬脑膜，可行硬脑膜组织活检术或细菌培养以明确诊断。然而硬脑膜组织活检细菌学呈阴性并不能完全排除感染的可能。Parney等报告1例肥厚性硬脑膜炎患者，硬脑膜组织活检术细菌学呈阴性，但结合其结核病疫区居住史、PPD试验强阳性等病史，予抗结核治疗后，肥厚性硬脑膜炎相关临床表现和影像学明显改善。②自身免疫性疾病，如IgG4相关疾病、抗中性粒细胞胞质抗体相关血管炎、风湿性关节炎、结节病等，故认为该病与机体免疫异常密切相关。③其他，如肿瘤引起的异常免疫反应（副肿瘤综合征）也可以导致肥厚性硬脑膜炎。对一些病因不明的肥厚性硬脑膜炎，排除继发性因素后，可以诊断为特发性肥厚性硬脑膜炎。肥厚性硬脑膜炎病理学呈慢性、非特异性炎症改变，纤维增生明显、慢性炎性细胞浸润，10%可见肉芽肿样改变；因其对激素治疗有效，故认为是一种自身免疫性疾病。

近年来，关于ANCA阳性肥厚性硬脑膜炎的报道越来越多，尤其来自日本的研究报道较多。肥厚性硬脑膜炎可以继发于抗中性粒细胞胞质抗体相关血管炎（AAV），且几乎仅继发于肉芽肿性多血管炎（GPA）；临床表现以头痛、脑神经麻痹、副鼻窦炎为主，全身系统受累轻微；实验室检查抗髓过氧化物酶抗体（MPO-ANCA、P-ANCA）和抗人类中性蛋白酶3抗体（PR3-ANCA，C-ANCA）阳性率无明显差异；病理学显示硬脑膜肥厚，并可见肉芽肿型炎症反应、血管炎、多核巨细胞等；免疫治疗后硬脑膜病变明显改善。部分学者认为，抗中性粒细胞胞质抗体相关肥厚性硬脑膜炎可能是抗中性粒细胞胞质抗体相关血管炎，特别是肉芽肿性多血管炎的早期表现或特殊临床表现。

研究显示，部分ANCA阳性肥厚性硬脑膜炎患者临床主要表现为头痛、脑神经受累，全身症状轻微，几乎无血管炎相关临床证据；病情活动期，C-ANCA阴性、P-ANCA阳性，部分伴抗核抗体或类风湿因子阳性，与抗中性粒细胞胞质抗体相关血管炎继发肥厚性硬脑膜炎的临床特征不符，且肉芽肿性多血管炎的特异性抗体为C-ANCA或PR3-ANCA；而这部分患者病情活动期C-ANCA阴性、P-ANCA阳性，故不符合肉芽肿性多血管炎诊断标准；病程中无呼吸道、肾脏等多脏器受累证据，因此提出P-ANCA相关肥厚性硬脑膜炎的诊断，认为其可能是一种独立的疾病实体。

目前，国内外关于P-ANCA相关肥厚性硬脑膜炎的报道较少，根据文献总结其临床特征：①好发于50~70岁，无明显性别差异；②多无明显诱因，呈亚急性发病；③常见临床症状为头痛，其次为脑神经损害，亦可有其他症状，且全身症状轻微，部分患者无呼吸道和肾脏等多脏器受累证据；④病情活动期C-ANCA阴性、P-ANCA阳性，可伴抗核抗体或类风湿因子阳性；⑤血清炎症反应指标升高，如红细胞沉降率、超敏 C 反应蛋白明显升高且与病情进展高度相关；⑥激素联合免疫抑制剂治疗效果优于激素单药治疗。

参 考 文 献

［1］ Shigeo R, Shigenori K. Idiopathic hypertrophic pachymeningitis. Neuropathology, 2010, 23 (4): 335-344.

［2］ Yonekawa T, Murai H, Utsuki S, et al. A nationwide survey of hypertrophic pachymeningitis in Japan. J Neurol Neurosurg Psychiatry, 2014, 85 (7): 732-739.

［3］ Mamelak AN, Kelly WM, Davis RL. Idiopathic hypertrophic cranial pachymeningitis: report of three cases. J Neurosurg, 1993, 79 (2): 270-276.

［4］ Nishioka H, Ito H, Haraoka J. Idiopathic hypertrophic cranial pachymeningitis of the cavernous sinus mimicking lymphocytic hypophysitis. Neurol Med Chir, 1998, 38 (6): 377-382.

［5］ Huang Y, Chen J, Gui L. A case of idiopathic hypertrophic pachymeningitis presenting with chronic headache and multiple cranial nerve palsies: A case report. Medicine, 2017, 96 (29): e7549.

［6］ Parney IF, Johnson ES, Allen PB. "Idiopathic" cranial hypertrophic pachymeningitis responsive to antituberculous therapy: case report. Neurosurgery, 1997, 41 (4): 965-971.

［7］ Yokoseki A, Saji E, Arakawa M, et al. Hypertrophic pachymeningitis: significance of myeloperoxidase antineutrophil cytoplasmic antibody. Brain, 137 (2): 520-536.

［8］ 高彬洋, 卢强, 黄颜, 等. 头痛伴复视 3 月余. 中国现代神经疾病杂志, 2018, 18 (4): 293-296.

第12例

间断发热7个月余,意识不清伴肢体抽动6个月

病 历 摘 要

患者女性,21岁。因"间断发热7个月余,意识不清伴肢体抽动6个月"于2007年11月9日入院。

现病史:2007年3月20日患者因"受凉"后出现发热,体温高达39~40℃,自服"感冒药"和阿莫西林后体温下降;但随之双手出现白色小水疱,米粒大小、呈透明状,伴疼痛、瘙痒,当地医院诊断为"过敏性皮炎",予"外用药"涂于患处皮肤治愈。之后出现口腔溃疡,发热,体温38℃,自服感冒冲剂后体温下降。4月24日因被摩托车撞倒而出现鼻出血、左侧前额血肿,右上肢擦伤、臀部淤青,无意识障碍及喷射性呕吐,当地医院CT检查右侧下肢无明显异常,未行特殊处理。此后即出现情绪烦躁,言语逐渐减少,伤后3天出现言语不清、行走不稳、行为异常(如用筷子捞汤、两腿伸进同一裤管)等症状,当地医院脑电图检查呈现高度异常脑电活动,考虑脑炎予以治疗(具体不详),但病情无明显改善且呈渐进性加重,小便失禁、不能独立行走,遂于4月29日至当地医院就诊,头部CT和腰椎穿刺检查均无明显异常,而患者病情进一步加重,烦躁,喊叫,左侧肢体无自主活动。5月3日因发热(体温38℃)而至当地专科医院以明确诊断。入院时体格检查:嗜睡,双侧瞳孔直径3mm,对光反射存在,四肢肌张力正常,余项检查不配合。给予阿昔洛韦0.5g静脉滴注治疗4小时后体温下降,其余症状与体征无改善。并逐渐出现四肢不自主抽动,左上肢屈曲、其余肢体呈伸直状。5月5日腰椎穿刺检查白细胞计数20个/mm³,潘氏试验阳性,氯化物117.3mmol/L,细菌培养未见隐球菌生长,结核分枝杆菌抗体呈弱阳性(1:1);脑脊液细胞学检查显示细胞总数轻度增加,具体数值不详,以小淋巴细胞增加为主,可见单核细胞。考虑中枢神经系统感染,结核性脑膜脑炎待查。头部MRI未见异常。再次行脑电图检查,呈广泛重度异常脑电活动,双侧弥漫性慢波;继续采用阿昔洛韦静脉抗病毒治疗,病情仍无好转,并出现四肢僵硬症状。5月23日于该院复查常规MRI和DWI,显示枕叶及胼胝体压部异常信号,拟诊为病毒性脑炎致炎性脱髓鞘改变。予甲泼尼龙、丙种球蛋白IgG连续冲击治疗5天,治疗1周后病情好转,出院时理解能力略有改善,其余症状无变化。继续口服泼尼松,剂量减至30mg(1次/d),治疗7天后减为10mg(1次/d)。6月21日头部MRI检查显示,脑内多发异常信号,脑白

质病变,6 月 25 日再度进行甲泼尼龙 0.5g/d 冲击治疗 5 天,后口服泼尼松 60mg(1 次 /d),1 个月后减为 10mg(1 次 /d),维持 1 个月后减至 5mg(1 次 /d)。7 月 24 日再次至当地专科医院复查,头部 MRI 显示脑白质病变明显加重、脑室扩大、皮质萎缩;颈、胸、腰部 MRI 未见异常。采用营养神经、改善微循环、抗癫痫、控制神经精神症状药物治疗,病情依旧;2007 年 10 月 20 日发现患者骶尾部及左手小指皮肤破溃,伴发热(体温 38~39℃,经抗炎药物治疗后体温降至正常范围,骶尾部皮肤逐渐愈合,左手小指仍有破溃;虽仍有间断性肢体抽动,但四肢无自主活动,仍不能与他人交流,可经口进食,恢复大小便意识,为求进一步诊疗转入我院。

患者自发病以来,无关节肿痛、口腔溃疡、眼干、口干、脱发、皮疹、光过敏、牙齿片状脱落等症状。

既往史:1.5 岁时曾出现全身性皮疹,发病初期躯干部散在红色米粒大小皮疹,逐渐向全身蔓延,最后累及头面部,双眼上睑下垂,症状严重时自觉发热但未测体温,未予诊治,5~6 天可自行缓解。7 岁时罹患乙型肝炎。2001 年行阑尾切除术。

个人史、月经及婚育史、家族史:无特殊。

入院后体格检查:恶病质体质,去大脑皮质状态,双侧上肢屈曲、下肢伸直、双手握拳,查体不能配合;骶尾部可见瘢痕形成,左小手指皮肤破溃。心、肺、腹部检查无异常发现。双眼左侧凝视麻痹、头向右侧转,强哭;双侧瞳孔等大、等圆,直径约为 3.50mm,对光反射灵敏,双眼眼球运动检查不合作,鼻唇沟对称;四肢无自主活动,肌张力明显增高,左侧腱反射活跃;左侧病理征阳性;可见肌阵挛。

辅助检查:血、尿、粪便常规、凝血试验均正常。肝功能试验:碱性磷酸酶 177U/L,余项正常。肾功能试验及电解质检测:肌酐 31U/L,尿酸 124U/L,余项正常。血清脂质水平于正常值范围。甲状腺功能:T_3 3.93nmol/L、甲状腺素(T_4)144.43nmol/L、游离 T_3(FT_3)7.62pmol/L、游离 T_4(FT_4)20.57pmol/L;促甲腺激素(TSH)0.381mU/L;β1C- 球蛋白(C3)9 720g/L、β1E- 球蛋白(C4)2 920g/L。感染免疫检测:抗弓形虫抗体(toxo-IgG)阴性,风疹病毒抗体(RV-IgG,1∶80)、巨细胞病毒抗体(CMV-IgG)和疱疹病毒抗体(HSV-IgG,1∶64)阳性;toxo-IgM、RV-IgM、CMV-IgM 及 HSV-IgM 均呈阴性。血清红细胞沉降率(ESR)29mm/h,C 反应蛋白(CRP)16.30mg/L。自身免疫反应检测:抗中性白细胞胞质抗体 MPO-ANCA、PR3-ANCA、IIF-ANCA 均呈阴性,抗核抗体(IgG 型)、抗双链 DNA 抗体(IgG 型)阴性。结核菌素试验(PPD)结果显示为 2.50cm×1.00cm,血清抗 ENA 阴性。腹部 B 型超声检查提示肝脏局部回声增强。乙型肝炎病毒标志物检测(感染检测七项):表面抗原(HbsAg)、e 抗体(HbeAb)、核心抗体(HbcAb)阳性,其余各项均呈阴性反应。血清蛋白电泳观察:α1 球蛋白 6.70%、α2 球蛋白 16.00%、β1 蛋白 5.20%、γ 球蛋白 11.80%。血清游离钙 1.15mmol/L。T 细胞亚群检测:CD4 与 T 细胞比例、CD8 与 T 细胞比例于正常值范围。脑脊液常规正常;蛋白定量 0.48g/L、葡萄糖 3.70mmol/L、氯化物 123mmol/L。脑脊液细胞学检测无异常,细菌培养未见细菌生长,荧光抗酸染色阴性。脑脊液病毒和寄生虫抗体检测于正常范围,脑脊液寡克隆区带阳性,IgG 合成率于正常值范围。血清和脑脊液麻疹抗体 IgM 阴性,IgG 均阳性(1∶800 和 1∶20)。脑脊液 14-3-3 蛋白阳性,血清 *PRNP*(朊粒蛋白)基因序列分析无突变,129 位氨基酸多态性为 M/M 型。腰骶部正侧位 X 线检查显示左侧盆腔骶骨旁类圆形软组织密度影;腰骶部 CT 检查骶骨陈旧性粉碎性骨折,肌电图扫描未见周围神经源性损害，双侧下肢 SSR 异常。头部 MRI 检查显示双侧脑室旁大片状异常信号，脑组织萎缩（图 12-1），与外院 2007 年 7 月 26 日比较脑组织萎缩程度更加明显，考虑亚急性硬化性全脑炎可能。胸腹部 CT 未见明显异常。脑电图扫描（2007 年 11 月 20）呈中度至高度不正常，各导联可见类周期样爆发高幅 1.50~3.00cps 大型慢波，每次约持续 1 秒，两次爆发间隔时间为 2.5~5 秒，间隔期各导联呈现较多低至中幅 1.50~3.00cps 慢波及慢脑电活动；次日（11 月 28 日）复查脑电图基本同前。复查血清、脑脊液麻疹抗体 IgM 阴性、IgG 阳性，血清滴度 1∶200，脑脊液 1∶20。

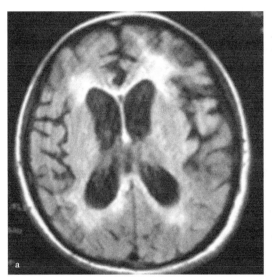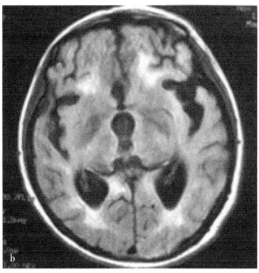

图 12-1　患者头部 MRI 检查

a、b. 发病 16 个月时，MRI 表现为 FLAIR 像显示右顶叶皮层下白质高信号，双侧脑室旁白质高信号，皮质广泛性萎缩，脑室扩大

临床医师讨论

神经科主治医师：该患者定位诊断，去大脑皮质状态，双上肢屈曲、下肢伸直，考虑广泛性皮质受累；伴有双眼左侧凝视麻痹，考虑右侧额叶侧视中枢受累；左侧腱反射活跃、病理征阳性，定位于右侧锥体束；有强哭且掌颌反射阳性，考虑双侧皮质脑干束受损；头部影像学检查皮质、皮质下白质、枕部白质、胼胝体灶性异常信号，并逐渐出现白质异常信号融合为大片病灶，最终出现明显的皮质萎缩，与患者临床体征相符。定性诊断的考虑，呈急性起病，病情迅速达到严重程度，出现皮质、皮质下白质弥漫性病理改变，发病初期外院脑脊液检查存在淋巴细胞炎性反应证据，应考虑以下情况：①中枢神经系统病毒感染，常见的单纯疱疹病毒性脑炎，受累部位以颞叶、额叶底部、扣带回等为主，该患者临床表现及影像学征象与此病不相符。多灶性、进行性白质脑病多发生于成人，一般出现于机体免疫力下降时感染乳头多瘤空泡病毒所致。该患者既往身体健康，发病前无免疫抑制药物长期服用史，需进一步检查其 T 细胞亚群指标，以明确有无免疫力降低情况。亚急性硬化性全脑炎主要累及儿童和少年，由缺陷型麻疹病毒引起，发病初期表现为个性改变、言语困难，逐渐出现智力障碍，肌

强直、阵挛。该例患者在发病初期可见手部皮疹,病程中间断性发热,虽然其皮疹由皮肤科就诊考虑季节性皮疹,不支持麻疹、皮疹表现,可行血清及脑脊液麻疹抗体检测阳性进一步明确有无麻疹病毒感染。HIV 脑病也可导致痴呆、高级智能改变,但是该例患者无 HIV 感染证据,不支持诊断。慢病毒感染,如变异型克 - 雅病(CJD),一般呈亚急性、慢性病程,好发于中老年人群,可伴有共济失调、高级智能改变、肌阵挛,预后不良。该患者为青年女性,急性起病,约 1 周左右病情即迅速进入严重状态,亦不支持慢病毒感染性疾病。②弥漫性硬化,为炎性脱髓鞘疾病的一种危重类型,多见于青少年,表现为头痛、痴呆、同向性偏盲、皮质盲、失聪,不同程度偏瘫、四肢瘫痪、假性球麻痹等症状;影像学可见白质弥漫性损害。③中毒,有机物中毒如三氯乙烷、化疗药物、免疫抑制剂等。该例患者无相关毒物接触史,不支持中毒所致中枢症状。④代谢相关性疾病,卟啉病、高血压造成的可逆性后部白质脑病,但一般呈相对良性病程。⑤免疫相关性疾病,如系统性红斑狼疮可引起弥漫性脑白质损害,但是该患者无全身系统受累的相关表现,可进行血清免疫指标筛查。

经病毒病原学检查发现该患者血清、脑脊液麻疹病毒抗体阳性,结合临床、影像学、脑电图表现可诊断为亚急性硬化性全脑炎(subacute sclerosing panencephalitis,SSPE)。脑脊液麻疹病毒抗体 IgG 阳性是诊断 SSPE 的特异性实验室指标。

神经科教授: 患者目前的大脑、去皮质状态均提示大脑功能严重受损,若此状态于 1 个月内好转即为短暂性损害、1 个月后无改善则为持续性损害,而 6 个月后则为永久性损害,需考虑植物状态。引起植物状态生存的原因以炎症多见,其中最为常见的为病毒性脑炎如单纯疱疹性脑炎,但是腰椎穿刺结果及影像学表现不支持病毒性脑炎的诊断;患者既往无白血病及肿瘤病史,亦不支持进行性多灶性白质脑病。慢病毒感染,特别是 CJD 可有变异型,发病年龄较轻。而亚急性硬化性全脑炎需考虑,尽管其好发于儿童,但是亦有青年、成人暴发病例的报道,应重点完善病毒病原学方面的实验室检查。

患者影像学检查虽无特异性,但却反映了病毒性脑炎的演变过程:初期呈现脑灰质改变,之后轴索变性、白质脱髓鞘病变,最终脑组织广泛性萎缩;与此同时,血清和脑脊液麻疹抗体 IgG 检测阳性,支持 SSPE 的诊断。脑组织活检对于难以诊断的病例很有价值,可发现麻疹病毒抗原。该例患者已有病原学证据,故可不考虑行脑组织活检。脑脊液 14-3-3 蛋白及寡克隆区带无特异性,所有病毒性感染性疾病均可呈阳性反应。治疗原则以鞘内注射干扰素(IFN)、口服异丙肌苷以延缓病程进展,由于价格昂贵可考虑应用广谱抗病毒药物利巴韦林。

诊治经过: 根据临床表现及头部 MRI、腰椎穿刺、脑电图、血清及脑脊液麻疹病毒抗体等辅助检查结果,临床诊断"亚急性硬化性全脑炎"。给予口服利巴韦林 0.3g(3 次 /d)抗病毒治疗,以及氯硝西泮 1mg 睡前口服,奋乃静 2mg(2 次 /d)、巴氯芬 5mg(2 次 /d)、丙戊酸钠 250mg(2 次 /d)口服。

随访: 患者出院后 1 年随访病情平稳,神经科检查无改善。腰椎穿刺检查脑脊液压力正常,白细胞计数 2×10^6/L;蛋白定量 0.27g/L,葡萄糖 3.50mmol/L,氯化物 122mmol/L;脑脊液细胞学检测无异常。血清抗麻疹病毒抗体 IgM 阴性,IgG 阳性(1:800);脑脊液 IgM 阴性,IgG 阳性(1:2)。脑电图仍显示周期样脑电活动,各导联呈中、高波幅 2~3cps 慢波,以 1.50~4.00 的间隔同期样出现,各周期之间表现为低波幅 12~15cps 快节律或 5~6cps 节律及活动,仍无正常节律、波形、调节均差;结论为普遍高度异常。头部 MRI 检查双侧脑室旁、额顶叶皮质下斑片状长 T_2 信号,脑萎缩,与 2007 年 12 月 27 日比较无明显变化。

最 终 诊 断

亚急性硬化性全脑炎(subacute sclerosing panencephalitis,SSPE)

讨 论

亚急性硬化性全脑炎(subacute sclerosing panencephalitis,SSPE)为临床少见的由变异性麻疹病毒持续性中枢神经系统感染引起的炎性疾病。其发病年龄为 6 个月至 35 岁,但以儿童及青少年多见,大于 85% 发生于 5~15 岁,平均发病年龄为 10~14 岁,男女比例为(2~4):1。

该病早期病理改变以炎性病变和包涵体为主;中晚期则可有明显的白质髓鞘脱失,或脑灰质、白质弥漫性受累,表现为脑膜炎和脑炎症状与体征,累及皮质和皮层下灰质、白质,伴胶质细胞增生,血管周围可见浆细胞和淋巴细胞浸润。一般首先累及枕叶、顶叶和颞叶后部,随着病程的进展逐渐由后向前波及额叶。大脑皮质常最先受累,逐渐累及皮质下白质、基底神经节、脑干和颈髓上部,故称为 "全脑炎";胶质细胞增生形成结节,故称为 "硬化性"。Anlar 等对 19 例 SSPE 患儿行脑组织穿刺活检,采用 DNA 原位终末标记法检测细胞凋亡发生率,其结果显示各脑区神经元、少突胶质细胞、淋巴细胞和大胶质细胞均不同程度凋亡。

神经系统症状一般出现于麻疹病毒感染后 7~11 年。典型病例根据其特征可分为 4 期,Ⅰ期:行为及精神障碍期,主要表现为性格、行为和人格异常,包括嗜睡、情绪异常、学习困难等,此期持续时间约数周至数年。Ⅱ期:运动障碍期,本期的特征性症状是肌阵挛,发生于清醒期,肌阵挛的特点包括弥漫性、重复性和频发性。另外,还可发生舞蹈样动作、共济失调、癫痫发作,一般持续 3~12 个月。Ⅲ期:去大脑强直期,持续 3~18 个月。Ⅳ期:终末期,患儿呈植物状态生存,患儿常死于感染。但大多数病例无典型的临床分期,表现不典型。Arora 等报告 1 例 SSPE 患者,呈急性起病,临床表现似急性播散性脑脊髓炎;Dimova 等报告 3 例非典型性 SSPE 患者,其中 1 例急性起病,表现为卒中样发作,即右侧中枢性偏瘫、失语、癫痫发作,1 例以右手运动性震颤起病,迅速进展为右侧额叶综合征(意向性失用症、运动性失语、左侧注视麻痹),余 1 例以左侧偏侧震颤性麻痹起病。亦有患者临床表现很难与一般病毒性脑炎相鉴别,可通过病原学检查和脑组织活检明确诊断。

头部 MRI 可辅助临床诊断,定期复查能够证实病变进展过程中的一些特征,例如逐渐发生并加重的皮质、皮质下及脑干病变,终至弥漫性脑萎缩。Tuncay 等报告一组 15 例 SSPE 患儿的头部 MRI 改变,病程早期灰质和皮质下白质可见不对称性局灶性 T_1 低信号、T_2 高信号,以大脑半球后部多见;病程 <6 个月者,MRI 无明显异常征象;至中晚期,患儿 MRI 显示病变逐渐累及深部白质,最后呈广泛性脑萎缩。SSPE 患儿的 MRI 表现与病程长短有关,而与病情程度无明显相关性。Anlar 等对 26 例年龄为 3~25 岁的患者共进行 34 次 MRI 检查,发现异常信号常见于大脑皮质、皮质下白质、脑室周围白质、胼胝体、基底节、丘脑或脑干;其中绝大多数病例晚期呈弥漫性脑萎缩,个别可伴小脑萎缩,仅 1 例为孤立性大脑皮质(海马)损害,大脑皮质伴皮质下白质和脑室周围白质受累者较常见,白质受累可扩展至胼胝

体,尤其是压部。MRI 表现为病变呈弥漫分布,灰、白质均受累,具有一定特征性但缺乏特异性,主要需注意与进行性多灶性白质脑病、单纯疱疹病毒性脑炎等中枢神经系统炎性疾病相鉴别。进行性多灶性白质脑病 MRI 表现为皮质下多发性脱髓鞘斑,先从顶、枕叶出现向前扩散,呈长 T_1、长 T_2 信号,无占位效应,脱髓鞘斑外缘锐利呈扇形或椭圆形,定期复查呈融合趋势。单纯疱疹病毒性脑炎的 MRI 表现,呈局限于一侧颞叶与岛叶的长 T_1、长 T_2 信号,与正常信号的基底节形成良好的对比,于外侧裂周围有线条状强化,也可见病变区呈脑回状强化,常有明显的占位效应和病灶内点状出血,而对侧病变较轻。

脑电图在诊断中占据重要地位。在 SSPE 病程中,不同时期脑电图有着不同的特点:Ⅰ期可正常或仅出现非特异性慢波增多;Ⅱ期出现特征性改变,即周期性高幅尖波或尖-慢综合波爆发,或伴爆发后轻度抑制;Ⅲ期出现严重脑电图异常,主要表现为背景活动失节律和高波幅慢波;Ⅳ期脑电活动进一步恶化,节律更差,波幅下降。

对于 SSPE 的诊断,脑脊液麻疹病毒抗体阳性是明确诊断的必要条件,为了确保麻疹病毒抗体是由鞘内所合成而非血-脑脊液屏障破坏血清中抗体漏出的结果,因此需同时检测脑脊液其他病毒抗体,如单纯疱疹病毒、风疹病毒、巨细胞病毒等。综上,SSPE 的诊断标准应符合以下条件。

(1)确诊条件:典型临床表现;脑脊液麻疹病毒抗体滴度升高(血凝抑制抗体 >1∶8)。

(2)支持诊断的条件:早期麻疹病史;脑电图异常的动态变化;血清麻疹病毒抗体滴度升高(血凝抑制抗体至少 ≥ 1∶128);脑脊液球蛋白,特别是 γ 球蛋白表达水平升高。然而,许多 SSPE 患者的临床表现极为不典型,在诊断过程中应引起注意,可疑病例应及时行脑脊液麻疹病毒抗体。该例患者发病急骤,迅速进入去皮质状态,不是典型的亚急性脑炎表现,但是亦可有爆发型,而患者高级智能的改变、肌阵挛符合 SSPE 的临床表现,脑脊液、血清高滴度的麻疹病毒抗体 IgG 等项指标为明确诊断提供了有利的依据。该患者脑电图虽然未出现 SSPE 经典的爆发-抑制、周期性大慢波,但是可见类周期性爆发的大慢波,体现了脑电图对 SSPE 诊断的意义。

SSPE 目前尚无疗效肯定、持久性治疗方式,据文献报道,采用 IFN-2α 鞘内或脑室内注射治疗或 IFN-2β 鞘内注射辅助口服异丙肌苷(isoprinosine)治疗有效。另外,亦可应用 IFN-2α 和利巴韦林联合鞘内治疗也有一定疗效的报道。但是 SSPE 患者预后不良,仅有 37% 的患者生存期超过 1 年。另外,对症治疗如加强营养、预防感染、控制癫痫发作、肌阵挛等也十分重要。

参 考 文 献

［1］Anlar B, Soyiemezoglu F, Elibol B, et al. Apoptosis in brain biopsies of subacute sclerosing panencephalitis patients. Neuropediatrics, 1999, 30 (5): 239-242.

［2］Dimova P, Bojinova V. Subacute sclerosing panencephalitis with atypical onset: clinical, computed tomographic, and magnetic resonance imaging correlations. J Child Neurol, 2000, 15 (4): 258-260.

［3］Tuncay R, Akman-Demir G, Gökyigit A, et al. MRI in subacute sclerosing panencephalitis. Neuroradiology, 1996, 38 (7): 636-640.

［4］Anlar B, Saatci I, Kose G, et al. MRI findings in subacute sclerosing panencephalitis. Neurology, 1996, 47 (5): 1278-1283.

［5］Honarmand S, Glaser CA, Chow E, et al. Subacute sclerosing panencephalitis in the differential diagnosis of encephalitis. Neurology, 2004, 63 (8): 1489-1493.

［6］Garg RK. Subacute sclerosing panencephalitis. J Neurol, 2008, 255 (12): 1861-1871.

［7］刘彩燕, 李舜伟, 崔丽英, 等. 发热意识不清四肢抽搐无力. 中国现代神经疾病杂志, 2012, 12 (1): 93-97.

第13例

头痛20余天,发热6天

病 历 摘 要

患者女性,46岁。因"头痛20余天,发热6天"于2011年2月18日入院。

现病史:患者20余天前无明显诱因出现全头胀痛,于当地医院就诊,予阿莫西林0.5g(3次/d)、利巴韦林2片(3次/d)等药物治疗,症状无改善。头部CT及MRI检查显示左侧外囊及顶叶条片状稍低密度影,以及脑内多发异常信号(图13-1)。颈椎MRI扫描$C_3 \sim T_1$椎间盘向后不同程度突出。血常规、肝肾功能、凝血功能均于正常值范围;血旋毛虫、弓形虫及囊虫抗体阴性;肝炎病毒、梅毒抗体、丙肝抗体、HIV抗体等阴性;腹部B超、胸部X线及CT检查未见明显异常。腰椎穿刺脑脊液压力于正常值范围,外观无色透明,潘氏试验呈阳性;白细胞计数8×10^6/L;蛋白0.57g/L,氯化物121mmol/L,葡萄糖1.70mmol/L;抗酸染色、墨汁染色、囊虫阴性。给予青霉素、甘露醇(剂量不详)静脉滴注连续治疗5天,症状无明显缓解。入院前6天出现发热,体温高达38.9℃,午后及夜间加重,无大汗、面色潮红等症状;1天前出现呕吐,非喷射性,呕吐物为内容物,与进食无关。发病以来纳差,精神萎靡,小便正常,便秘,体重减少约2.5kg。

既往史、个人史、家族史:无特殊。

入院后体格检查:心、肺、腹部检查无异常发现。神清,语利,高级智能活动正常。脑神经正常,眼底未见异常。四肢肌张力正常,肌力5级,腱反射存在,病理征阴性。深、浅感觉无异常。指鼻试验、轮替动作及跟-膝-胫试验完成尚可。颈软、无抵抗,布氏征阴性,克氏征阴性。直线行走差,闭目难立征阳性。

入院后辅助检查:①血液及血清学检测,血、尿、粪便常规、肝肾功能、凝血功能、血清脂质,以及血清免疫学、内分泌学指标均于正常值范围。红细胞沉降率(ESR)、C反应蛋白(CRP)、血管紧张素转化酶(ACE)均于正常值范围;血淋巴细胞培养及干扰素测定A 196 SFCs/10^6PBMC(<24)、血淋巴细胞培养及干扰素测定B 468SFCs/10^6PBMC(<24);结核菌素纯蛋白衍化物(PPD)试验阴性;血囊虫抗体检测阴性。血清EB病毒抗体、巨细胞病毒抗原抗体、风疹病毒、弓形体(TOX)、单纯疱疹病毒1型及2型抗体均呈阴性反应,HIV抗体、乙型肝炎病毒(HBV)及丙型肝炎病毒抗体、梅毒特异性抗体于正常范围;血清肿瘤指

标筛查均呈阴性,副肿瘤综合征抗神经抗体阴性。②脑脊液检测,腰椎穿刺脑脊液压力为240cmH$_2$O(1cmH$_2$O=0.098kPa);脑脊液常规检测细胞总数 158×10^6/L,白细胞计数 60×10^6/L;细胞学检查以淋巴细胞和中性粒细胞浸润为主的炎性反应;蛋白质定量 0.76g/L,氯化物110mmol/L,葡萄糖 1.70mmol/L;脑脊液囊虫抗体阴性、人绒毛膜促性腺激素、抗酸染色、墨汁染色,以及抗弓形虫、风疹病毒(RV)、巨细胞病毒(CMV)和单纯疱疹病毒(HSV)抗体均呈阴性,隐球菌抗原、髓鞘碱性蛋白阴性,脑脊液蛋白电泳可见寡克隆区带。多次粪便检测未发现寄生虫。③功能检查,甲状腺、乳腺、子宫双附件 B 超,以及腹部和盆腔 CT 均未见异常。胸部 CT 检查显示左上肺尖小斑状影,双肺多发微小结节,结核待排除,双腋下及纵隔多个小淋巴结,部分钙化(图 13-2)。腹腔及盆腔 CT 检查未发异常。复查头部 CT 显示左侧外囊及顶叶条片状稍低密度影同前。头部 MRI 平扫及增强检查显示双侧大脑半球、半卵圆中心、基底节区、脑桥、延髓、小脑及双侧额顶叶皮质下、双侧顶枕叶交界皮质下、左侧颞叶皮质下多发小圆性异常信号,边缘呈长 T$_1$ 长 T$_2$ 信号,部分中心在 T$_2$ 呈低信号;增强后呈环形或结节状强化,周围可见小片状水肿带呈长 T$_1$ 长 TW 信号,小脑幕及颅底脑膜斑片样强化(图 13-3)。头部 MRS(磁共振波谱)对脑干和左侧壳核病变取样分析,谱线未见明显异常。小腿 X 线检查无异常。PET 扫描可见 CT 所示左侧外囊及顶叶低密度区已不明显,提示病变经治疗后已逐渐好转;MRI 所示病变区未见明确代谢升高灶;右侧额叶白质区及脑干代谢欠均匀,垂体增大且代谢升高,考虑良性病变可能。右侧少量胸腔积液;左侧肺尖无明显代谢活性斑片影,为陈旧性病变;左侧肺门、纵隔、多发钙化灶;纵隔、双侧腋下及双侧腹股沟淋巴结增多,部分有轻度代谢活性,炎性淋巴结可能性大;头、颈、胸、腹部和盆腔等部位未见明确代谢异常升高病灶。

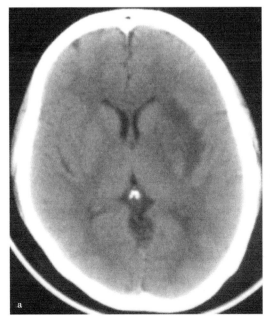 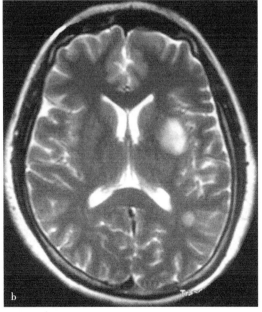

图 13-1　头部 CT 和 MRI 检查所见

a.外院头部 CT 显示左侧外囊及顶叶条片状稍低密度影;b.外院头部 MRI 显示脑内多发异常信号

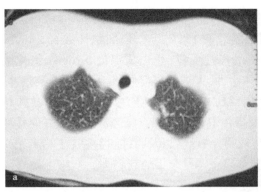
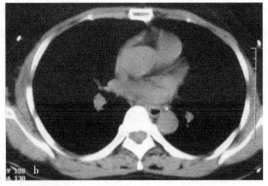

图 13-2　胸部 CT 检查所见
a.肺窗显示左上肺尖小斑状影,双肺多发微小结节,结核待排除;
b.纵隔窗显示双腋下及纵隔多个小淋巴结,部分钙化

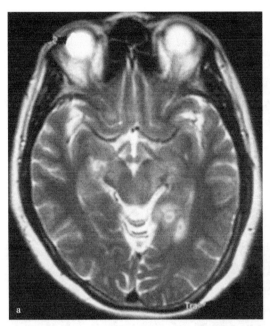
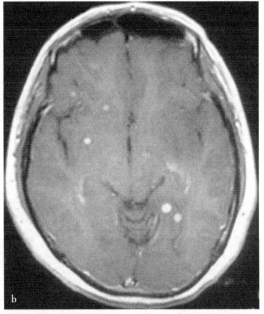

图 13-3　头部 MRI 检查所见
a.治疗前头部 MRI 检查左侧颞叶、右侧额叶皮质下及右侧基底节区多发长 T_2 信号,周围小片状水肿;
b.上述病灶增强后呈环形或结节状强化

　　诊断和治疗经过: 根据患者临床症状及入院后辅助检查结果,考虑为播散性脑结核瘤可能。予以脱水降低颅压及试验性四联抗结核治疗:利福平 0.45g(1 次 /d)、异烟肼 0.3g (1 次 /d)、乙胺丁醇 0.25g(3 次 /d)、吡嗪酰胺 0.5g(3 次 /d),同时辅助地塞米松 5mg/d 治疗。连续治疗 1 个月后患者体温下降,波动于 37.5℃,亦未再呕吐,头痛症状及精神状态均有所好转,基本可以正常进食。复查头部 MRI 可见,脑内多发病变范围缩小,病灶周围水肿缓解(图 13-4)。抗结核治疗 2 个月后随访头痛症状基本消失,体温恢复正常,精神良好,体重增加 2kg。

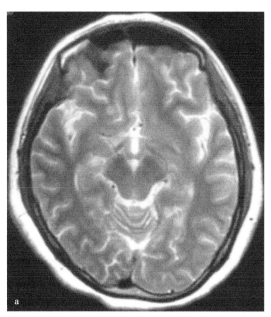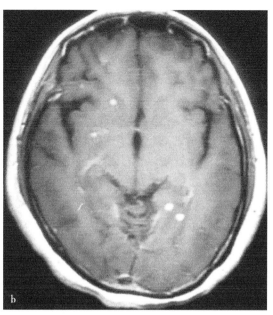

图 13-4 抗结核治疗 1 个月后头部 MRI 检查
a. T_2WI 像病灶较治疗前缩小,水肿基本消失;b. 增强后的强化病灶亦较治疗前缩小

临床医师讨论

神经科主治医师:患者为中年女性,呈亚急性起病,主要表现为头痛、发热、呕吐,体温波动于 38~39℃,午后及夜间加重。头部 MRI 检查显示双侧大脑半球、半卵圆中心、基底节区、中脑、脑桥、延髓、小脑及双侧额顶叶皮质下、双侧顶枕叶交界皮质下及左侧颞叶皮质下多发病灶;增强后呈结节状、环形强化。定位诊断:根据患者头痛,头部 MRI 可见脑室及脑池缩小、脑组织饱满,考虑存在颅内高压;呕吐频繁,考虑与延髓呕吐中枢受累有关。结合头部 CT 和 MRI 检查结果,考虑脑内多发部位受累。定性诊断:①颅内感染,患者为中年女性,亚急性起病,临床主要表现为头痛、发热、呕吐,头部 MRI 检查显示脑内多发团状病灶,水肿不明显,首先考虑感染的可能,如脑囊虫、脑结核瘤与脑脓肿等;但血液及脑脊液囊虫抗体检测阴性且无米猪肉食用史,头部 CT 无钙化病灶、MRI 未见囊虫头节,无明确的流行病学史,颅内病灶呈非典型囊虫病灶,多次粪便检查均未见寄生虫,小腿 X 线检查无异常,血液及脑脊液囊虫抗体阴性,不支持脑囊虫病。该患者亦无全身细菌感染证据,无真菌感染及接触史,临床症状较轻,故不考虑脑脓肿及真菌感染。但发热症状明显,以午后及夜间严重,血液淋巴细胞培养和干扰素测定明显升高,胸部 CT 可见肺尖陈旧性结核,双肺多发微小结节,头部 MRI 检查双侧大脑半球、半卵圆中心、基底节区、中脑、脑桥、延髓、小脑及额叶、顶叶、颞叶、枕叶皮质、皮质下白质多发长 T_1、长 T_2 信号,增强后呈环形强化,颅底脑膜也可见强化影;试验性抗结核治疗 1 个月后体温呈下降趋势,临床症状好转,影像复查脑内多发病变明显缩小,因此诊断考虑脑播散性结核瘤可能。②肿瘤,MRI 检查显示颅内多发病灶,增强后呈环形强化,且皮质、皮质下、幕上幕下均受累,符合血行播散性特点,需考虑脑肿瘤的可能。但血液学检测,各项肿瘤学指标、胸腹盆腔 CT,以及子宫、双附件、乳腺、甲状腺 B 超及乳腺

钼靶像均无异常发现,头部MRS脑代谢分析未见明显异常,全身PET亦未发现肿瘤证据,故不支持脑转移瘤或血管内淋巴瘤的诊断。

感染科医师:该患者血液及脑脊液囊虫抗体均呈阴性反应,不支持脑囊虫病的诊断。肺内病变可考虑结核,且可能为陈旧性病变,颅内多发性病灶则应考虑为脑结核。中枢神经系统结核瘤在发展中国家依然常见,大多数为颅内感染。治疗方面同意给予四联抗结核治疗。

神经科教授:患者主要表现为头痛、发热,并以午后及夜间体温升高明显,结合影像学和脑脊液检查结果,诊断首先考虑颅内感染,以结核分枝杆菌感染的可能性更大。试验性抗结核治疗后症状有所好转,也进一步支持脑结核的诊断。治疗过程中应注意抗结核药物对肝、肾、神经系统、血液系统损害等的不良作用。脑脊液细胞学检查提示以淋巴细胞和中性粒细胞为主的混合性炎症,未见嗜酸细胞参与,不支持寄生虫感染所致;根据头部CT检查,一般囊虫为新旧不等的囊状改变,可见钙化,该患者无此类表现,因此不支持脑囊虫的诊断。

最 终 诊 断

脑多发结核瘤(multiple intracranial tuberculoma)

讨 论

该患者的影像学特点是脑内多发病灶。脑内多发环形强化病灶为临床较为常见的异常神经影像学现象,其病因包括感染、肿瘤、炎性病变或血管病。多发环形强化的原发性或继发性脑肿瘤包括成胶质细胞瘤、低级别神经胶质瘤、淋巴瘤和脑转移瘤。而多发性环形强化的非肿瘤性神经系统疾病则包括脑结核、脑囊虫、脱髓鞘病、脑脓肿、弓形体病、真菌感染、神经梅毒、结节病等。

中枢神经系统结核分枝杆菌感染可以表现为颅底渗出性软脑膜炎、局灶性病灶如脑结核瘤、脓肿。中枢神经系统结核是肺外结核的一种严重表现形式,占结核患者的10%,其中约1%的中枢神经系统结核可以表现为脑结核瘤,尤其在发展中国家,5%~8%的中枢神经系统占位性病变为结核瘤。脑结核瘤可以伴或不伴结核性脑膜炎,脑结核瘤既可是单发病灶亦或是多发病灶,大多数脑结核瘤患者缺乏临床阳性体征,只有当结核瘤的数量足够多、体积足够大时,才会出现神经系统局灶体征及颅内高压症状。关鸿志等曾回顾北京协和医院诊治的11例脑多发性结核瘤病例,主要临床表现为脑膜刺激征者4例,意识障碍5例,偏瘫3例,抽搐2例;脑脊液压力升高8例,脑脊液蛋白升高10例,糖减低7例;脑脊液常规白细胞计数正常7例,升高4例;脑脊液细胞学见4例呈混合性细胞反应,2例呈淋巴-单核细胞反应,3例未见异常。可见脑结核瘤患者总体的脑膜刺激征和脑脊液炎性改变较轻,半数以上患者不伴有脑膜炎。CT扫描常见小的等密度或轻微高密度结节伴周围水肿,增强后呈均匀强化或环形强化,靶征较常见,表现为环形强化的病灶伴中心区域强化或钙化。结核瘤的中心区常呈干酪样坏死,MRI影像表现为等或长T_1信号,T_2像呈等或短T_2信号伴等或高信号的边缘,增强后呈环形或结节状强化,直径1~5cm,有时也表现为不规则强化或开环强化。当病灶在T_1、T_2像上边缘呈低信号,T_1增强后强化明显且T_2像中心呈低信号表现时,为结核瘤发生干酪样坏死所具有的特异性改变,可资与其他环形强化病变相鉴别。

脑结核瘤应注意与以下中枢神经系统病变的影像学表现相鉴别:①脑脓肿,在 T_1WI 上为等信号或稍高信号,T_2WI 呈低信号,环形强化后为光滑薄壁表现,近中线区域壁更薄;当脓肿壁呈现厚壁或不规则或结节样表现时常提示肿瘤或真菌感染。②脑囊虫病,MRI 影像所见脑囊虫壁较厚,呈等信号,T_2WI 病灶周围水肿明显;常见偏心性钙化囊虫头节,此类病灶虽然多发但水肿不明显。③脑转移瘤,常为皮质下病灶,邻近灰白质交界处,病灶周围常伴水肿,T_1WI 多呈等信号,T_2WI 和 FLAIR 像呈高信号,增强后呈结节性环形强化。④恶性黑色素瘤,病灶在 T_1WI 像上可表现为高信号,这是由于出血或病灶内含有黑色素。⑤脑原发性肿瘤,生长迅速的脑原发性肿瘤,例如胶质母细胞瘤。⑥中枢神经系统淋巴瘤,CT 扫描主要表现为高密度或等密度,圆形或卵圆形肿块,增强后均匀强化伴周围水肿或是环形强化,病灶常呈多灶并位于脑室周围,边界不清,软脑膜受累多见。⑦脑弓形体病,好发于艾滋病患者,MRI 表现为多发颅内病灶,增强后可见伴偏心结节的环形强化病灶,大多数病灶位于基底节或额顶叶;CT 多为单一或多发结节状病灶,增强后呈薄壁环形强化,周围白质水肿明显,75% 的结节位于基底节区,其他位于灰白质交界处;T_1WI 呈低信号,T_2WI 为高信号,有时呈等信号或低信号。⑧炎性脱髓鞘病变,一些急性炎性脱髓鞘病变也可表现为多发环形强化,虽然大小形态各不相同,但常为开环或不完整环形病灶,这一特点有助于鉴别脱髓鞘病变和脑肿瘤、颅内感染性病变如脑脓肿。⑨霉菌性肉芽肿,亦可表现为多发性脑脓肿,但霉菌性脓肿主要位于脑干、基底节和额顶枕叶大脑皮质,小脑和脊髓病灶罕见;病灶壁厚,中心为坏死组织;MRI 表现为不规则环形病灶,T_2WI 为低信号,增强后表现为环形或结节样强化,脓腔内可见放射状的真菌菌丝,此为霉菌性脓肿的特异性改变。

脑结核瘤病灶直径一般为 2~3cm,结核性脑脓肿病灶常 >3cm,淋巴瘤病灶一般 >4cm,脑囊虫病灶常 <2cm。尽管如此,仅从病灶大小来鉴别病灶性质的方法并不可靠,因为脑结核瘤病灶的直径可从不足 1cm 至 10cm 以上不等。MRI 诊断结核瘤优于 CT 扫描,但仍缺乏特异性,必要时需进行组织病理学诊断。由于结核瘤通常质地坚硬,立体定向脑组织活检时病灶易被推开,导致样本采集部位失当而影响诊断的准确性。影响中枢神经系统结核或脑结核瘤预后的重要因素是初始治疗时机,治疗时间越晚,越容易发生不可逆性脑损害,导致后遗症状的病灶形成。

对于影像学检查所显示的颅内多发性病灶,且呈现播散性特点者,应考虑脑结核瘤的可能。虽然神经影像学改变可以提示本病,但试验性抗结核治疗对明确诊断更具有临床意义。该例患者试验性抗结核治疗有效,需继续巩固治疗和长期随访观察。

参 考 文 献

[1] Sonmez G, Ozturk E, Mutlu H, et al. An unusual intraventricular lesion: tuberculoma. J Neuroradiol, 2008, 35 (1): 63-64.

[2] Akhaddar A, Mahi M, Harket A, et al. Brainstem tuberculoma in a postpartum patient. J Neuroradiol, 2007, 34 (5): 345-346.

[3] Wasay M, Kheleani BA, Moolani MK, et al. Brain CT and MRI findings in 100 consecutive patients with intracranial tuberculoma. J Neuroimaging, 2003; 13 (3): 240-247.

[4] Young RJ, Sills AK, Brem S, et al. Neuroimaging of Metastatic Brain Disease. Neurosurgery, 2005, 57 (5 Suppl): S10-S23; discusssion S1-S4.

［5］Garg RK, Desai P, Kar M, et al. Multiple ring enhancing brain lesions on computed tomography: an Indian perspective. J Neurol Sci, 2008, 266 (1-2): 92-96.

［6］关鸿志 , 周祥琴 , 陈琳 , 等 . 脑多发性结核瘤 11 例的临床、脑脊液细胞学与病理特点 . 中华神经科杂志 , 2006, 39 (12): 810-813.

［7］Bernaerts A, Vanhoenacker FM, Parizel PM, et al. Tuberculosis of the central nervous system: overview of neuroradiological findings. Eur Radiol, 2003, 13 (8): 1876-1890.

［8］陈健华 , 刘秀琴 , 倪俊 , 等 . 头痛 , 发热 , 呕吐 . 中国现代神经疾病杂志 , 2011, 11 (3): 366-369.

第 14 例

反复发热 1 年,双下肢无力 20 余天

病 历 摘 要

患者女性,22 岁。因"反复发热 1 年,双下肢无力 20 余天"于 2016 年 10 月 26 日入院。

现病史:患者 1 年前无明显诱因出现反复发热,体温最高达 40℃,外院实验室检查:血常规,白细胞计数 1.04×10^9/L,网织红细胞比例 0.014 5,血红蛋白 92g/L,血小板计数 72×10^9/L;EB 病毒 DNA 测定为 416×10^3 拷贝/ml;腹部超声提示肝脏肿大、肝实质弥漫性改变、巨脾、门静脉系统轻度扩张;胸部 CT 提示双肺多发性结节影,提示炎症性改变;骨髓细胞学检查可见三系增生骨髓象,红系比例增加;骨髓活检提示骨髓增生大致正常,髓系细胞增生伴巨核细胞形态轻度异常;JAK2 V617F 定量 0,*CALR-EXON9*、*MPL Exon10* 突变阴性;流式细胞术显示粒系比例增加,出现核左移,CD13 表达下调;免疫组织化学染色显示 $CD41^+$ 巨核细胞 1 391 个,其中正常巨核细胞 1 238 个,中性粒细胞碱性磷酸酶(N-ALP)和糖原染色(PAS)阴性,铁粒幼细胞阳性率为 2%(27%~94%)。临床考虑"EB 病毒感染",予抗感染、保肝和静脉注射免疫球蛋白(具体方案不详)治疗,治疗 2 个月后发热症状逐渐缓解。此后定期复查血常规显示全血细胞计数减少,腹部超声显示肝脏肿大、脾肿大、门静脉系统持续扩张。患者 20 余天前无明显诱因出现双下肢无力,行走时双下肢沉重、僵硬,症状逐渐加重;14 天前需扶持行走,不能自行蹲起,偶有跌倒;7 天前症状略减轻。外院胸椎 MRI 检查(2016 年 10 月 19 日)显示胸髓内弥漫性斑片状异常信号影,考虑炎性脱髓鞘病变可能。为求进一步诊断与治疗,至我院就诊,门诊以"脊髓病变"收入院。患者自发病以来,精神、睡眠、饮食尚可,无头晕、头痛,无恶心、呕吐,无视物模糊、视物成双,无言语不清、饮水呛咳,无肢体麻木,无大小便障碍,体重无明显减轻,否认眼干、口干、脱发、皮疹、关节肿痛、雷诺现象等免疫色彩。

既往史、个人史、家族史:均无特殊。

入院后体格检查:体温 37.2℃,脉搏 80 次/min,呼吸 23 次/min,血压 105/64mmHg(1mmHg=0.133kPa)。右侧颌下触及 1 个小淋巴结,黄豆大小,活动度可,质地坚韧,无压痛。腹部柔软,无压痛,肝脏肋下未触及,脾大,肋下约 8cm。神经系统检查:神志清楚,语

言流利,简易智能状态检查量表(MMSE)评分 24 分,蒙特利尔认知评价量表(MoCA)评分 23 分,视力、视野粗测正常,双侧瞳孔等大、等圆,直径约 4mm,对光反射灵敏,余脑神经未见异常;双上肢肌力 5 级、肌张力正常,双下肢肌力 5– 级、肌张力增高;针刺觉、音叉振动觉正常;双手指鼻试验稳准,双手快复轮替动作正常,双下肢跟 - 膝 - 胫试验稳准;四肢腱反射活跃;右侧 Hoffmann 征阳性、左侧 Hoffmann 征阴性,双侧 Rossolimo 征阳性,双侧 Babinski 征阳性、Chaddock 征阳性,双侧踝阵挛阳性,Romberg 征阴性。痉挛步态。脑膜刺激征阴性。

辅助检查:实验室检查,血常规,白细胞计数 0.80×10^9/L,中性粒细胞 0.49×10^9/L,网织红细胞 99.70×10^9/L、网织红细胞比例 0.024 1,血红蛋白 114g/L,血小板计数 45×10^9/L,红细胞沉降率(ESR)2mm/h;血涂片,红细胞大小轻度不等,白细胞形态大致正常,血小板少见。血液化学,总胆红素 26.50μmol/L,直接胆红素 10.40μmol/L,γ- 谷氨酰转肽酶 88U/L,碱性磷酸酶(ALP)149U/L,谷丙转氨酶(ALT)51U/L,谷草转氨酶(AST)77U/L,超敏 C 反应蛋白(hsCRP)0.64mg/L;EB 病毒 DNA 测定 4 600 拷贝 /ml,EB 病毒四项衣壳抗原 IgG(VCA-IgG)阳性(6.97U/ml),衣壳抗原 IgM(VCA-IgM)、衣壳抗原 IgA(VCA-IgA)和早期抗原 IgA(EA-IgA)阴性;免疫学指标,水通道蛋白 4(AQP4)IgG 阴性,抗可提取性核抗原(ENA)抗体(4 项 +7 项)阴性。淋巴细胞亚群:①B 淋巴细胞、自然杀伤 T 细胞(NKT)、$CD4^+T$ 细胞和 $CD8^+T$ 细胞计数均显著减少,$CD4^+T$ 细胞 /$CD8^+T$ 细胞比值增加;②纯真 $CD4^+T$ 细胞计数和比例显著减少;③$CD4^+T$ 细胞第二信号受体(CD28)比例正常,$CD8^+T$ 细胞第二信号受体(CD28)比例增加;④$CD8^+T$ 细胞的 CD38 比例增加。腹部超声提示脾大,门静脉系统扩张。甲状腺和颈部淋巴结超声显示双侧颈部未见明确肿大淋巴结,甲状腺左叶实性结节。胸部 CT 显示双肺多发性结节,双肺多发性淡片索条影,考虑感染性病变可能。骨髓细胞学检查:三系增生活跃,粒系各阶段细胞比例和形态大致正常,红系早幼红细胞和中幼红细胞比例增加、形态正常,红细胞形态正常,淋巴细胞和单核细胞比例和形态正常,骨髓全片巨核细胞计数 15 个,均为颗粒巨核细胞,血小板计数减少。骨髓活检显示髂后少许骨和骨髓组织,骨髓组织中造血组织略减少,脂肪组织略增多,造血组织中粒系和红系比例大致正常,巨核细胞可见。免疫组织化学染色:CD138、CD20、CD3 和 CD38 散在阳性,CD15 和髓过氧化物酶(MPO)阳性。腰椎穿刺脑脊液检查外观清亮透明,压力 110mmH$_2$O,细胞数 0 个,蛋白 0.79g/L,葡萄糖 2.20mmol/L,氯化物 123mmol/L,乳酸 1.75mmol/L;脑脊液细胞学提示轻度淋巴细胞反应,未见异型细胞。脑脊液 EB 病毒 DNA 测定 1 700 拷贝 /ml(<500 拷贝 /ml),EB 病毒四项 VCA-IgG 阳性(3.83U/ml),VCA-IgM、VCA-IgA、EA-IgA 阴性;寡克隆区带(OB)阴性。影像学检查:头部 MRI 显示脑桥、双侧桥臂、双侧小脑半球、双侧额叶和右侧顶叶皮质下、双侧侧脑室旁、双侧侧脑室后角旁枕叶多发性斑片状异常信号影,考虑炎症性病变可能、脱髓鞘病变可能(图 14-1)。颈胸椎 MRI 显示 C_{2-3}、C_{5-7}、T_{1-12} 水平髓内多发性异常信号影,增强扫描病变呈强化征象,考虑脱髓鞘病变可能(图 14-2,图 14-3);颈椎生理曲度稍直。神经电生理学检查:肌电图(2016 年 11 月 4 日)显示体感诱发电位(SEP)正常,左侧脑干听觉诱发电位(BAEP)正常、右侧大致正常。

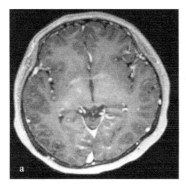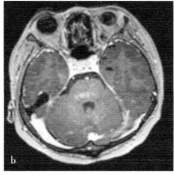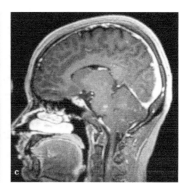

图 14-1 头部 MRI 检查所见

a. 横断面增强 T_1WI 显示双侧额叶、枕叶皮质下、双侧基底节区、丘脑斑点样和结节状强化信号影;b. 横断面增强 T_1WI 显示脑干、双侧小脑半球斑点样和结节状强化信号影;c. 矢状位增强 T_1WI 显示双侧大脑半球、双侧基底节区、丘脑、脑干、双侧小脑半球和双侧脑桥臂弥漫性斑点样和结节状强化信号影

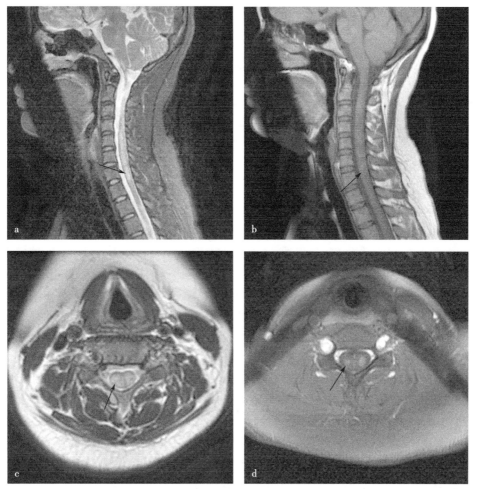

图 14-2 颈椎 MRI 检查所见

a. 矢状位 T_2WI 显示 $C_{2\sim3}$、$C_{5\sim7}$ 水平髓内多发异常高信号影(箭头所示);b. 矢状位增强 T_1WI 显示病灶呈强化征象(箭头所示);c. 横断面 T_2WI 显示髓内斑片状异常高信号影(箭头所示);d. 横断面增强 T_1WI 显示髓内病变呈异常强化征象(箭头所示)

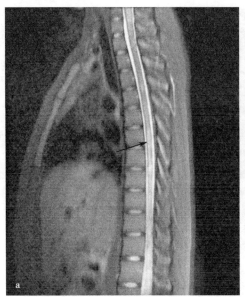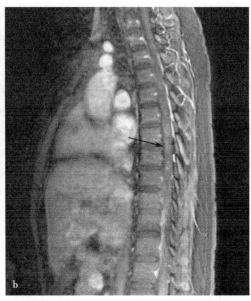

图 14-3　胸椎 MRI 检查所见

a. 矢状位 T_2WI 显示 T_1~T_{12} 水平髓内多发斑片状异常高信号影;b. 矢状位增强 T_1WI 显示病灶强化

临床医师讨论

神经科主治医师:定位诊断,双下肢无力、肌张力增高、腱反射亢进、病理征阳性,定位于双侧锥体束;影像学显示脑和脊髓多部位受累,提示广泛中枢神经系统病变。定性诊断:青年女性,慢性病程,1 年前出现持续发热、肝脾大等传染性单核细胞增多样症状,EB 病毒 DNA 拷贝数显著升高,支持 EB 病毒感染,此后全血细胞计数减少、肝功能异常,肝脾大持续存在,符合慢性活动性 EB 病毒感染。患者 20 余天出现双下肢无力,无感觉异常和大小便障碍;外周血和脑脊液 EB 病毒 DNA 拷贝数显著升高,EB 病毒 VCA-IgG 阳性;MRI 显示颅内多发性斑片状异常信号影,伴斑点样和结节状异常强化征象,颈髓和胸髓多发性异常信号影伴强化征象,受累范围广泛,考虑广泛中枢神经系统病变与慢性活动性 EB 病毒感染相关,定性诊断首先考虑为 EB 病毒直接感染中枢神经系统或继发性炎性脱髓鞘可能。鉴别诊断:①中枢神经系统脱髓鞘疾病。急性播散性脑脊髓炎(acute disseminated encephalomyelitis,ADEM)可以继发于 EB 病毒感染,常于感染后 1~2 周急性起病,病情危重,神经系统多部位受累,但不同于 EB 病毒感染后病程迁延并逐渐出现神经系统受累的慢性病程。多发性硬化(MS)多为复发 - 缓解型病程,EBV 感染可以增加多发性硬化风险,但多发性硬化的脊髓病灶多 <3 个节段,该例患者脊髓受累广泛,单相病程,脑脊液寡克隆区带阴性均不支持多发性硬化的诊断。该例患者脊髓病变 >3 个节段,还应注意与视神经脊髓炎(NMO)/ 视神经脊髓炎谱系疾病(NMOSD)相鉴别,但患者 NMO-IgG 阴性,亦无视神经受累证据和其他视神经脊髓炎典型 MRI 表现,故不支持 NMO-IgG 阴性的视神经脊髓炎 / 视神经脊髓炎谱系疾病的诊断。②结缔组织病累及中枢神经系统。患者为青年女性,是结缔组织病如系统性红斑狼疮、干燥综合征、强直性脊柱炎、类风湿关节炎等的好发人群,应注意鉴别,但该例患者否认皮疹、眼干、口干、关节肿痛等症状,自身免疫相关抗体阴性,故不支持结缔组织病累及中枢神经系统的诊断。③中枢神经系统肿瘤。EB 病毒感染与淋巴瘤发病相关,通常呈慢性病程,症状进行性加重。患者入院前症状趋于平稳并略有减轻,不符合肿瘤的病程特点,而且神经影像学表现较重,而临床症状相对较轻,血液系统相关检查无淋巴瘤等肿瘤学证据,故中枢神经系统肿瘤证据不足。

感染科医师:患者既往发热、淋巴结肿大、肝脾大伴肝功能异常、全血细胞计数减少,持续 >6 个月,外周血 EB 病毒拷贝数显著升高,可以诊断慢性活动性 EB 病毒感染,该病活跃期可出现多系统受累表现,该例患者可以诊断为慢性活动性 EB 病毒感染相关脑脊髓炎,肺部感染也与 EB 病毒感染有关。予更昔洛韦抗病毒治疗 2~3 周,部分患者可有短期疗效。目前认为,慢性活动性 EB 病毒感染尚无确切有效的治疗方法,总体远期预后欠佳,除异基因造血干细胞骨髓移植外,其他治疗方法均无效,建议血液科进一步诊断与治疗。

血液科医师:患者慢性活动性 EB 病毒感染诊断明确,考虑为自身免疫调控功能下降,无法有效清除 EB 病毒。患者存在反复发热、肝脾大、中枢神经系统广泛受累,生存期短,预后差。目前尚无发热等感染征象,无进行性肝脾大,药物治疗后血小板计数、粒细胞计数可维持于一定水平,病情尚平稳,嗜血细胞综合征不支持,但外周血和脑脊液 EB 病毒 DNA 拷贝数明显升高,提示 EB 病毒复制活跃。存在病情进展并向淋巴瘤转变的风险,异基因造血干细胞骨髓移植术是目前唯一可能根治疾病的方法,可尝试,但风险较高,患者无兄弟姊妹,单倍体移植成功率低、病死率高,且存在排斥反应风险,移植前需预处理清除病毒,由于存在血 - 脑屏障,中枢神经系统清除病毒困难,异基因造血干细胞骨髓移植术效果差。

外科医师:考虑白细胞和血小板计数减少系脾亢(脾功能亢进)所致,患者目前脾较前有所减小,脾切除术需考虑手术时机并评估手术风险,手术风险包括脾切除术后可能出现的暴发性感染、胰漏、DVT(深静脉血栓形成)等,故暂予内科保守治疗,如果升粒细胞药治疗无效可行脾切除术,并可为诊断提供组织病理学依据。

神经科教授:患者的临床疾病分为两部分,一部分为 1 年余前反复发热,EB 病毒感染诊断明确,合并全血细胞计数减少、肝脾大、肝功能异常、门静脉系统扩张,1 年来间断随诊复查,病情尚稳定;另一部分为此次发病,表现为行走困难、痉挛性截瘫,纯运动系统受累,影像学提示颈髓和胸脊髓长 T_1、长 T_2 信号,伴强化征象,脊髓水肿。定位诊断:双侧锥体束,但患者临床表现与影像学表现不平行,临床表现为非全横贯性脊髓损害,双下肢肌力 5− 级,但行走困难症状较重,可进一步定位脊髓后索等其他传导束损害。定性诊断:①炎症性病变,患者青年女性,急性起病,3 周后自行缓解,有自限性,符合病毒感染病程,但 EB 病毒直接感染导致的脊髓病变多累及灰质和脊髓前角,且脑脊液细胞学白细胞计数未增加,不符合急性炎症性病变;②免疫介导,EB 病毒感染后免疫介导导致的脊髓脱髓鞘病变,但患者 NMO-IgG 阴性不支持视神经脊髓炎 / 视神经脊髓炎谱系疾病;③中枢神经系统肿瘤,长节段脊髓病变不能排除脊髓肿瘤,且 EB 病毒感染可合并淋巴瘤,但患者起病迅速且有自发缓解倾向,疾病演变过程与中枢神经系统肿瘤不符;④血管病,患者存在门静脉系统高压,还应考虑门静脉高压引起脊髓静脉回流受阻导致的脊髓病变,目前影像学表现无特异性,也不能解释颅内病灶。治疗方面,患者慢性活动性 EB 病毒感染诊断明确,在长期病毒感染的情况下,应用激素可能引起免疫抑制导致病情加重,不建议应用激素;可尝试静脉注射免疫球蛋白;长期 EB 病毒感染,可予抗病毒治疗,患者肝功能异常,应注意加重肝功能损害的药物不良反应。

诊断与治疗经过:临床诊断为"慢性活动性 EB 病毒感染,脑脊髓炎"。静脉注射免疫球蛋白(总剂量 2.0g/kg,分 5 天),更昔洛韦 250mg(2 次 /d)静脉滴注抗病毒,重组人粒细胞刺激因子 150U(1 次 /d)皮下注射改善粒细胞缺乏,静脉输注血小板,口服保肝药物与 B 族维生素,巴氯芬 5mg(2 次 /d)口服降低肌张力。患者共住院 16 天,出院时双下肢肌张力较前减低,行走困难较前改善。

最 终 诊 断

慢性活动性 EB 病毒感染(chronic active Epstein-Barr virus infection,CAEBV)

讨 论

慢性活动性 EB 病毒感染(chronic active Epstein-Barr virus infection,CAEBV)是无明确免疫缺陷的个体感染 EB 病毒后出现慢性或复发性传染性单核细胞增多样症状,伴抗 EB 病毒抗体异常和 EB 病毒 DNA 拷贝数升高。该病在日本、韩国等亚洲国家的报道较多,西方国家相对少见。可发生于任何年龄阶段,更多见于儿童和青少年。

EB 病毒是双链 DNA 病毒,属疱疹病毒科。人体感染 EB 病毒后可终身潜伏感染,人群感染率超过 90%,大多数发生于儿童期,且通常无症状,青少年期常导致传染性单核细胞增多症,表现为发热、淋巴结肿大、脾大等。EB 病毒原发感染后潜伏在 B 细胞,建立以自然杀伤 T 细胞为主的免疫监视系统,当 EB 病毒再次激活、过度复制时,可以杀伤 EB 病毒和感染的细胞。然而在极少数情况下,EB 病毒感染 T 细胞和自然杀伤 T 细胞,进展为危及生命的慢性活动性 EB 病毒感染,外周血 EB 病毒 VCA-IgG 和 EA-IgG 滴度升高,EB 病毒 DNA 和 RNA 拷贝数明显升高,提示 EB 病毒再次活跃复制。慢性活动性 EB 病毒感染的发生与宿主免疫功能下降相关,EB 病毒特异性细胞毒性 T 细胞活性和抗体依赖性细胞介导的细胞毒性功能缺陷,干扰素 -γ(IFN-γ)合成减少,自然杀伤 T 细胞活性降低均可能参与发病。

慢性活动性 EB 病毒感染是临床少见的发生于无明确免疫缺陷个体的综合征,主要表现为发热、肝脾大、肝功能异常、血小板计数减少、贫血、淋巴结肿大等。约 42% 患者发病时表现为传染性单核细胞增多样症状。该病累及多器官,最常受累器官依次为淋巴结(63%)、骨髓(37%)、肝脏(26%)、脾脏(21%)、肺(21%)、皮肤(16%)。慢性活动性 EB 病毒感染累及中枢神经系统极为少见。Kobayashi 等报道 1 例 27 岁男性复发性呼吸道、中枢神经系统症状和噬血细胞综合征,MRI 显示脑和脊髓多发病变伴强化征象,尸体解剖病理学显示脑实质多发性炎性细胞浸润和坏死,以胸髓后索和侧索脱髓鞘改变为主,中间外侧核不受累,脑组织 CD3[+]T 细胞 EB 病毒编码 RNA 1(EBV-encoded RNA 1,EBER1)阳性,证实为慢性活动性 EB 病毒感染累及中枢神经系统。

目前主要采用 Okano 等于 2005 年提出的慢性活动性 EB 病毒感染诊断建议指南:①持续性或间断性传染性单核细胞增多样症状。②抗 EB 病毒抗体(抗衣壳抗原抗体和抗早期抗原抗体)滴度升高和 / 或受累组织和外周血 EB 病毒基因组升高。③慢性疾病无法用其他疾病解释。

总之,慢性活动性 EB 病毒感染是较严重的 EB 病毒感染相关疾病,可出现严重或致死性并发症,预后不良。抗病毒治疗和免疫调节治疗可于短期内缓解症状,但不能提供持续疗效,患者多因机会性感染或并发淋巴增殖性疾病而致死。鲜见药物化疗的成功病例报道。造血干细胞骨髓移植术是在某些病例中证实有效的治疗方法,但是由于慢性活动性 EB 病毒感染患者常有多器官损害和严重并发症,移植术后发生并发症的风险较高。

参 考 文 献

［1］ Kimura H, Morishima T, Kanegane H, et al. Prognostic factors for chronic active Epstein-Barr virus infection. J Infect Dis, 2003, 187 (4): 527-533.

［2］ Cohen JI, Jaffe ES, Dale JK, et al. Characterization and treatment of chronic active Epstein-Barr virus disease: a 28-year experience in the United States. Blood, 2011, 117 (22): 5835-5849.

［3］ Kimura H, Hoshino Y, Kanegane H, et al. Clinical and virologic characteristics of chronic active Epstein-Barr virus infection. Blood, 2001, 98 (2): 280-286.

［4］ Okano M, Kawa K, Kimura H, et al. Proposed guidelines for diagnosing chronic active Epstein-Barr virus infection. Am J Hematol, 2005, 80 (1): 64-69.

［5］ Sawada A, Inoue M, Kawa K. How we treat chronic active Epstein-Barr virus infection. Int J Hematol, 2017, 105 (4): 406-418.

［6］ 丁玲玲, 王琳, 刘明生, 等. 发热肝脾大双下肢无力. 中国现代神经疾病杂志, 2017, 17 (10): 771-775.

第15例

左眼视物不清8个月,头痛1个月

病 历 摘 要

患者女性,19岁。因"左眼视物不清8个月,头痛1个月"于2015年1月30日入院。

现病史:患者8个月前无明显诱因突发左眼视物不清、眼前黑影,无头痛、眼红或眼痛,至当地医院眼科就诊。检眼镜检查显示双眼视盘水肿,左眼视盘上方出血。视觉诱发电位(VEP)显示双眼P100波潜伏期延长。头部CT显示右侧颞叶蛛网膜囊肿,未见脑室扩大(图15-1)。诊断为"眼底出血",口服活血药(具体方案不详)3天后左眼前黑影消失。1个月前无明显诱因出现头痛,全头部或偏侧(左右侧不明)持续性疼痛,难以忍受,稍恶心,呕吐少量胃内容物2次,无发热、畏光畏声,视觉模拟评分(VAS)7~8分;次日至当地医院就诊,予天麻和甘露醇等静脉滴注(具体剂量不详),1周后头痛症状明显好转,遗留头部沉重感,无走路不稳、视物旋转。3周前再次出现左眼前黑影,自行口服活血药,黑影范围缩小但不消失;2周前稍感双眼视物模糊,单眼视物清晰,右侧似有耳鸣,无听力下降,当地医院耳鼻咽喉科诊断为神经性耳鸣。眼科复查检眼镜仍显示双侧视盘水肿。眼底荧光血管造影(FFA)显示双眼视盘充盈迟缓,晚期视盘高荧光,右眼动静脉充盈时间尚可,出血灶始终荧光遮蔽。头部MRI显示右侧颞极囊肿。为求进一步诊断与治疗,遂至我院。眼科门诊查体右眼视力0.8、左眼0.6,眼压正常,眼前节未见异常;检眼镜显示双眼视盘边界模糊、隆起,视盘表面毛细血管扩张,视网膜静脉轻度扩张。神经科门诊以"视盘水肿待查"收入院。

患者2~4天前下腹部隐痛,1天前出现畏寒、发热(体温最高38℃),无咽痛、流涕、咳嗽、咳痰,无尿频、尿急、血尿,无腹泻。患者自发病以来,精神、食欲、睡眠可,大小便正常,体重无明显变化,无明显口干、眼干、光过敏、雷诺现象、关节疼痛、口腔和外阴溃疡等免疫系统疾病表现。

既往史、个人史及家族史:既往体格健康。否认药物过敏史、外伤史和手术史。不喜食未熟肉类。未婚未育,月经规律(初潮13岁,行经天数4~6天,月经周期28~30天)。邻居饲养鸽子。父母体格健康,其兄患强直性脊柱炎。

体格检查:体温38℃,脉搏93次/min,呼吸18次/min,血压107/65mmHg(1mmHg=0.133kPa)。全身皮肤未见皮疹,未触及结节,心、肺、腹部未见明显异常。神志清楚,语言流利，对答切题，高级智能正常；粗测单眼视力、视野可，左眼外展受限，各方向注视出现复视，伴不持续性水平眼震，瞳孔等大、等圆，直径 3.50mm，对光反应灵敏，其余脑神经检查未见明显异常；四肢肌力 5 级、肌张力正常，四肢腱反射对称，腹壁反射可引出，病理征阴性；肢体针刺觉、音叉振动觉、关节位置觉基本正常，共济运动、姿势步态基本正常；颈项稍抵抗，颏胸距 4 指，Kernig 征和 Brudzinski 征均阴性。

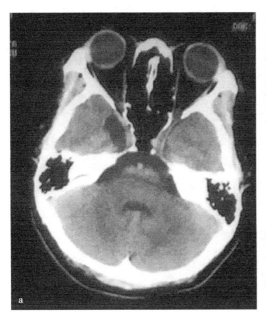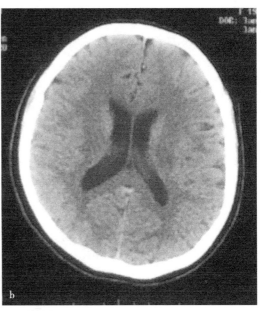

图 15-1　头部 CT 检查所见
a. 右侧颞叶囊性病变，桥前池增宽，未见钙化；b. 双侧侧脑室无扩大

辅助检查：入院后完善各项相关检查。实验室检查血清钾 3.2mmol/L（3.5~5.5mmol/L）。血、尿、粪便常规、肝肾功能试验、血清电解质、凝血功能、感染血清学检测四项［乙型肝炎病毒表面抗原（HbsAg）、丙型肝炎病毒抗体（HCV-Ab）、梅毒螺旋体（TP）抗体、人类免疫缺陷病毒（HIV）抗体］均呈阴性。炎性指标红细胞沉降率（ESR）、超敏 C 反应蛋白（hs-CRP）、免疫球蛋白、补体均于正常值范围；EB 病毒抗体 IgM，抗弓形虫、风疹病毒、巨细胞病毒、单纯疱疹病毒抗体 IgM 和 IgG、结核感染 T 细胞斑点试验（T-SPOT.TB）；甲状腺功能试验、血浆皮质醇和促肾上腺皮质激素（ACTH）均于正常值范围。腰椎穿刺脑脊液检查压力 >330mmH_2O，细胞总数 252×10^6/L，白细胞计数 116×10^6/L，单个核细胞（包括单核细胞、淋巴细胞）比例 98%，多个核细胞比例 2%；脑脊液细胞学提示以淋巴细胞为主的炎症反应，伴嗜酸性粒细胞比例增加（5%）；蛋白定量 0.61g/L，葡萄糖 1.90mmol/L，氯化物正常；寡克隆区带（OB）阳性，抗酸染色、墨汁染色、隐球菌抗原等呈阴性。心电图显示各导联 u 波，余未见异常。腹部 B 超未见明显异常，子宫双附件 B 超显示子宫内膜增厚。胸部 X 线显示心、肺、膈未见明显异常。头部 MRI 显示右侧颞叶囊性病变，桥前池可疑囊性病变，增强扫描脑实质和脑膜未见明显强化（图 15-2）。MRV 显示双侧横窦、乙状窦变细、不连续（图 15-3）。根据患者脑脊液嗜酸性粒细胞比例增加、桥前池可疑囊样病变，完善相关检查：粪便未检出寄生虫及其幼虫；血清和脑脊液标本送检首都医科大学附属北京友谊医院显示囊虫 IgG 阳性；

双侧胫腓骨X线检查显示左侧胫骨上段和右侧距骨片状高密度影,提示骨岛形成,余未见明显异常。根据患者搏动性耳鸣,完善相关检查:经颅多普勒超声(TCD)显示右侧大脑中动脉血流速度增快,闻及杂音,提示狭窄可能,各血流频谱阻力指数增加,支持颅内高压;MRA未见明显异常。

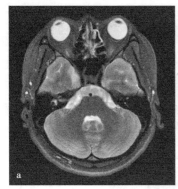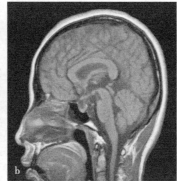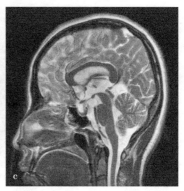

图15-2　头部MRI检查显示右侧颞叶囊性病变

桥前池可疑2个圆形囊性病变。a.横断面T_2WI(小脑中脚平面);b.矢状位T_1WI;c.矢状位T_2WI

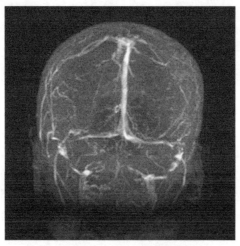

图15-3　头部MRV检查

显示双侧横窦和乙状窦变细、不连续

临床医师讨论

神经科主治医师:患者为青年女性,慢性病程。临床表现为反复左眼前黑影、短暂性头痛、双眼视物模糊和搏动性耳鸣,眼科症状突出。既往体格健康,否认不洁饮食史。体格检查:未触及皮下结节;神经系统检查:高级智能正常,左眼外展稍受限,各方向可引出不持续细小水平眼震,双侧视盘明显水肿,其余脑神经及运动系统、感觉系统、共济运动、姿势步态基本正常;颈项稍抵抗,颏胸距4指,Kernig征和Brudzinski征均阴性。腰椎穿刺脑脊液压力>330mmH$_2$O,蛋白定量轻度升高、葡萄糖降低、氯化物正常,细胞学提示淋巴细胞为主的炎症反应伴嗜酸性粒细胞比例增加。血清和脑脊液囊虫 IgG 阳性。头部 MRI 显示右侧颞极囊性病变,桥前池可疑囊性病变,脑室无明显扩大。头部 CT 未见钙化。抗寄生虫治疗 1 个疗程后右侧颞极和桥前池囊性病变稍缩小。定位诊断:①双侧视盘水肿,颈项抵抗明确,定位于脑膜和脑脊液循环系统;②双眼视物模糊、单眼清晰,可能为双眼视盘水肿所致或颅底病变累及左侧展神经或颅内高压所致假性定位体征;③搏动性耳鸣,定位于颅内血管。定性诊断:临床主要表现为视盘水肿、眼底出血等颅内高压致眼科症状和颈项抵抗等脑膜刺激征表现,伴短暂性头痛;脑脊液细胞学提示以淋巴细胞为主的炎症反应伴嗜酸性粒细胞比例增加,血清和脑脊液囊虫 IgG 阳性;头部 MRI 显示右侧颞极和桥前池囊性病变,抗寄生虫治疗后病灶缩小,故脑囊虫病(蛛网膜下腔型)诊断明确。该例患者临床表现不典型,明确诊断前应完善相关检查以鉴别以下疾病:①感染性疾病,脑膜炎,亦可出现头痛、颈抵抗,一般伴发热;慢性脑膜炎以隐球菌、结核分枝杆菌、特殊病毒、囊虫感染多见。该例患者无潮热、盗汗等表现,既往无免疫功能低下、激素或免疫抑制剂应用史,血清红细胞沉降率、超敏 C 反应蛋白等炎性指标均正常,结核菌素纯蛋白衍生物(PPD)试验和 T-SPOT.TB 试验均阴性,脑脊液蛋白定量轻度升高、葡萄糖降低、氯化物正常,抗酸染色和隐球菌阴性,胸部 X 线未见陈旧性或活动性结核,头部 MRI 增强扫描显示脑实质和脑膜无明显强化,故可排除隐球菌、结核分枝杆菌、特殊病毒感染。免疫性疾病,白塞病可同时累及眼部和神经系统,伴发热和反复口腔、外阴溃疡,眼部症状以葡萄膜炎常见,中枢神经系统病变以基底节、脑干等中线部位异常信号和脑卒中常见。该例患者无皮肤黏膜、关节、眼等多系统炎症反应证据,血清炎性指标正常,中枢神经系统病变以颅底脑膜为主,眼部症状以双侧视盘水肿为主,故可排除免疫性疾病。②非感染性疾病,颅内静脉窦血栓形成(CVST),青年女性出现不明原因颅内高压应考虑颅内静脉窦血栓形成,但一般病情凶险,表现为剧烈头痛,伴恶心、呕吐,可有癫痫发作。该例患者首次出现左眼前黑影未经抗凝治疗即好转,头部 CT 和 MRV 未见明确静脉窦血栓证据,故可排除。其他可引起颅内高压的原因包括贫血、内分泌激素水平异常等,一般病程较长。该例患者无贫血,甲状腺功能试验、血浆皮质醇和促肾上腺皮质激素均于正常值范围,故可排除相关疾病。

放射科医师: 脑囊虫病根据囊尾蚴部位可以分为脑实质型、脑室型、蛛网膜下腔型和脊髓型,其中,蛛网膜下腔型者囊虫位于颅底和外侧裂时体积较大,活虫无钙化,周围水肿和强化效应均不明显,囊内偏中央部位偶见 T_1WI 等信号,为虫体头节,具有诊断价值。该例患者 CT 未见钙化,MRI 显示桥前池类圆形囊性病变,囊内偏中央部位可见 T_1WI 等信号,可能为虫体头节,但右侧颞极囊性病变形状欠规则,体积较大,未见虫体头节,不能确定囊虫。

眼科医师: 患者检眼镜显示双侧视盘明显水肿,隆起较高,约占 1/2 视盘,充血不明显,颞侧小血管扩张,血管走行良好,动静脉管径比为 2∶3。反复眼部 B 超显示,双侧视盘高度隆起(视网膜渗出性),眼前节未见明显异常。虽然青年女性突发眼底出血需警惕视盘血管炎,但该例患者眼底血管未见相应病变,应及时请神经科医师排查颅内高压。患者完善相关检查后明确诊断为脑囊虫病,眼囊虫病罕见,须行手术治疗,故应除外眼囊虫病。

感染科医师: 目前,脑囊虫病的治疗方案尚无统一标准,明确诊断后应完善相关检查,多学科联合制定治疗方案。影像学检查可以明确囊虫部位、数目、大小、虫体阶段,以及脑实质损伤和脑室系统梗阻等并发症。对于以基底部位受累为主的蛛网膜下腔型,需联合手术、抗寄生虫、抗感染和降低颅内压等综合治疗,且治愈率低于其他类型,并可能出现急性颅内高压、颅底血管缺血性病变等并发症,应请神经外科评价能否短期引流;在充分引流、控制颅内压后予抗寄生虫治疗,阿苯达唑 15mg/(kg·d),2 周为一疗程,间隔 1 个月,治疗 2~3 个疗程,若患者耐受,可延长疗程(约 1 个月)、重复多次治疗,同时予激素[地塞米松 0.10mg/(kg·d),抗寄生虫治疗前 1 天起,维持 1~2 周缓慢减量,根据治疗反应,适当延长应用时间]抗感染和脱水药降低颅内压治疗,可以避免急性颅内高压、脑疝、脑卒中等风险。

神经外科医师:患者脑囊虫病诊断明确,主要为颅底蛛网膜受累,目前脑室系统未见明显扩大,无明显头痛、恶心、呕吐等症状,存在引流管堵塞、感染播散风险,故暂不建议行分流术。

神经科教授:脑囊虫病因囊虫部位、数目、大小、虫体阶段不同,临床表现差异性明显,易误诊、漏诊。该例患者以左眼前黑影、视物模糊等眼科症状为突出表现,诊断关键在于临床医师能否仔细、全面查体,发现双侧视盘水肿、展神经麻痹和颈项抵抗等神经系统体征,并进一步完善相关检查,该例患者脑脊液细胞学提示嗜酸性粒细胞比例增加对明确诊断有重要意义,将重点倾向寄生虫感染。

诊治经过:临床诊断为"脑囊虫病"。予阿苯达唑 0.4g(2 次/d)口服 3 周、甘露醇静脉滴注降低颅内压、地塞米松 5mg(2 次/d)静脉滴注抗炎,患者耳鸣症状逐渐消失,视物不清好转,血常规、肝肾功能试验基本正常,复查检眼镜仍显示双侧视盘水肿,眼部 B 超显示双眼视盘隆起,程度较前减轻;复查 TCD 显示各血流频谱阻力指数较前明显下降,右侧大脑中动脉血流速度增快,可能存在轻度狭窄;复查 MRI 显示右侧颞极囊性病变较前略缩小,桥前池增宽无变化(图 15-4)。阿苯达唑治疗第 3 周时开始缓慢减少激素剂量,减量第 2 天即出现畏寒、发热、耳鸣,无咽痛、咳嗽,完善血常规、血培养、红细胞沉降率、超敏 C 反应蛋白、胸部 X 线等相关检查未见明确中枢神经系统以外感染证据,复查脑脊液压力 >330mmH$_2$O,细胞总数 264×10^6/L,白细胞计数 170×10^6/L,单个核细胞比例 71%、多个核细胞比例 29%,脑脊液细胞学提示以中性粒细胞为主的炎症反应,嗜酸性粒细胞比例较前稍下降(3%);蛋白定量 0.41g/L、葡萄糖 2mmol/L、氯化物正常。考虑为驱虫治疗所致炎性反应可能性大,地塞米松恢复至 5mg(2 次/d)静脉滴注,同时加用头孢曲松钠(罗氏芬)1g(2 次/d)静脉滴注抗感染治疗,患者发热、耳鸣缓解。住院 39 天,出院后间隔 1 个月患者于当地医院再按原方案予驱虫治疗。建议 3~4 个疗程后复查血清及脑脊液囊虫抗体及头部 MRI。

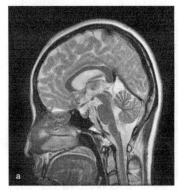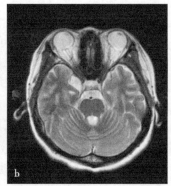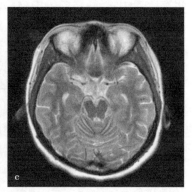

图 15-4　治疗后头部 MRI 检查
显示右侧颞叶囊性病变稍缩小。a. 矢状位 T$_2$WI;b. 横断面 T$_2$WI(小脑上脚平面);
c. 横断面 T$_2$WI(中脑平面)

最 终 诊 断

中枢神经系统囊虫病(neurocysticercosis)

讨 论

中枢神经系统囊虫病,又称神经囊尾蚴病,是由猪绦虫囊尾蚴感染所致的神经系统寄生虫病,以脑囊虫病常见,拉丁美洲、撒哈拉以南非洲、亚洲大部分地区均为流行地区,是成人癫痫发作、颅内高压的重要病因,迄今仍是众多低收入国家的重要公共健康问题。

脑囊虫病可发生于各年龄阶段,高峰年龄20~50岁;临床表现和病情严重程度不一,与囊尾蚴数目、大小、部位和宿主免疫反应强度有关,根据虫体部位可以分为脑实质型和脑实质外型,后者又分为蛛网膜下腔型和脑室型。临床主要表现为:①癫痫,最为常见,多由变性钙化的虫体所致;②局灶性神经系统症状,由虫体占位效应或周围水肿所致,脑中小动脉堵塞可引起缺血性卒中,脑神经受累可出现眼外肌麻痹、听力下降、面瘫、三叉神经痛,脊髓受累可出现神经根性疼痛、肢体无力或感觉障碍;③颅内高压,由梗阻性脑积水、交通性脑积水(尤其是蛛网膜炎)、脑实质炎症、虫体占位效应所致,脑积水患者死亡率较高,多需神经外科干预,基底部位蛛网膜炎多呈亚急性或慢性病程,第四脑室堵塞可在改变头位时突发意识丧失(Bruns综合征),中脑导水管堵塞可表现为阵发性头痛和Parinaud综合征,较大虫体多发生于外侧裂和基底池,可无脑积水。

明确诊断主要依靠神经影像学和免疫学检测。①神经影像学:头部CT和MRI可以显示虫体形态、部位、数目、虫体阶段和周围炎症反应。活囊尾蚴呈圆形小囊,周围无或仅轻度水肿,无强化效应,部分囊内可见偏心分布的点状虫体头节,有诊断价值;退化变性的囊尾蚴(胶状囊)边界模糊,周围可见水肿,呈环形或结节状强化,给诊断带来困难;弥散加权成像(DWI)和表观弥散系数(ADC)可见胶状囊内虫体头节;CT可见钙化虫体,一般无周围水肿或强化征象;蛛网膜下腔型囊虫位于皮质沟回附近时体积较小,变性后消失或残留钙化,位于外侧裂和基底池时体积较大或呈串状排列致毗邻结构位置改变。②免疫学:目前,临床应用广泛的是酶联免疫电转移印迹法(enzyme linked immunoelectrotransfer blot,EITB)和酶联免疫吸附试验(ELISA),EITB法从猪带绦虫中提取、纯化糖蛋白抗原,以检测患者体内特异性抗体,对于存在2个或2个以上活虫体者,EITB法特异度接近100%,灵敏度约98%。ELISA法检测患者体液中的囊虫抗体或抗原,检测脑脊液囊虫抗体的灵敏度为89%、特异度为93%;有少量脑实质囊性病变或钙化病变可出现假阴性结果,其他蠕虫感染可出现血清学假阳性结果;仅当患者体内存在活虫体时才能检出囊虫抗原,故目前多用于疗效评价。

2001年,Del Brutto等发表神经系统囊虫病诊断标准,包括绝对标准、主要标准、辅助标准和流行病学标准四个方面。①绝对标准:组织学证据(脑或脊髓活检证实),神经影像学可见含虫体头节的囊性病变,检眼镜检查可见视网膜下寄生虫;②主要标准:神经影像学高度提示囊虫病(包括无虫体头节的囊性病变、单发或多发性环形或结节状强化、圆形钙化),EITB法显示血清囊虫抗体阳性,抗寄生虫治疗后囊性病变消失,单发小病灶自行消失;③辅助标准:神经影像学和临床表现提示神经系统囊虫病,ELISA法显示脑脊液囊虫抗体或抗原阳性，神经系统以外囊虫病；④流行病学标准：神经系统囊虫病在拉丁美洲、非洲和亚洲部分地区，包括印度、中国、韩国、印度尼西亚等流行，在流行地出生、居住或旅行等信息可支持经临床表现、神经影像学和免疫学提示的神经系统囊虫病。根据上述标准可以做出确定或可能诊断：①确定诊断，1 个绝对标准，或 2 个主要标准 +1 个辅助标准 +1 个流行病学标准；②可能诊断，1 个主要标准 +2 个辅助标准，或 1 个主要标准 +1 个辅助标准 +1 个流行病学标准，或 3 个辅助标准 +1 个流行病学标准。虽然该诊断标准的有效性和实用性尚存争议，但由于缺乏相对的"金标准"，目前仍是临床诊断神经系统囊虫病的重要参考依据。

治疗须在明确受累部位和类型后方可进行，包括对症治疗、抗寄生虫治疗、手术（病灶切除或分流术）治疗，多数情况下需联合多种治疗方法。

（1）对症治疗：①抗癫痫药物治疗。大多数一线抗癫痫药物对脑囊虫病所致癫痫发作效果良好，存在活虫体或钙化灶的患者与其他继发性癫痫患者的疗程相似，一般 2 年内无癫痫发作方可考虑缓慢减量至停药；无症状的患者，不推荐预防性应用抗癫痫药物；部分患者予抗寄生虫治疗后可出现癫痫发作，应予抗癫痫药物治疗数月。②激素治疗。抗寄生虫治疗第 1 周时可能会出现症状加重，激素可减少不良反应，一般于抗寄生虫治疗前 1 天予地塞米松 0.1mg/(kg·d)，维持 1~2 周后缓慢减量。

（2）抗寄生虫治疗：可消除 60%~80% 囊性病变，清除脑实质内活虫体。①脑实质型。通常选择阿苯达唑［15mg/(kg·d) × 2 周］和 / 或吡喹酮［50mg/(kg·d) × 2 周］，仅残留钙化者无须抗寄生虫治疗。囊性病变周围炎症反应较重，应联合激素、渗透性脱水药和及减压手术以控制脑水肿。②脑实质外型。位于大脑凸面的小囊性病变的治疗方案与脑实质型相似；位于外侧裂的大囊性病变的治疗方案尚存争议，部分学者建议手术切除，部分学者认为阿苯达唑联合激素治疗同样有效；基底部位蛛网膜下腔型囊虫病应采用大剂量、长疗程、重复治疗，常规联合应用激素以降低脑卒中风险，不能长期耐受激素者可予甲氨蝶呤，部分患者可经神经内镜行第三脑室开窗术，这些治疗方法均无临床对照试验证据；脑室型可手术切除，亦可抗寄生虫治疗。总之，目前尚无统一治疗方案，应根据具体情况决定。

该例患者为青年女性，出生并长期居住在黑龙江省；临床主要表现为颅内高压症状，无癫痫发作，除眼动欠充分外，无其他局灶性神经系统症状；头部 CT 未见钙化灶，MRI 显示右侧颞极囊性病变；予抗寄生虫和降低颅内压治疗后病灶缩小，提示囊虫感染。桥前池可疑圆形囊样病变，囊内可见偏心点状信号，可疑含头节的囊尾蚴；血清和脑脊液囊虫抗体阳性，故脑囊虫病诊断明确，根据受累部分，进一步分为蛛网膜下腔型。值得注意的是，该患者发病隐匿，慢性病程，临床以眼底出血为首发症状，检眼镜检查双侧视盘水肿，未行进一步诊断与治疗，此后出现视物模糊、耳鸣，短暂性头痛，伴轻度恶心、呕吐，头部 CT 和 MRI 显示右侧颞极囊性病变，边缘清晰，周围无水肿。初期考虑蛛网膜囊肿，蝶鞍周围和桥前池结构稍显紊乱但不明显，延迟了明确诊断时间，进一步加深了脑囊虫病可模拟任何表现的临床印象。因此，熟悉脑囊虫病神经影像学特点、合理应用免疫学手段，对于未发现明确病因的颅内高压，尤其是来自流行地区的患者，应警惕脑囊虫病，避免误诊和漏诊。

参 考 文 献

［1］ Del Brutto OH. Neurocysticercosis. Handb Clin Neurol, 2014, 121: 1445-1459.

［2］GarciaHH, Nash TE, and Del Brutto OH. Clinical symptoms, diagnosis, and treatment of neurocysticercosis. The Lancet Neurology, 2014, 13 (12): 1202-1215.

［3］Lerner, A. Imaging of neurocysticercosis. Neuroimaging Clin N Am, 2012, 22 (4): 659-676.

［4］Del Brutto OH. Diagnostic criteria for neurocysticercosis, revisited. Pathog Glob Health, 2012, 106 (5): 299-304.

［5］Fleury A. Subarachnoid basal neurocysticercosis: a focus on the most severe form of the disease. Expert Rev Anti Infect Ther, 2011, 9 (1): 123-133.

［6］洪月慧, 姚明, 关鸿志, 等. 左眼前黑影 8 个月, 头痛 1 个月, 视物模糊, 耳鸣 2 周. 中国现代神经疾病杂志, 2015, 15 (6): 89-93.

第16例

头痛4个月,发热、右侧肢体无力2个月

病 历 摘 要

患者男性,27岁。因"头痛4个月,发热、右侧肢体无力2个月"于2011年5月21日入院。

现病史: 患者4个月前(2011年1月)无诱因出现头痛,不伴发热,不影响日常工作。于外院行头部CT检查无异常发现,亦未予治疗;1个月后(2011年2月底)头痛症状加剧,伴非喷射性呕吐,且间断出现发作性右侧肢体麻木无力,每次持续约15min(2011年3月初);发病后2个月时(2011年3月底)间断视物成双,外院增强MRI检查(2011年3月28日)显示双侧额上回、小脑半球异常信号,局部软脑膜异常强化(图16-1),遂至我院急诊(2011年3月31日)。体格检查:双眼视力0.90,双侧视盘水肿;颈强直可疑阳性。实验室检查:血白细胞计

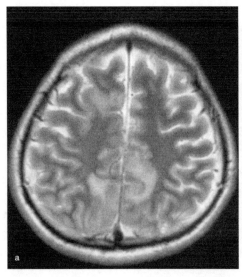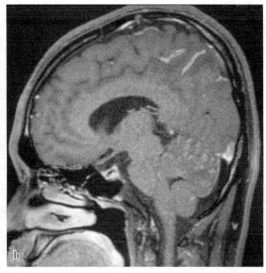

图 16-1　发病后2个月时头MRI检查所见
a.横断面 T_2WI 序列扫描显示双侧额、顶叶皮质长 T_2 信号;b.矢状位增强
T_1WI 序列扫描显示顶叶、小脑软脑膜异常强化

数 11.56×10⁹/L，中性粒细胞比例 81%；腰椎穿刺脑脊液压力 >330mmH₂O，细胞计数 460×10⁶/L、白细胞计数 180×10⁶/L、单个核细胞比例 95%，葡萄糖 1.60mmol/L、氯化物 117mmol/L、蛋白定量 1g/L。急诊予甘露醇(250ml，1 次 /8h)、甘油果糖(250ml，1 次 /12h)静点(静脉滴注)降低颅内压治疗。急诊次日(2011 年 4 月 1 日)出现发热，体温 38℃，无其他伴随症状，加用静脉盐酸莫西沙星氯化钠注射液(0.4g，1 次 /d)抗感染并收入院。患者自发病以来主诉常咳嗽，但无痰，否认低热、盗汗、乏力等症状。入院前 3 个月体质量减轻 10kg。

入院后完善血、尿、粪便常规、血清红细胞沉降率、超敏 C 反应蛋白(hsCRP)检测均为正常值范围；结核菌素纯蛋白衍化物(PPD)试验、痰液抗酸染色、血清结核感染 T 细胞斑点试验(T-SPOT.TB)均呈阴性反应；胸部 CT 检查显示左肺条索状影；入院后(2011 年 4 月 6 日)再次行腰椎穿刺脑脊液压力 >330mmH₂O，外观呈淡黄色透明，白细胞计数 200×10⁶/L、单核细胞比例 0.60、多核细胞比例 0.40，蛋白定量 3.12g/L，葡萄糖 1.50mmol/L，氯化物 115mmol/L，感染免疫检测梅毒螺旋体快速血浆反应素环状卡片试验、新型隐球菌抗原、抗酸染色、T-SPOT.TB 均呈阴性反应。临床诊断"中枢神经系统结核感染"。予四联抗结核治疗：异烟肼 0.3g(1 次 /d)、利福平 0.45g(1 次 /d)、乙胺丁醇 0.25g(3 次 /d)、吡嗪酰胺 0.5g(3 次 /d)口服，并辅助泼尼松 30mg(1 次 /d)口服抗炎及脱水降低颅压(2011 年 4 月 7 日)。治疗近 3 周(2011 年 4 月 25 日)时行头部 MRI 检查，显示病灶范围缩小，病灶强化程度减低(图 16-2)；复查腰椎穿刺(2011 年 4 月 27 日)脑脊液压力 >330mmH₂O，白细胞计数 180×10⁶/L，单个核细胞比例 90%，多核细胞 10%，蛋白定量 0.88g/L，葡萄糖 1.50mmol/L，氯化物 116mmol/L，T-SPOT.TB 阴性。患者头痛症状明显好转，于 2011 年 4 月 28 日出院。出院后继续口服抗结核药物，自觉症状基本消失。2011 年 5 月初无诱因出现阵发性眩晕，伴视物成双，数秒后

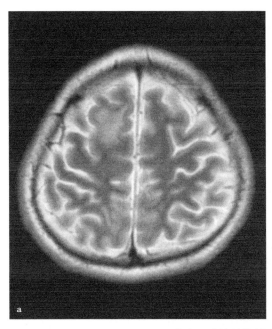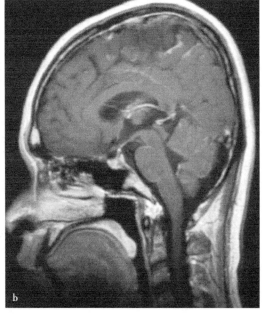

图 16-2　首次入院抗结核辅助泼尼松治疗后 MRI 检查所见
a. 横断面 T₂WI 序列扫描显示双侧额顶叶病变范围缩小；b. 矢状位增强 T₁WI 序列扫描病变区域强化程度减轻

症状自行消失,发作1次/d,2011年5月18日就诊于首都医科大学附属北京胸科医院,当天停用全部抗结核药物及泼尼松(20mg,1次/d),体温再次升高至39℃,并出现嗜睡、言语含糊、右侧肢体持续肌力减弱及阵发性不自主抖动,遂于2011年5月20日转入我院神经科。急诊检查:嗜睡,言语欠清;双眼活动自如,双侧外展均不及边、露白1mm;右侧鼻唇沟稍浅、伸舌右偏;右侧肢体肌力4+至5-级;病理征阴性,临床神经功能缺损评分(NIHSS)5分;头部CT无明显异常;眼科会诊:视盘水肿待查。临床拟诊"中枢神经系统感染,急性脑梗死,高血压病"。恢复抗结核药物异烟肼0.3g(1次/d)、利福平0.45g(1次/d)、乙胺丁醇0.25g(3次/d)、吡嗪酰胺0.5g(3次/d)口服治疗并加用头孢曲松(2g,1次/d)、莫西沙星(0.4g,1次/d)静脉滴注抗感染,口服阿司匹林、卡马西平、尼莫地平等,1天后(2011年5月21日)患者自觉嗜睡及右侧肌力有所好转,为进一步诊治再次收住入院。患者自发病以来精神尚可,食欲差,睡眠尚可,大小便无常,体重较上次出院时增加约3kg。否认光过敏、口腔溃疡及关节疼痛等病史。

既往史:高血压病史10年,血压最高时达158/96mmHg,未治疗。

个人史:广东人,久居北京,否认鸽子接触史及宠物饲养史,无结核接触史。

家族史:无特殊。

入院后体格检查:神清,构音欠清楚,高级智能基本正常。双眼眼球外展露白,右侧鼻唇沟略浅,伸舌轻度右偏,余脑神经无异常。四肢肌张力基本正常,右侧上下肢肌力5-级,四肢腱反射对称引出,右侧共济运动稍差,感觉对称存在,双侧病理征阴性,脑膜刺激征阳性。

诊断与治疗经过:入院后继续接受四联抗结核药物治疗,异烟肼0.6g(1次/d)、利福平0.6g(1次/d)、乙胺丁醇0.75g(1次/d)、吡嗪酰胺0.5g(3次/d)口服治疗,以及泼尼松20mg(1次/d)口服、甘露醇250ml(1次/8h)静点抗炎及脱水降低颅内压;加用阿司匹林0.2g(1次/d)、尼莫地平30mg(3次/d)口服治疗脑梗死,加用卡马西平0.2g(2次/d)口服控制肢体不自主运动。入院后体温逐渐下降,右侧面瘫及肢体无力逐渐好转;实验室检查:血、尿、粪便常规、凝血功能试验、肾功能试验、感染免疫检测(四项)、红细胞沉降率(ESR)、血清抗结核分枝杆菌抗体、血清T-SPOT.TB、布鲁氏菌凝集试验、囊虫抗体等各项指标均于正常水平。血T、B细胞亚群分析:CD4$^+$T淋巴细胞百分比为25.9%(38±8%)、绝对值588/mm^3(849±288),CD4/CD8 0.86(1.536±0.589),结论:CD4$^+$T细胞比例下降绝对值正常,CD4/CD8比例倒置;肝功能试验谷丙转氨酶(ALT)78U/L;血清超敏C反应蛋白3.36mg/L;脑电波正常范围;头部MRI(2011年5月26日)检查显示左侧基底节区片状亚急性梗死灶,右侧丘脑片状强化病灶,头MRA未见异常(图16-3)。再次入院(2011年5月23日)后腰椎穿刺检查,因脑脊液压力低而未测出,细胞总数2 400×10^6/L、白细胞计数210×10^6/L、单核细胞比例0.98、多核细胞比例0.20;蛋白定量1.60g/L、葡萄糖1.20mmol/L、氯化物119mmol/L;墨汁染色阴性,隐球菌抗原呈阳性反应(1:8)。同期血液隐球菌抗原检测亦呈阳性反应(1:32)。此后连续两次(5月25日和6月1日)行腰椎穿刺术,脑脊液压力分别为100mmH$_2$O、300mmH$_2$O,脑脊液培养均见隐球菌生长(1CFU和3CFU),墨汁染色均呈阴性。停用四联抗结核药物治疗,改为两性霉素B(逐渐增量)静点及氟胞嘧啶(1.5g,3次/d)口服,两性霉素B逐渐增加剂量(第一天1g,第二天3g,第三天5g),同时继续予以甘露醇250ml(3次/d)静脉滴注降低颅内压,治疗3天(6月5日)后复查肝功能试验显示谷丙转氨酶112U/L,较前升高明显,由于患者原有较为严重的静脉炎疼痛严重,将治疗方案调整为:①诱导期,两性霉素脂质体 B 200mg/d×5 周静脉滴注, 随后两性霉素 B 脂质体 B 250mg/d×3 周静脉滴注, 同时口服氟胞嘧啶 1.5g (3 次 /d); ②巩固期, 氟康唑 400mg/d×6 周。连续治疗 2 周后复查脑脊液隐球菌培养结果呈阴性。此后连续 3 次脑脊液细菌培养均未见隐球菌生长, 蛋白定量及葡萄糖水平也基本恢复正常, 外周血和脑脊液隐球菌抗原检测于治疗 8 周后转阴, 脑脊液白细胞计数至患者出院前始终于较高水平 (白细胞计数 40×10^6/L、单核细胞比例 1、多核细胞比例 0)。住院近 40 天 (6 月 29 日) 时头部 MRI 检查显示, 左侧基底节和右侧丘脑异常信号演变为慢性期表现; 右侧额叶、顶叶柔脑膜异常强化灶基本消失; 左侧额叶及顶叶柔脑膜异常强化范围较前明显缩小 (图 16-4)。2011 年 7 月 29 日患者临床症状完全消失出院。

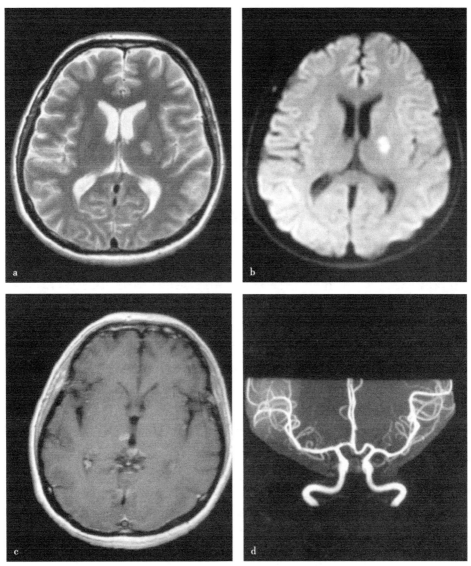

图 16-3　患者持续右侧肢体力弱 8 天后头部 MRI 检查

a. 横断面 T$_2$WI 序列扫描可见左侧内囊后肢稍长 T$_2$ 信号; b. 横断面 DWI 序列扫描显示左侧内囊后肢异常高信号; c. 横断面 T$_1$WI 增强扫描显示右侧丘脑异常强化型号; d. MRA 检查未见明显异常

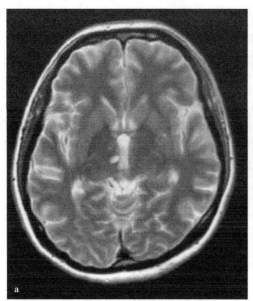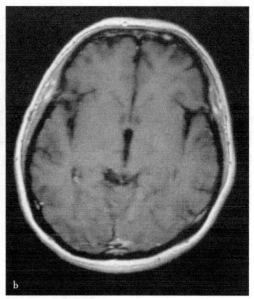

图 16-4　患者接受抗真菌治疗后头部 MRI 检查
a. 横断面 T_2WI 序列扫描显示右侧丘脑陈旧性病变;
b. 横断面增强 T_1WI 扫描可见底节异常强化灶消失

临床医师讨论

　　神经科主治医师:定位诊断,该患者右侧肢体肌力减弱,右侧中枢性面舌瘫,定位于左侧面神经核以上锥体束;颅内高压、脑膜刺激征阳性,定位于脑室脑膜系统;眩晕、复视,定位于后循环供血区脑干可能性大,但也不排除患者颅内高压致脑神经受累引起复视。综上,患者有脑实质、脑膜同时受累。定性诊断:该患者脑膜脑炎诊断明确,就辅助检查而言,目前尚无病原学直接证据,以脑膜受累为主,脑脊液检查显示以淋巴细胞为主的混合性细胞炎症反应,细胞计数中度升高,蛋白定量升高,葡萄糖和氯化物水平降低,首先应考虑结核性脑膜炎,首次入院抗结核药物治疗病情好转,院外停药后症状加重,再次入院急诊予以抗生素及抗结核药物后病情有一定好转,均支持结核分枝杆菌感染。此次呈急性发病,以局灶性神经功能缺损症状为主,结合影像学检查所见考虑缺血性脑血管病;结核性渗出物可影响流经的血管,继发血管炎性改变即结核性动脉炎,缺血性脑梗死是结核性动脉炎的常见并发症,特别是以位于颅底的大脑中动脉和豆纹动脉最易受累。但是该患者抗结核药物治疗过程中病情仍有反复,且颅底脑膜受累症状不突出、不典型,需警惕分枝杆菌中的其他种类或奴卡菌等非典型细菌,目前所用抗生素对其有一定覆盖,由于此类病原菌培养阳性率低,脑脊液培养阴性不能排除,必要时可行脑膜活检寻找病理学证据。鉴别诊断:①隐球菌性脑膜炎,隐球菌脑膜炎与结核性脑膜炎临床和脑脊液改变极为相似,因此较难区分,脑脊液墨汁染色及隐球菌抗原检测有助于鉴别诊断。若经上述检测仍不能鉴别,则治疗原则应首先考虑抗结核治疗。该患者脑脊液墨汁染色及隐球菌抗原检测均呈阴性,由于隐球菌抗原检测灵敏度高达 90%,因此隐球菌感染的可能性较小,且未行抗真菌药物治疗病情即有所好转,故不支持隐球菌性脑膜炎,可多次复查血和脑脊液隐球菌抗原以排除诊断。②脑膜癌病,患者为年轻男性,无其他部位肿瘤证据,多次脑脊液细胞学检查均未发现肿瘤细胞,经抗感染治疗病情好转,基本可排除肿瘤性病变。③病毒性脑膜脑炎,患者以脑膜受累为主,病程相对迁延,多次脑脊液检测均表现为中性粒细胞比例增加,基本可以排除病毒性脑膜脑炎。

神经科教授:结合患者脑脊液显著炎症性改变,脑膜脑炎的诊断较为明确,就患者病程迁延及对抗结核药物治疗有效来看,病原学还是考虑结核分枝杆菌感染可能。不支持此诊断的证据为,病变以颅内凸面为主,非颅底最重;且抗酸染色、结核分枝杆菌培养甚至 T-SPOT.TB、PPD 试验均呈阴性,未发现直接的病原学证据,需考虑是否存在其他感染如新型隐球菌。鉴别诊断应注意脑膜癌病,脑脊液多次细胞学检测未见异常细胞,而且经抗结核药物治疗后患者病情确实有所好转,其临床症状较脑膜癌病偏良性。

神经科主治医师:该患者脑脊液隐球菌抗原检测及培养均呈阳性,隐球菌性脑膜炎诊断明确。隐球菌性脑膜炎为一类机会性感染,好发于免疫功能低下,尤其是细胞免疫功能低下的人群,AIDS 患者疾病进展期 CD4$^+$T 细胞绝对值 <100 × 10^6/L 为易感因素;其他还可见于系统性红斑狼疮、类风湿性关节炎、糖尿病、孕妇等免疫功能受损人群。国外自 20 世纪 80 年代以来隐球菌性脑膜脑炎发病率剧增,此与 HIV 流行有关,格特变种型隐球菌因其强致病性可感染免疫功能正常者,且患者多病情较重;而国内则多为免疫功能正常患者,其脑脊液隐球菌数量较少、抗原滴度低,但对抗真菌药物治疗效果良好。该患者早期隐球菌各项病原学检查均呈阴性,可能与其病原菌滴度较低有关。对于免疫功能正常的患者,隐球菌性脑膜脑炎的临床损害主要源于两方面:一方面为病原菌本身的致病性;另一方面为机体免疫损伤。该患者虽未给予抗真菌药物治疗,但在进行抗结核药物治疗的同时曾应用中等剂量的糖皮质激素治疗,症状有所好转可能是机体免疫损伤减弱所致。治疗方面,2000 年及 2010 年美国颁布的隐球菌临床指南均推荐两性霉素 B 联合氟胞嘧啶,判断治疗有效的"金标准"为血及脑脊液隐球菌培养阴性,而抗原检测有一定滞后性,在指南推荐的治疗方案下,大多数患者脑脊液隐球菌培养可于 2 周内转阴,这与本例患者情况相符。脑脊液炎性细胞计数亦可作为反映炎症活动性的指标之一。该患者无获得性免疫抑制的实验室证据及临床表现,但其血 CD4/CD8 比例倒置,提示患者将可能存在一定的免疫功能异常。

随访:患者出院后继续口服氟康唑 400mg/d,共治疗 6 周,出院约 3 个月时再次进行腰椎穿刺检查,脑脊液压力为 200mmH$_2$O,白细胞计数略高,蛋白定量、葡萄糖及氯化物均于正常值范围;各项隐球菌抗原指标亦在正常水平。出院后 14 个月行头部 MRI 检查显示,除右侧丘脑小软化灶外,均未见明显异常。否认头痛、发热、视物模糊及复视等症状,无肢体麻木、无力。

最　终　诊　断

隐球菌性脑膜脑炎(cryptococcal meningocephalitis)

讨　论

隐球菌广泛分布于周围环境,多达 30 余个种属,但仅少量种属具有致病性。新型隐球菌为最常见引起侵入性真菌疾病的带荚膜酵母菌,因其外覆一层多糖荚膜,一般染色不易发现,故被称为"隐球菌"。新型隐球菌通过呼吸道首先进入肺,大多数情况下可被肺的免疫系统所清除,故并不引起临床症状或仅表现出轻微临床症状;但当机体细胞免疫功能受损时,新型隐球菌可经血液循环进入全身各个系统并引起相应部位的感染,而中枢神经系统感染是隐球菌感染最常见表现类型之一。20 世纪 80 年代之前,隐球菌感染十分少见,主要见于处于免疫抑制状态的患者,如血液系统肿瘤、晚期肝脏病变、肾功能衰竭等。20 世纪 80年代后,由于 HIV 感染流行以及器官移植技术的开展,使隐球菌感染发病率迅速上升,成为临床常见的条件致病菌。我们往往将隐球菌感染与免疫抑制状态相关联,但根据近期文献报道,免疫功能正常的人群亦可罹患隐球菌性脑膜脑炎。

新型隐球菌感染的严重性取决于病原体本身的毒性及机体免疫性双方面因素。外壁的荚膜多糖是新型隐球菌最主要的致病因子,其荚膜聚合物结构的不同是划分不同种属的抗原基础,根据不同的抗原性,新型隐球菌可分为新生隐球菌和格特变种型,新生隐球菌主要感染 AIDS 患者及处于免疫抑制状态的患者,而格特变种型则主要感染免疫功能正常的患者,同时也可感染 AIDS 患者,文献报道格特变种型更易导致播散性感染且病情比较严重。新型隐球菌感染可见于三大类人群,即获得性免疫缺陷患者、处于免疫抑制状态的患者(长期口服激素、免疫抑制剂、糖尿病、孕妇等),以及免疫功能正常的人群。Hong Nguyen 等通过对 3 组隐球菌性脑膜脑炎患者临床表现及预后进行对比发现,免疫功能正常患者脑脊液炎性反应较其他组更为严重,而病情严重程度及病死率也显著高于其他两组($p=0.040$),而且有部分患者可在抗真菌药物治疗后,脑脊液抗原滴度和病原菌培养均转阴的情况下出现病情恶化,提示宿主免疫功能在新型隐球菌感染的发病机制方面也扮演着一定角色。

新型隐球菌性脑膜脑炎临床表现多样,主要有三大类症状:脑膜炎症状(发热、头痛、恶心呕吐)、局部脑实质症状(癫痫、瘫痪、意识状态改变)及并发症(颅内高压、脑神经麻痹、脑梗死、脑积水),部分患者还可出现抗利尿激素分泌失调综合征(syndrome of inappropriate antidiuretic hormone secretion,SIADH)。脑梗死在隐球菌性脑膜脑炎患者较为多见,这是由于蛛网膜炎症引起相应部位穿支动脉的动脉炎,进而导致脑梗死,此为活动性脑膜脑炎常见并发症。梗死灶可以单发亦可为多发,大多位于基底节、内囊及丘脑等部位,与慢性脑膜脑炎颅底脑膜受累最重有关,而供应上述部位的穿支动脉均由此入颅,上述梗死部位的文献描述与本例患者脑梗死的部位相吻合。此外,脑积水也十分常见,除了炎性渗出和脑脊液蛋白定量升高导致脑脊液回流障碍外,Benesova 等对 13 例新型隐球菌性脑膜脑炎患者进行尸检,其病理结果提示新型隐球菌大量聚集于蛛网膜下隙,免疫功能正常的患者可于蛛网膜颗粒中发现明显的肉芽肿组织,导致脑脊液回流不畅。颅内高压与该病病死率、病残率密切相关。刘正印等对北京协和医院 1981—2001 年诊断与治疗的 26 例新型隐球菌性脑膜脑炎患者进行总结显示,大多数患者的临床症状缺少特异性,合并基础病变使临床病情判断更加复杂,外院误诊率高达 42%(误诊为结核性脑膜脑炎或狼疮性脑病复发)。因此,单纯依靠临床症状无法进行早期诊断,继而延误治疗,影响预后。

中枢神经系统新型隐球菌感染的影像学无特异性,可出现软脑膜和脑实质强化、脑水肿、脑积水、脑梗死和 V-R 间隙增宽等表现,脑脊液改变无特异性,常与结核分枝杆菌感染相混淆,本例患者初诊考虑为结核性脑膜脑炎。综上所述,新型隐球菌性脑膜脑炎的诊断需进行病原学检查,墨汁染色简单易行、特异性较高,但敏感性较差,文献报道的检测敏感性为

5.20%~87%,如将脑脊液以 500r/min 离心 10min 后再行墨汁染色可增加检出的敏感性。新型隐球菌抗原乳胶凝集试验敏感度和特异度均可达 90%,是目前较为常用的临床诊断方法。新型隐球菌血清或脑脊液培养是诊断的"金标准"。上述检查阳性与否均基于脑脊液含菌量,对于病变局限于脑实质的新型隐球菌肉芽肿性病变,因脑脊液中含菌量少,上述检查均不敏感,多需通过脑组织病理活检明确诊断,PCR 技术对该病诊断可有较高的敏感性,但假阳性率较高。墨汁染色和抗原检测在脑脊液仅存有死菌时仍呈阳性,因此对治疗有效性的判断存在滞后性。

2000 年美国过敏性疾病及传染病学研究所(National Institute of Allergy and Infectious Diseases,NIAID)颁布的临床指南仍将两性霉素 B 辅助氟胞嘧啶推荐为一线诱导治疗方案,可于最短的时间内清除病原菌,而且两性霉素 B 无论单药或联合用药均有较为显著的疗效;氟康唑可作为巩固或维持治疗的首选药物。无论中枢神经系统新型隐球菌感染是否合并其他系统播散性感染,治疗方案无变化。对于颅内团块样病变直径 >3cm,由于对抗真菌药物反应欠佳,在条件允许的情况下,可采取外科手术治疗。由于颅内高压与患者病死及病残关系密切,指南推荐采取积极的降低颅内压治疗。基于新的研究及流行病学调查,美国感染病学会(Infectious Diseases Society of America,IDSA)在 2010 年发布了新的新型隐球菌病治疗指南(表 16-1)。

表 16-1　美国感染病学会 2010 年隐球菌性脑膜炎治疗指南

	诱导治疗	巩固治疗	维持治疗
HIV 感染	两性霉素 B 脱氧胆酸盐 0.7~1mg/(kg·d) 静点 + 氟胞嘧啶 100mg/(kg·d) 口服 2 周或者两性霉素 B 脂质体复合物 5mg/(kg·d) 静点 + 氟胞嘧啶 100mg/(kg·d) 口服 2 周	氟康唑 400mg/d 口服 8 周	氟康唑 200mg/d 长期
器官移植	两性霉素 B 脂质体 3~4mg/(kg·d) 静点 2 周或两性霉素 B 脂质体复合物 5mg/(kg·d) 静点 + 氟胞嘧啶 100mg/(kg·d) 口服 2 周	氟康唑 400~800mg/d 口服 8 周	氟康唑 200~400mg/d 口服 6~12 个月
非 HIV 感染 / 器官移植	两性霉素 B 脱氧胆酸盐 0.7~1mg/(kg·d) 静点 + 氟胞嘧啶 100mg/(kg·d) 口服 4 周	氟康唑 400~800mg/d 口服 8 周	氟康唑 200mg/d 口服 6~12 个月

两性霉素 B 为多烯类抗真菌药物,通过作用于细胞膜上的麦角固醇影响细胞膜通透性而发挥抑菌作用。有两种剂型,一种为两性霉素 B 脱氧胆酸盐,另一种为两性霉素 B 脂质体。两性霉素 B 脱氧胆酸盐价格便宜、应用广泛,但其肾脏等毒副作用较大,而两性霉素 B 脂质体相对不良作用较小,对不能耐受两性霉素 B 脱氧胆酸盐毒副作用者,推荐应用脂质体,但昂贵的价格在一定程度上限制了其临床应用。经研究证实,器官移植后罹患隐球菌感染的患者分别使用两性霉素 B 脂质体和两性霉素 B 脱氧胆酸盐治疗,90 天病死率分别为 10.9% 和 40%(p=0.007),具有明显差异。两性霉素 B 脂质体尚有独特的免疫调节作用,可通过抑制体内炎症因子激活信号,降低真菌感染过程中的炎性损伤。有些学者认为,糖皮质激素类药物可减轻水肿及炎性渗出,可用于病情较严重的患者,但目前尚存争议。

本例患者未发现基础病变,但其血液 CD4/CD8 细胞比值下降,可能存在潜在的免疫功能异常。该患者早期因临床症状不典型,实验室检查不特异,同时病原学检查呈阴性,被误诊为结核性脑膜脑炎,经反复复查脑脊液病原学最终确诊为新型隐球菌性脑膜脑炎,经规范的抗隐球菌治疗后,恢复良好。因此,对于临床疑似结核性脑膜脑炎但未发现病原学证据的患者,需进行反复多次的新型隐球菌病原学筛查。

参 考 文 献

［1］ Ecevit IZ, Clancy CJ, Schmalfuss IM, et al. The Poor Prognosis of central nervous system Cryptococcosis among Nonimmunosuppressed Patients: A Call for Better Disease Recognition and Evaluation of Adjuncts to Antifungal Therapy. Clin Infect Dis, 2006, 42 (10): 1443-1447.

［2］ Nguyen MH, Husain S, Clancy CJ, et al. Outcomes of central nervous system cryptococcosis vary with host immune function: Results from a multi-center, prospective study. J of Infect, 2010, 61 (5): 419-426.

［3］ 刘正印,王爱霞,李太生,等. 隐球菌性脑膜炎26例临床分析. 中华内科杂志, 2002, 41 (8): 541-543.

［4］ Sato Y, Osabe S, Kuno H, et al. Rapid diagnosis of cryptococcalmeningitis by microscopic examination of centrifuged cerebrospinal fluid sediment. J Neurol Sci, 1999, 164 (1): 72-75.

［5］ Perfect JR, Dismukes WE, Dromer F, et al. Clinical Practice Guidelines for the Management of Cryptococcal Disease: 2010 Update by the Infectious Diseases Society of America. Clin Infect Dis, 2010, 50 (3): 291-322.

［6］ Ben-Ami R, Lewis RE, Kontoyiannis DP. Immunocompromised hosts: immunopharmacology of modern antifungals. Clin Infect Dis, 2008, 47 (2): 226-235.

［7］ 李秀丽,卢强,马凌燕,等. 发热,头痛,右侧肢体无力,言语含糊. 中国现代神经疾病杂志, 2013, 13 (1): 85-91.

第17例

复发性双下肢麻木无力伴小便障碍4年

患者女性,53岁。因"复发性双下肢麻木无力伴小便障碍4年"于2016年9月2日入院。

现病史:2012年10月12日患者无明显诱因出现双下肢无力、麻木,伴胸部束带感和后背部麻木、疼痛,热敷后自觉好转,未影响日常生活和活动。次日清晨出现左下肢无力加重,骑自行车时自觉左脚感觉不到踏板,当晚出现脐部以下麻木、感觉减退,双下肢行走拖步,蹲起不能,伴小便潴留;发病期间无发热、头痛、恶心、呕吐等,无视力障碍,无口眼歪斜、面部麻木、吞咽困难和言语障碍等,外院"活血化瘀"治疗(具体方案不详)无效,病情持续进展,2天后胸部以下皮肤无汗,麻木感上升至胸部以上,出现呼吸困难,声音低沉,饮水呛咳,不能进食,双上肢力弱、双下肢活动不能、小便障碍无缓解,当地医院行全脊椎MRI检查示 $C_4 \sim T_5$ 长节段脊髓长 T_1、长 T_2 信号,伴脊髓肿胀,考虑脊髓炎,多发性硬化不除外。予激素治疗(具体方案不详)后症状逐渐好转,遗留有双下肢远端麻木感、行走不稳、小便控制略差。3年前(2013年7月5日)再次出现左下肢麻木、无力,不能行走,上肢持物费力,伴右眼视力减退、后背部疼痛、小便失禁,予甲泼尼龙冲击治疗3天后序贯甲泼尼龙100mg/d口服,下肢症状逐渐缓解,但视力未见明显好转。患者分别于2014年5月和2015年3月再次出现上述症状,激素治疗(具体方案不详)均有缓解;此后患者遗留有双下肢麻木无力、行走不稳、小便控制不佳及间断性便秘。自觉每次发作前诱发与缓解因素不明确。6个月前停用激素,症状较前进展。1个月前出现右眼水平方向复视,为求进一步诊断与治疗,就诊于我院。患者自发病以来,无眼干、口干、皮疹、雷诺现象、光过敏、关节肿痛,精神、睡眠、饮食尚可,大便次数减少,体重下降约5kg,曾因反复应用激素体重明显波动。

既往史:患者30年前反复出现双眼葡萄膜炎,继发左眼白内障致失明;6年前罹患甲状腺功能减退症,予甲状腺素替代治疗,1年前自行停药;3年前突发右眼视物不清,临床诊断为右眼白内障、瞳孔后粘连,激素治疗效果不佳,予右侧瞳孔成形术+白内障超声乳化术+晶状体植入术后视力略恢复;2年前外伤致脊柱压缩性骨折,予补钙治疗。

个人史:无特殊。

家族史：无特殊。

入院查体：体温 36.7℃，脉搏 72 次 /min，呼吸 18 次 /min，血压 90/51mmHg，经皮动脉血氧饱和度（SpO_2）99%；轻度消瘦，胸椎轻度后凸畸形，皮肤偏黑，全身皮肤无皮疹，口腔黏膜无溃疡，无脱发，关节无肿胀和压痛，心肺腹部检查无异常。神经系统查体：神志清楚，语言流利，高级智能粗测正常；右眼视力 0.5、视野正常，左眼失明、眼球萎缩凹陷不可查，右侧瞳孔不规则，直径 3.00~3.50mm，直接对光反射迟钝，各向眼动充分，无眼震、复视；全身肌肉欠饱满，右上肢肌力 4- 级、左上肢 5 级、右下肢 3 级、左下肢 4 级，右下肢肌张力增高，余肢体肌张力正常；双侧指鼻试验和快复轮替动作稳准，左侧跟 - 膝 - 胫试验稳准、右侧欠稳准，睁眼与闭眼 Romberg 征均阳性，痉挛步态；双上肢腱反射活跃，尤以右侧显著，双下肢腱反射亢进，腹壁反射消失；双侧髌阵挛和踝阵挛阴性；双侧 Babinski 征和 Chaddock 征阳性；右侧面部针刺觉略减退，T_4 水平以下针刺觉、音叉振动觉和轻触觉均减退，T_{12} 以下音叉振动觉消失；脑膜刺激征阴性。

辅助检查：实验室检查血、尿、粪便常规、血液生化、凝血功能试验和感染四项均正常；红细胞沉降率（ESR）38mm/h，血 IgG 24.16g/L（参考值范围 7~17g/L），补体 C3 0.62g/L（参考值范围 0.73~1.46g/L）和 C4 0.08g/L（参考值范围 0.1~0.4g/L），类风湿因子（RF）158.20IU/ml（参考值范围 0~20IU/ml），血清免疫固定电泳阴性；抗核抗体（ANA）阳性 1：640，抗中性粒细胞胞质抗体（ANCA）、抗磷脂抗体谱均阴性，抗 dsDNA-IF 1：10（<1：5）、抗 dsDNA-ELISA 296IU/ml（<100IU/ml）；肿瘤标志物筛查均呈阴性；血清同型半胱氨酸于正常值范围；血清铁（FeS）8.243μmol/L，转铁蛋白（TRF）18.06μmol/L，总铁结合力（TIBC）41.35μmol/L，转铁蛋白饱和度（TS）16.70%。腰椎穿刺脑脊液外观无色清亮，常规、生化和乳酸均于正常值范围，细胞学形态正常，髓鞘碱性蛋白（MBP）0.01nmol/L（<0.55），细菌涂片阴性，癌胚抗原（CEA）、甲胎蛋白（AFP）阴性，快速血浆反应素试验（RPR）阴性，抗水通道蛋白 4（AQP4）抗体阳性 1：100。胸部 CT 检查未见明显异常。头部 MRI 未见明显异常。脊椎 MRI 显示 C_7~T_7 长节段脊髓条状、斑点状长 T_2 信号，$T_{7~8}$ 椎体压缩性骨折（图 17-1）；腰椎退行性变，L_{4-5} 椎间盘内异常信号，L_5~S_1 椎间盘膨出。唇腺组织活检提示淋巴细胞灶。

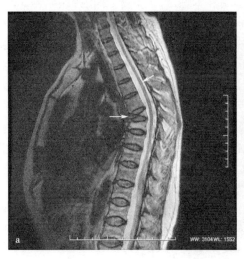
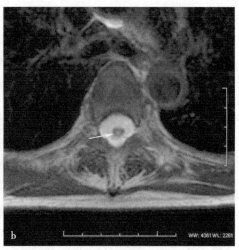

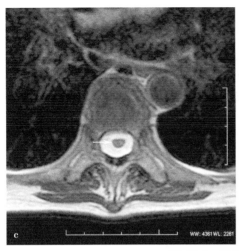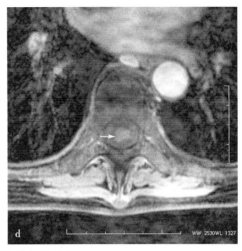

图 17-1　患者胸椎 MRI 检查

a. 矢状位 T_2WI 显示 $C_7 \sim T_7$ 长节段脊髓内连续高信号(箭头所示),T_{7-10} 椎体压缩性骨折,尤以 T_7 显著(箭头所示);b. 横断面 T_2WI 显示 T_6 水平髓内偏右线样高信号(箭头所示);c. 横断面 T_2WI 显示、T_8 水平髓内斑片状高信号(箭头所示);d. T_8 水平病灶横断面 T_2WI 钆强化效应不明显(箭头所示)

诊断与治疗过程:入院后予 B 族维生素(维生素 B_1 10mg,3 次 /d 口服,甲钴胺 0.5mg,3 次 /d 口服)、巴氯芬(5mg,2 次 /d 口服)治疗。临床诊断为"视神经脊髓炎谱系疾病,系统性红斑狼疮,继发性干燥综合征"。经内分泌科和骨科会诊后予甲状腺激素替代治疗(左甲状腺素钠 50μg,1 次 /d)和强化补钙治疗(碳酸钙 500mg,1 次 /d 口服,骨化三醇 0.2μg,2 次 /d 口服,阿仑膦酸钠维 D_3 70mg,1 次 / 周口服),同时建议佩戴支具。自 2016 年 9 月 13 日起予甲泼尼龙 500mg/d 静脉冲击治疗 3 天,序贯泼尼松 50mg/d 口服,每 2 周减量 5mg/d;同时增加硫唑嘌呤 50mg,1 次 /d 口服,长期维持;2 个月后随访患者行走不稳较前改善,余无明显变化。

临床医师讨论

神经科主治医师:患者中年女性,急性发病,复发缓解病程 4 年;临床主要表现为反复肢体麻木、无力,严重时饮水呛咳、吞咽困难,激素治疗有效,每次发作后遗留部分后遗症。既往葡萄膜炎 30 年,左眼失明、右眼视力下降;体格检查双下肢肌力下降,腱反射亢进,病理征阳性,右侧跟 - 膝 - 胫试验欠稳准,睁眼与闭眼 Romberg 征均阳性,T_4 平面以下针刺觉、音叉振动觉和轻触觉减退,行走不稳,痉挛步态。定位诊断:①左眼失明、凹陷,右眼视力下降、视野粗测正常,定位于双侧视交叉前视神经,可能合并眼球内病变。②双下肢肌力下降,尤以右侧显著,双下肢肌张力略高、腱反射亢进,双侧病理征阳性,提示双侧锥体束受累,T_4 平面以下针刺觉、音叉振动觉和轻触觉减退,尤以左侧显著,提示脊髓丘脑侧束与后索病变,综合考虑脊髓 T_4 平面以上横贯性病变,结合胸椎 MRI,定位于 T_4 水平以上脊髓。③走路不稳,睁眼与闭眼 Romberg 征均阳性,考虑脊髓小脑束可能受累。定性诊断:首先考虑炎性脱髓鞘病变,①视神经脊髓炎谱系疾病,患者中年女性,脊髓炎相关临床症状,脊椎 MRI 显示脊髓长节段受累,病程反复,激素治疗有效;此外,突发视力减退,视神经受累。视神经脊髓炎谱系疾病核心症状包括视神经炎、急性脊髓炎、最后区综合征、脑干综合征、发作性睡眠、大脑综合征伴特异性 MRI 征象,血清和脑脊液特异性抗体抗 AQP4-IgG 阳性。该例患者临床和影像学表现均提示视神经脊髓炎谱系疾病,完善血清和脑脊液抗 AQP4-IgG 检查、头部和眼眶 MRI 增强扫描以明确诊断。② Vogt- 小柳 - 原田综合征(VKH),系多系统受累的自身免疫性疾病,可能与黑色素细胞抗原相关。好发于中青年女性,临床主要表现为双眼同时发病的急性葡萄膜炎,可伴听力异常、皮肤受累(毛发变白、白癜风、脱毛),累及中枢神经系统可以表现为脑膜炎、脑神经麻痹、横贯性脊髓炎等,脑脊液淋巴细胞计数增多,激素治疗有效。该例患者中年女性,发病急骤,既往有双眼葡萄膜炎和脊髓炎,激素治疗有效,可疑 Vogt- 小柳 - 原田综合征,须经眼科会诊以排除诊断。③系统性结缔组织病继发中枢神经系统损害,患者有眼部受累表现,且对激素治疗敏感。结缔组织病,如系统性红斑狼疮、白塞病和类风湿性关节炎等,常合并视神经脊髓炎谱系疾病,其中,白塞病常以双侧全葡萄膜炎为主要表现。该例患者无眼干、口干、光敏感、脱发和关节肿痛等免疫系统疾病症状,须完善感染相关指标以及抗核抗体、抗双链 DNA 抗体(dsDNA)、抗中性粒细胞胞质抗体等免疫指标以明确诊断。

神经科教授: 患者中年女性,急性发病,病程反复,以反复发作的四肢麻木、无力伴吞咽困难、小便障碍为主要表现,伴有视神经损害,激素治疗有效;体格检查可见双侧视力损害,存在感觉平面,四肢肌力不同程度下降,腱反射亢进,共济失调;脊椎 MRI 显示脊髓长节段长 T_2 信号,根据临床和影像学表现,拟诊炎性脱髓鞘疾病,结合视神经损害,根据国际视神经脊髓炎诊断小组(IPND)更新的 2015 年视神经脊髓炎谱系疾病诊断标准,考虑视神经脊髓炎谱系疾病可能性大。入院后完善血清和脑脊液抗 AQP4-IgG 检查,以及头部和眼眶 MRI 检查等,最终明确诊断。鉴别诊断方面:①多发性硬化(MS),患者女性,病程反复,激素治疗有效,有脊髓受累表现,应警惕多发性硬化,但脊椎 MRI 提示脊髓长节段连续病变,病变位于脊髓中央,头部 MRI 未见明显异常,故不支持诊断。②结节病,可以引起双眼葡萄膜炎和中枢神经系统病变,但多伴皮损和多系统结节表现。该例患者临床表现以中枢神经系统损害为主,故不支持诊断。③代谢和感染相关脊髓病变,亚急性脊髓联合变性、铜缺乏相关脊髓病均可出现脊髓长节段损害,但多为慢性发病且有全身系统性表现,血清叶酸和维生素 B_{12} 水平可资鉴别。感染相关脊髓病如人类嗜 T 细胞病毒 I 型(HTLV-1)、神经梅毒等,慢性发病,病程较长,进行性加重,脑脊液呈炎症反应表现且相关病毒或抗体阳性,须完善腰椎穿刺脑脊液检查以排除。④肿瘤或副肿瘤性病变,淋巴瘤进展缓慢,激素治疗有一定疗效。该例患者病程较长,肿瘤标志物筛查、脑脊液细胞学形态和脊椎 MRI 增强扫描均不支持诊断。治疗方面,大剂量激素滴注静脉冲击和序贯口服治疗联合免疫抑制剂治疗的同时,辅以 B 族维生素营养神经、巴氯芬降低肌张力、奥美拉唑抑制胃酸和保护胃黏膜、碳酸钙和氯化钾维持内环境稳定。该例患者视力较差,行动不便,应注意跌倒、摔伤等意外风险。

最 终 诊 断

视神经脊髓炎谱系疾病(neuromyelitis optica spectrum disorder,NMOSD)

系统性红斑狼疮(systemic lupus erythematosus,SLE)

继发性干燥综合征(secondary Sjögren syndrome,SSS)

讨　论

视神经脊髓炎(neuromyelitis optica,NMO)是免疫介导的严重特发性中枢神经系统炎性脱髓鞘性疾病,主要累及视神经和脊髓,发病机制与抗AQP4-IgG有关。1894年,Devic率先提出该病并认为是多发性硬化的一种表现为视神经炎和脊髓炎且单相病程的特殊亚型。20世纪以后,人们逐渐认识到大多数视神经脊髓炎患者呈复发病程,且伴特异性影像学和脑脊液淋巴细胞计数改变。2004年,Lennon等在视神经脊髓炎患者血清中检出高特异性NMO-IgG,从而确定该病是不同于多发性硬化的独立疾病。NMO-IgG于2006年首次纳入视神经脊髓炎的诊断标准中,并于2007年提出"视神经脊髓炎谱系疾病"的概念,包括视神经脊髓炎、长节段横贯性脊髓炎(longitudinally extensive transverse myelitis,LETM)和视神经炎(optic neuritis,ON),以及亚洲视神经脊髓型多发性硬化、伴系统性免疫性疾病的长节段横贯性脊髓炎和/或视神经炎、伴典型视神经脊髓炎颅内表现(如下丘脑、胼胝体、脑室旁或脑干病变)的长节段横贯性脊髓炎和/或视神经炎等。鉴于视神经脊髓炎与视神经脊髓炎谱系疾病在临床表现、影像学特点、治疗和预后等方面并无显著差异,且多数NMO-IgG阳性视神经脊髓炎谱系疾病患者最后亦进展为视神经脊髓炎,国际视神经脊髓炎诊断小组会议将两者统一命名为视神经脊髓炎谱系疾病,并于2015年提出该病最新诊断标准。视神经脊髓炎谱系疾病的核心临床症状包括视神经炎、长节段横贯性脊髓炎、最后区综合征、急性脑干综合征、症状性睡眠发作或急性间脑综合征伴典型间脑MRI病灶、症状性大脑综合征伴典型的脑病变;特征性影像学表现为脊髓病灶延伸≥3个椎体节段和最后区、室管膜周围病变,T_2WI呈高信号,T_1WI增强扫描呈强化征象;实验室检查根据NMO-IgG水平分为NMO-IgG阳性组和NMO-IgG阴性组,分别提出相应诊断标准。鉴于近50%视神经脊髓炎谱系疾病患者合并其他抗体阳性,如抗核抗体、抗干燥综合征A型和B型抗体(SSA和SSB)、抗甲状腺激素抗体等,合并上述抗体阳性更支持视神经脊髓炎谱系疾病的诊断。本例患者临床反复发作,有明确急性长节段脊髓炎表现,可疑视神经炎病史,脑脊液NMO-IgG阳性,脊椎MRI显示长节段脊髓炎征象,视神经脊髓炎谱系疾病诊断明确。

多种自身免疫性疾病如系统性红斑狼疮、干燥综合征、桥本甲状腺炎、原发性抗磷脂抗体综合征和重症肌无力均可合并视神经脊髓炎谱系疾病,尤其是血清NMO-IgG阳性患者。抗核抗体阳性在视神经脊髓炎谱系疾病患者中较为常见。北京协和医院的早期研究显示,与NMO-IgG阴性患者相比,NMO-IgG阳性患者血清抗核抗体阳性率(39.8%对5.9%,$p=0.006$)和血清总自身抗体(ANA+SSA+SSB)阳性率(55.7%对23.5%,$p=0.019$)均增加,提示NMO-IgG阳性患者自身免疫反应可能较阴性患者更剧烈。表位扩散假说基于水通道蛋白(AQP)各亚型之间氨基酸序列具有较高比例(19%~52%)的同源性,可以部分解释视神经脊髓炎谱系疾病与系统性红斑狼疮、原发性干燥综合征等疾病共存于同一例患者的现象。系统性红斑狼疮的典型中枢神经系统症状为癫痫发作、抑郁症状和多发性单神经炎等,表现为脱髓鞘病变者少见(<2%)。两者的病理生理学机制相关性尚不清楚。1999年美国风湿病学会(ACR)SLE分类标准描述了SLE患者的神经精神症状。事实上,关于系统性红斑狼疮合并视神经脊髓炎谱系疾病患者,最初难以明确是单独疾病还是系统性红斑

狼疮的神经精神表现。Govoni 等认为,视神经脊髓炎是神经精神狼疮的一类表现;而国际视神经脊髓炎诊断小组则认为,视神经脊髓炎谱系疾病可以合并自身免疫性疾病如系统性红斑狼疮、干燥综合征或重症肌无力等,且更支持视神经脊髓炎谱系疾病的诊断。对于此类患者,其中枢神经系统症状与体征很可能源于视神经脊髓炎谱系疾病,而非系统性红斑狼疮或干燥综合征并发症,如血管炎累及中枢神经系统。系统性红斑狼疮或原发性干燥综合征诊断明确而视神经炎或脊髓炎症状缺如患者,血清 NMO-IgG 阴性间接支持该推论。Birnbaum 等回顾分析 22 例系统性红斑狼疮合并脊髓炎患者的临床资料发现,合并灰质病变者更易出现 SLE 活动,而合并白质病变者更倾向于视神经脊髓炎的诊断。本例患者病程反复、病情进行性加重,按照" 复发性脊髓炎"予激素治疗,效果尚可,但出现骨质疏松等药物不良反应,尽管缺乏自身免疫性疾病主诉和肯定的阳性体征,但若能注意到炎性指标异常、合并甲状腺疾病等特点,早期筛查免疫学指标,或可能早期明确诊断,指导更完备的治疗方案。

视神经脊髓炎谱系疾病合并系统性红斑狼疮在治疗方面尚未达成共识。目前认为,大剂量激素冲击治疗后序贯环磷酰胺(CTX)静脉滴注联合泼尼松口服优于单纯激素治疗,主要用于控制急性期症状。维持期采用免疫抑制剂如硫唑嘌呤、吗替麦考酚酯或甲氨蝶呤,可以有效降低复发率。对于病程反复的难治性患者,美国神经病学学会(AAN)推荐利妥昔单抗(抗 -CD20 单抗),必要时可考虑血浆置换疗法。

综上所述,本例患者有急性脊髓炎临床表现伴特异性脊髓长节段连续病变、脑脊液 NMO-IgG 阳性,根据 2015 年国际视神经脊髓炎诊断小组共识明确诊断为视神经脊髓炎谱系疾病。此外,血沉等指标升高,免疫学指标 ANA 和 dsDNA 阳性、补体 C3 和 C4 降低,唇线组织活检术提示干燥综合征,均符合 2009 年美国风湿病学会系统性红斑狼疮诊断标准,明确诊断为结缔组织病、系统性红斑狼疮、继发性干燥综合征。鉴于自身免疫性疾病与视神经脊髓炎谱系疾病并存的比例较高,对于临床拟诊视神经脊髓炎谱系疾病的患者,尤其是病程反复者,应警惕合并自身免疫性疾病的可能。无论是否有结缔组织病变的临床表现,均应完善相关检查,做到早筛查、早诊断和早治疗。

<hr>

<h1 style="text-align:center">参 考 文 献</h1>

[1] Wingerchuk DM, Banwell B, Bennett JL, et al. International consensus diagnostic criteria for neuromyelitis optica spectrum disorders. Neurology, 2015, 85 (2): 177-189.

[2] Jarius S, Wildemann B. The history of neuromyelitis optica. J Neuroinflammation, 2013, 10: 8.

[3] Lennon VA, Wingerchuk DM, Kryzer TJ, et al. A serum autoantibody marker of neuromyelitis optica: distinction from multiple sclerosis. Lancet, 364 (9451): 2106-2112.

[4] Wingerchuk DM, Lennon VA, Lucchinetti CF, et al. The spectrum of neuromyelitis optica. Lancet Neurol, 2007, 6 (9): 805-815.

[5] Wingerchuk DM, Weinshenker BG. The emerging relationship between neuromyelitis optica and systemic rheumatologic autoimmune disease. MultScler, 2012, 18 (1): 5-10.

[6] 张遥, 费允云, 牛婧雯. 合并结缔组织病的视神经脊髓炎谱系疾病回顾性研究. 中华医学杂志, 2014, 94 (39): 3056-3061.

[7] The American College of Rheumatology nomenclature and case definitions for neuropsychiatric lupus

syndromes. Arthritis Rheum, 1999, 42 (4): 599-608.

[8] Saison J, Costedoat-Chalumeau N, Maucort-Boulch D, et al. Systemic lupus erythematosus-associated acute transverse myelitis: manifestations, treatments, outcomes, and prognostic factors in 20 patients. Lupus, 2015, 24 (1): 74-81.

[9] 付瀚辉, 张江涛, 柳青, 等. 肢体无力麻木伴大小便障碍4年. 中国现代神经疾病杂志, 2017, 17 (3): 235-239.

第18例

头晕、呕吐2个月，行走不稳20天

病 历 摘 要

患者女性，62岁。因"头晕、呕吐2个月，行走不稳20天"于2014年9月11日入院。

现病史：患者2个月前（2014年7月）无明显诱因出现头晕，症状呈渐进性加重，伴轻度恶心；1个月前症状明显加重并伴呕吐、行走不稳，表现为步基增宽、向右倾倒且逐渐加重至站立不稳。外院头部MRI显示大脑半球、侧脑室后角旁斑片状长T_2信号；颈椎MRI显示$C_{5~6}$椎间盘突出、脊髓受压。予甘露醇降低颅内压以及抑酸药、止吐药、神经营养药治疗2周，恶心、呕吐症状逐渐缓解，头晕、站立不稳未见改善。数天前出现情绪低落、反应迟钝、构音障碍、语速减慢，但言语内容正常，自觉右下肢肌力略减弱，遂至我院门诊就诊，以"共济失调待查"收入院。患者自发病以来情绪低落、失眠、纳差，近1个月体重下降5kg。

既往史：眼干、口干病史数年，进干食需水送服。10年前曾行胆囊切除术。糖尿病病史10年，皮下注射胰岛素控制血糖，发病后停药。高血压病史4年，血压最高时达190/100mmHg，不规律服用苯磺酸氨氯地平。1个月前外院体格检查发现血脂水平升高（具体不详）。

个人史、家族史：无特殊。

入院后体格检查：神志清楚，粗测近记忆力、计算力、理解力、注意力减退，反应略迟钝，构音欠清晰，余脑神经无明显异常。双上肢肌力5级，右下肢近端肌力5−级、远端5级，左下肢肌力5级，四肢肌张力均正常；双上肢腱反射对称减退、双下肢未引出；右下肢Babinski征阳性；针刺觉正常，双髋及以下音叉振动觉减退；左侧指鼻试验、跟-膝-胫试验欠稳准，快复轮替动作笨拙，睁、闭眼无区别；右侧正常；Romberg征不能完成，站立时步基宽，无法独自站稳；反击征阴性；无颈项抵抗。

诊断与治疗经过：血常规、肝肾功能试验、血脂、胰淀粉酶和脂肪酶、叶酸和维生素B_{12}、甲状腺功能试验，以及血清甲状腺抗体均于正常值范围。动脉血气分析：经皮动脉血氧饱和度（SpO_2）95%、动脉血氧分压（PaO_2）67.80mmHg、二氧化碳分压（$PaCO_2$）41mmHg，碳酸氢根24.90mmol/L，pH值7.40。纤维蛋白原5.57g/L（1.80~3.50g/L）、D-二聚体0.98mg/L（0~55mg/L），超敏C反应蛋白（hsCRP）14.18mg/L（0~3mg/L），红细胞沉降率（ESR）67mm/h。

风湿免疫学检测：狼疮抗凝物、抗核抗体（ANA）19 项、抗可提取性核抗原（ENA）抗体、抗心磷脂抗体（ACA）、β2- 糖蛋白 1（β2-GP1）抗体、抗中性粒细胞胞质抗体（ANCA）均呈阴性反应。肿瘤标志物：糖链抗原（CA）24 227.50U/ml（参考值范围 0~20U/ml）、CA19-9 47.10U/ml（参考值范围 10~34U/ml）；血清蛋白电泳呈阴性。尿常规提示泌尿系统感染。腰椎穿刺脑脊液检查外观澄清、透明，压力 >330mmH$_2$O，白细胞计数 1 × 10^9/L，单核细胞计数 1 × 10^6/L，蛋白定量、葡萄糖、氯化物均于正常值范围；抗单纯疱疹病毒、巨细胞病毒抗体 gM，以及细菌培养、抗酸染色、墨汁染色呈阴性；细胞学检测未见异常。血清和脑脊液抗电压门控钾离子通道（VGKC）抗体、N- 甲基 -D- 天冬氨酸受体（NMDAR）抗体、神经节苷脂 GM1 抗体、抗 Hu、Yo、Ri 抗体呈阴性。头部常规 MRI 和磁敏感加权成像（SWI）未见明显异常；MRV 检查下矢状窦未显影，其余无异常。甲状腺和颈部淋巴结超声显示右侧锁骨上窝淋巴结异常增大（第Ⅳ区即颈内静脉淋巴结下组），并可见双侧颈部淋巴结。乳腺超声可见双侧腋下淋巴结，左侧淋巴结部分回声减低。胸腹盆腔 CT 增强扫描显示纵隔多发性占位性病变，考虑恶性病变；上腔静脉综合征；双侧胸腔积液，双肺受压膨胀不完全；双侧胸膜增厚；心包积液（图 18-1）。全身 PET/CT 扫描可见右上纵隔代谢异常增高的不规则肿块，堵塞右主支气管和右上叶尖段支气管，呈恶性改变，考虑中央型肺癌伴邻近肺门和纵隔淋巴结转移、右侧锁骨下淋巴结转移；第Ⅳ肝段代谢轻度增高，考虑肿瘤转移；心包积液、双侧胸腔积液；右肺膨胀不完全（图 18-2）。临床诊断：纵隔多发性占位性病变，考虑恶性病变可能；上腔静脉受压；颅内压增高；副肿瘤综合征。入院后予甘露醇 125ml 和甘油果糖 250ml（1 次 /12h）静脉滴注以降低颅内压，同时予鼻导管吸氧、肠内营养等对症治疗。

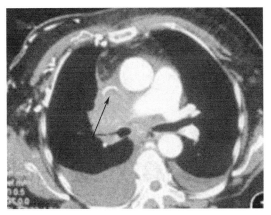

图 18-1　患者胸部增强 CT 扫描
显示纵隔占位性病变压迫上腔静脉（箭头所示）

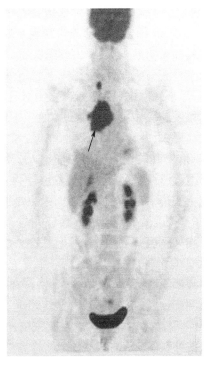

图 18-2　患者全身 PET/CT 扫描
显示纵隔占位性病变（箭头所示）伴淋巴结和肝脏转移

临床医师讨论

神经科主治医师:患者为中老年女性,呈亚急性病程,病情逐渐加重。临床主要表现为头晕、恶心、呕吐、行走不稳。体格检查提示低氧,广泛高级智能减退;右下肢肌力减退,病理征阳性;构音障碍、左侧指鼻试验、快复轮替动作完成较差,步基增宽、无法独立站稳;四肢腱反射减弱、消失,双下肢音叉振动觉减弱。实验室各项肿瘤标志物、炎症反应指标明显升高;MRI 显示大脑半球、侧脑室后角旁斑片状长 T_2 信号;$C_{5\sim6}$ 椎间盘突出、脊髓受压。定位诊断:共济失调(睁、闭眼无区别)伴构音障碍,定位于小脑或其联系纤维;下肢音叉振动觉减退,定位于后索或周围神经,但感觉性共济失调难以解释疾病全貌,考虑定位于周围神经;四肢腱反射减退、消失,定位于左侧皮质脊髓束;高级智能减退,定位于额颞叶皮质或边缘系统。定性诊断:该例患者为老年女性,突出表现为亚急性发病的共济失调和全身消耗症状,伴肿瘤标志物、炎症反应指标升高,故首先考虑副肿瘤性小脑变性合并边缘性脑炎,可解释高级智能减退。此外,共济失调出现于恶心、呕吐后,考虑营养缺乏性疾病如维生素 B_{12}、B_1,维生素 E,血清铜离子缺乏等,不支持点为恶心、呕吐停止后共济失调仍持续加重且无法解释发病初期的头晕、恶心。其他可以导致小脑性共济失调的疾病,包括感染后非特异性炎症、中枢神经系统炎性脱髓鞘疾病、脑血管病或遗传代谢性疾病,但发病年龄、病程不符或缺乏相关证据支持。如果以副肿瘤综合征解释周围神经病,一般有麻木主诉,而该例患者主、客观体格检查均无浅感觉障碍,故不支持。长期糖尿病也可导致周围神经病。结合颈椎 MRI 所示椎间盘突出可以解释右下肢无力和锥体束征。诊断与治疗过程中出现颅内压明显升高,眼科会诊提示双侧视盘水肿。颅内压升高可以解释发病初期出现的恶心、呕吐,但患者并无明显头痛、视力减退症状,故入院时未予考虑。结合病史、副肿瘤综合征的诊断,以及脑脊液病原学、自身抗体、细胞学检查均未见异常,考虑颅内压升高的病因可能为:①脑膜癌,呈消耗状态,肿瘤标志物明显升高,外院头部 MRI 未见明显占位性病变,应考虑恶性肿瘤累及脑膜致梗阻性脑积水、颅内压升高;但 MRI 增强扫描无脑膜强化表现。②颅内静脉血栓形成,肿瘤可致高凝状态,应考虑其致脑脊液循环障碍、进而导致颅内压升高可能,但 MRV 和 SWI 均无血栓形成证据。③颅外静脉回流受阻或脑脊液循环障碍,如颈静脉受压、椎管内占位性病变等。胸腹盆腔增强 CT 和全身 PET/CT 扫描提示纵隔多发性占位性病变,压迫上腔静脉和支气管,考虑中央型肺癌伴转移可能,证实颅外静脉回流受阻致颅内压升高,亦支持副肿瘤综合征致共济失调、高级智能减退。

胸外科医师:首先应考虑恶性肿瘤并发生转移,目前尚无手术指征,可考虑纵隔镜下组织活检术。

呼吸科医师:建议请普外科行右侧锁骨下淋巴结活检术、肿瘤介入科行纵隔旁肿物穿刺术以明确诊断,必要时可于支气管镜下行肺组织活检术。鉴于患者目前已存在呼吸道受压狭窄症状,手术前应向患者及其家属详细交代支气管镜操作的风险。

普外科医师:该例患者体格检查过程中未触及右侧锁骨上淋巴结,难以行组织活检术。

肿瘤介入科医师:该例患者上腔静脉受压,右侧胸壁血管迂曲扩张,若行纵隔旁肿物穿刺术,出血风险极大。

超声科医师:右侧锁骨上增大的淋巴结位于颈内静脉正后方,不宜行超声引导下穿刺术。

肿瘤内科医师:该例患者需待组织活检术后再决定是否行药物化疗。

放疗科医师:建议明确病理诊断,若病理证实为恶性病变,可行姑息性放射治疗以缓解症状。但该例患者病情已至晚期,即使行放射治疗也预后欠佳。

神经科教授:患者表现多种症状,包括全身消耗症状、以小脑性共济失调和高级智能减退为表现的副肿瘤综合征,以及压迫上腔静脉造成的颅内高压。在诊断思路上,亚急性小脑性共济失调应考虑副肿瘤性小脑变性;颅外占位性病变致静脉回流受阻是颅内压升高的罕见原因,在颅内压升高的鉴别诊断中不应忽视。该例患者颅内压升高仅表现为恶心、呕吐,不伴头痛、视力下降,这种不典型表现可见于老年人。此外,一些临床上的蛛丝马迹,如入院时SpO_2和PaO_2低于正常水平,也应予以注意。治疗原则:警惕呼吸衰竭、循环衰竭、心包填塞、咯血、血胸等危及生命的病情变化;监测SpO_2,若发生低氧血症则停用镇静催眠药;继续予以脱水降低颅内压治疗;同时行组织活检术以明确肿瘤分型并予以相应治疗。由于患者及其家属拒绝组织活检术,主动要求出院。1个月后电话随访,呼吸困难加重,持续鼻导管吸氧。

最 终 诊 断

副肿瘤性小脑变性(paraneoplastic cerebellar degeneration, PCD)
纵隔占位性病变(恶性可能性大)
上腔静脉受压继发颅内压增高

讨 论

成人小脑性共济失调由多种遗传性或获得性疾病组成,其中呈急性或亚急性发病者有:Wernicke脑病(WE),部分酒精性小脑变性也可呈亚急性发病;除酒精外的其他中毒性疾病,如锂、苯妥英钠、胺碘酮、甲苯、氟尿嘧啶、阿糖胞苷等;自身免疫性小脑性共济失调,包括副肿瘤性小脑变性(PCD)、抗体相关小脑性共济失调(非副肿瘤性)、Miller-Fisher综合征(MFS)、Bickerstaff脑干脑炎以及炎性脱髓鞘;中枢神经系统感染性疾病,如单纯疱疹病毒、人类免疫缺陷病毒(HIV)、柯萨奇病毒、单核细胞增生李斯特菌感染、Whipple病;共济失调型散发性Creutzfeldt-Jakob病;缺血性或出血性卒中。该例患者无酗酒史、药物中毒史或感染史,共济失调等呈渐进性加重,因此主要考虑副肿瘤性小脑变性。

副肿瘤性小脑变性可伴发于几乎所有肿瘤,最常见者为小细胞肺癌、乳腺癌、卵巢癌和霍奇金淋巴瘤(HL)。一般而言,共济失调多出现于发现肿瘤之前,患者呈亚急性发病,表现为单纯小脑性共济失调,常在12周内快速进展至重残。但也可合并其他副肿瘤综合征(PNS),如Lambert-Eaton综合征(LES)、副肿瘤性脑脊髓炎(PEM)、副肿瘤性感觉神经元病(PSN)、副肿瘤性斜视性眼肌阵挛-肌阵挛综合征(POMS)。该例患者表现为明显的高级智能减退,考虑合并边缘性脑炎(LE)的可能;头部MRI未见明显异常。副肿瘤性小脑变性后期可出现小脑萎缩,脑脊液检查常可见炎症反应。

多数副肿瘤性小脑变性患者可检出肿瘤相关抗体,如抗Yo抗体(与生殖系统肿瘤和乳腺癌相关)、抗 Hu 抗体(与小细胞肺癌相关)、抗 Tr 抗体(与霍奇金淋巴瘤相关)、代谢型谷氨酸受体 1(mGluR1)抗体、CV2/CRMP5 抗体、ZIC4 单克隆抗体和电压门控性钙离子通道(VGCC)抗体等。对于此类患者,无论抗体检测是否呈阳性反应,均应进一步行胸腹盆腔 CT 或全身 PET/CT 扫描以筛查肿瘤。该例患者上述抗体虽为阴性,但 PET/CT 扫描发现纵隔占位性病变,故副肿瘤性小脑变性诊断明确。副肿瘤性小脑变性患者在发病初期数月内施行血浆置换疗法、静脉注射免疫球蛋白或激素治疗可能有效,但总体而言,免疫抑制剂或针对肿瘤的治疗效果均欠佳。

由于颅内高压性头痛、恶心、呕吐并无特异性,视觉障碍也极少为首发症状,故成人颅内高压早期表现有时难以识别。值得引起警惕的症状与体征,包括卧位加重或晨起加重的头痛、双侧外展神经麻痹,以及早期持续数秒的单侧波动性视物模糊。成人颅内高压的病因包括:

(1)颅内占位性病变。

(2)颅脑创伤。

(3)缺血性卒中。

(4)各种原因引起的非创伤性颅内出血。

(5)颅内感染(脑膜炎、脑脓肿)。

(6)脑积水(梗阻性或交通性)。

(7)静脉回流受阻,诸如中心静脉压升高(心功能衰竭、中心静脉梗阻、机械通气致胸内压升高、颈静脉受压等),静脉窦血栓形成,颅内或硬脑膜动静脉瘘。

(8)低氧血症和 / 或高二氧化碳血症。

(9)药物或代谢因素所致,如四环素、罗非昔布、双丙戊酸钠或铅中毒,低钠血症或其他电解质失衡。

(10)其他原因导致的弥漫性脑水肿,如急性肝肾功能衰竭、严重高血压、子痫等。

(11)可加重颅内高压的情况,如发热、癫痫发作。

(12)急性或慢性炎性脱髓鞘性周围神经病(脑脊液蛋白定量升高致脑脊液循环障碍)。

(13)特发性颅内高压。本例患者头部 MRV 未见异常,无颅内占位性病变、脑卒中、感染、脑积水等常见病因。此时应考虑颅外静脉回流受阻、代谢性、中毒性和全身疾病等罕见原因。

总之,本例具有小脑性共济失调与颅内压增高两种神经系统表现,均由恶性纵隔病变引起。其中小脑性共济失调属于副肿瘤神经综合征的远隔效应,而颅内压增高则是由纵隔病变压迫上腔静脉导致。

参 考 文 献

[1] Klockgether T. Sporadic ataxia with adult onset: classification and diagnostic criteria. Lancet Neurol, 2010, 9 (1): 94-104.

[2] McCarthy CL, McColgan P, Martin P. Acute cerebellar ataxia due to Epstein-Barr virus. Pract Neurol, 2012, 12 (4): 238-240.

[3] Mason WP, Graus F, Lang B, et al. Small-cell lung cancer, paraneoplastic cerebellar degeneration and the

Lambert-Eaton myasthenic syndrome. Brain, 1997, 120 (Pt 8): 1279-1300.

［4］Shams'ili S, Grefkens J, de Leeuw B, et al. Paraneoplastic cerebellar degeneration associated with antineuronal antibodies: analysis of 50 patients. Brain, 2003, 126 (Pt 6): 1409-1418.

［5］Linke R, Schroeder M, Helmberger T, et al. Antibody-positive paraneoplastic neurologic syndromes: value of CT and PET for tumor diagnosis. Neurology, 2004, 63 (2): 282-286.

［6］Vedeler CA, Antoine JC, Giometto B, et al. Paraneoplastic Neurological Syndrome Euronetwork. Management of paraneoplastic neurological syndromes: report of an EFNS Task Force. Eur J Neurol, 2006, 13 (7): 682-690.

［7］关鸿志，任海涛，彭斌，等 . 抗 Yo 抗体阳性的副肿瘤性小脑变性分析 . 中华神经科杂志, 2015, 48 (2): 89-93.

［8］Sadun AA, Currie JN, Lessell S. Transient visual obscurations with elevated optic discs. Ann Neurol, 1984, 16 (4): 489-494.

［9］姚远，袁晶，朱以诚，等 . 头晕恶心 2 个月加重伴呕吐行走不稳 20 天 . 中国现代神经疾病杂志, 2015, 15 (1): 77-79.

第19例

反复关节疼痛9个月,记忆力减退3个月

病历摘要

患者男性,46岁。因"关节疼痛9个月,记忆力减退3个月"于2007年6月15日入院诊治。

现病史:9个月前(2006年10月)患者无任何原因出现全身大关节疼痛,非对称性,部位不固定,外院实验室检查"红细胞沉降率增快,血清C反应蛋白水平升高",但抗核抗体等项免疫学指标均呈阴性,考虑为"反应性关节炎",经对症治疗后病情好转。8个月前患者出现双眼红肿、胀痛并伴轻微头痛,但无流泪、畏光等症状,当地医院考虑为"结膜炎",予地塞米松5mg/d,静脉滴注,3天后改为口服泼尼松10mg/d口服,关节疼痛症状减轻,但双眼红肿无改善并呈渐进性加重,由于"眼压较高"考虑"巩膜炎"而将口服泼尼松剂量增至40mg/d,治疗7天后双眼红肿症状有所好转,泼尼松口服剂量逐渐减至10mg/d维持治疗。其间患者腹部出现环形红色斑疹,无瘙痒、脱屑,并逐渐扩展至胸部、背部、颜面部和四肢,伴瘙痒,3~4天后未予治疗逐渐消退,遗留色素沉着。4个月前(2007年2月)无明显诱因患者出现活动时双手抖动,但无持物不稳;3个月后(2007年3月)出现午后持续发热,体温最高达38.5℃,伴乏力及头部持续性胀痛、记忆力减退(以近记忆力减退为主),并两次在夜间出现"谵妄"。外院头部MRI检查显示双侧岛叶、海马回、双侧基底节区及半卵圆区多个小片状长T_1、长T_2信号,增强扫描无强化(图19-1)。腰椎穿刺检查脑脊液压力为210mmH$_2$O,白细胞计数42×10^6/L,单个核细胞70%,多核细胞30%,脑脊液蛋白0.630g/L,葡萄糖和氯化物正常;抗酸和墨汁染色,脑脊液细胞学未见肿瘤细胞,脑脊液细菌涂片等均无异常发现。血白细胞计数16×10^9/L、中性粒细胞比例0.91,结核分枝杆菌抗体(TB-Ab)阴性,EB病毒抗体(EBV-Ab)检测呈阳性反应。考虑"病毒性脑炎"给予更昔洛韦、头孢类抗生素(具体剂量不详)、地塞米松10mg/d静脉滴注,治疗10天后症状明显好转出院,但记忆力无改善,仍以口服泼尼松10mg/d维持治疗。出院后约2周患者再次出现低热,体温约为37.5℃,伴乏力、咳嗽、咳痰,双手关节游走性疼痛,伴红、热但无肿胀,同时出现"谵妄"。当地医院实验室检查显示:血常规,白细胞计数14.90×10^9/L,中性粒细胞比例0.84;红细胞沉降率20mm/h,结核菌素纯蛋白衍生物(PPD)皮肤试验呈阴性反应,抗可提取性核抗原(ENA)抗体、免疫球蛋白定

量、蛋白电泳和甲状腺功能检测均于正常范围;腰椎穿刺检查脑脊液压力为130mmH$_2$O,白细胞计数2×10^6/L,蛋白定量0.64g/L。脑电图检查未见明显异常;头部MRI扫描病灶依旧存在,无强化表现,提示脑内异常信号,炎性或血管炎性改变。遂按照"病毒性脑炎"对症治疗,病情好转后出院。出院后继续口服激素泼尼松7.50mg/d,约1周后患者再次出现"谵妄"、行走不稳,以及右耳红肿、疼痛并进行性加重情况,不伴发热,遂来我院就诊。病程中无声嘶、喘息、喉及气管软骨前压痛,无鼻塌陷及疼痛等症状与体征,无光过敏、雷诺现象、口腔溃疡及外阴溃疡等现象。患者自发病以来兴趣减退,入睡困难。大小便正常。体重无明显变化。

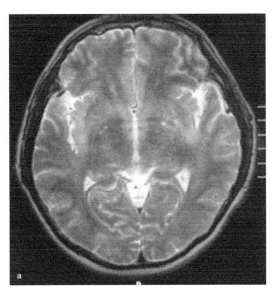 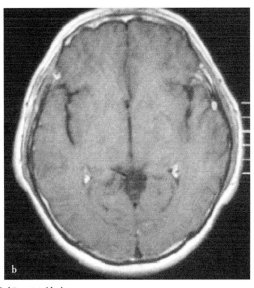

图 19-1　患者头部 MRI 检查

a. 横断面 T$_2$WI 序列可见双侧基底节区,额颞叶皮质及皮质下多发散在长 T$_2$ 信号,
边界模糊,病灶新旧不等;b. 增强扫描无强化

既往史、个人史、家族史:无特殊。

入院后体格检查:体温37.4℃,脉搏82次/min,呼吸18次/min,BP 140/100mmHg。颈部、前胸、手足均可见陈旧性色素沉着。左眼内侧结膜可见0.50cm溃疡,无脓性分泌物。右耳耳郭发红但触之无明显疼痛。神经系统检查神志清晰,语速较快。时间、地点定向力、理解力、计算力欠佳,人物定向力尚可,远近记忆力均较差。舌肌可见震颤,其余脑神经检查无异常发现。四肢肌力5级,双侧上肢肌张力呈"齿轮"样增高,双侧下肢肌张力稍高;双手、双侧下肢不自主抖动。双侧趾关节位置觉减退,复合觉减退。共济运动试验尚可,四肢腱反射对称引出,病理征阴性。脑膜刺激征阴性。

辅助检查:血常规检查白细胞计数为11.82×10^9/L,中性粒细胞比例0.75,血红蛋白129g/L,血小板计数400×10^9/L;红细胞沉降率41mm/h,C反应蛋白47mg/L;血清乳酸、梅毒快速血浆反应素试验(RPR)、EB病毒抗体和结核菌素纯蛋白衍生物皮肤试验均呈阴性。甲状腺功能、肿瘤标志物CA系列[包括CA199,CA50,CA242,甲胎蛋白(AFP),癌胚抗原(CEA)等]和肺癌标志物筛查基本于正常值范围。血清抗脑组织抗体(抗Hu、Yo、Ri抗体)

呈阴性反应;抗中性粒细胞胞质抗体(ANCA)、抗核抗体、抗双链DNA抗体(dsDNA)、抗可提取性核抗原抗体、类风湿因子(RF)、抗心磷脂抗体(ACA),以及补体C3、C4、免疫球蛋白及血清免疫电泳检测均正常;淋巴细胞表型分析CD4/CD8细胞比例未见异常;人类白细胞抗原B27(HLA-B27)呈阴性反应。腰椎穿刺脑脊液检查压力为170mmH$_2$O,脑脊液常规:白细胞计数8×10^6/L,蛋白0.75g/L,葡萄糖3.90mmol/L,氯化物117mmol/L;脑脊液细胞学结果:淋巴细胞比例95%,符合以淋巴细胞主的炎性反应;24小时免疫球蛋白合成率正常,未见寡克隆区带(OCB),髓鞘碱性蛋白(MBP)10.98nmol/L。心电图、心脏超声、经颅多普勒超声(TCD)、双侧颈动脉和椎动脉彩色超声均未见明显异常。肺CT平扫及增强扫描未发现明显异常影像。头部MRI检查,弥散加权成像(DWI)和增强扫描均显示双侧额叶皮质及皮质下、双侧基底节区、双侧侧脑室旁、内侧颞叶斑片状长T$_2$异常信号(图19-2),较外院影像无明显改变。核素扫描全身骨显像无异常。脑电图报告呈边缘状态。简易智能状态检查量表(MMSE)评分为17分(异常)。耳鼻咽喉科会诊:双侧轻度传导性听力下降,考虑双侧分泌性中耳炎。与患者及家属沟通后行耳郭组织活检。

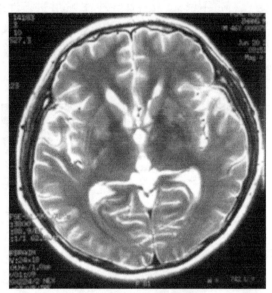

图19-2 患者头部MRI检查

横断面T$_2$WI显示双侧额叶皮质及皮质下、侧脑室旁多发长T$_2$信号,与1个月前相比无明显改善

临床医师讨论

神经科医师:该患者为中年男性,急性发病,亚急性病程,病情呈波动性变化,发病初期主要表现为系统性疾病症状,曾在其他医院先后被诊断为"反应性关节炎""巩膜炎"和"右耳郭软骨膜炎"等,就诊期间还出现皮肤损害。近4个月来反复发热及神经系统症状,如头痛、发热、记忆力减退和精神行为异常等症状。病程中及入院后实验室检查白细胞计数、红细胞沉降率及血清C反应蛋白水平等炎性指标均显著升高;多次脑脊液检查提示白细胞计数、蛋白定量轻度升高,符合淋巴细胞炎性反应。头部MRI扫描显示双侧额叶皮质下、双侧基底节区、双侧侧脑室旁、内侧颞叶斑片状长T$_2$异常信号。定位诊断:可将患者记忆力减退、精神行为异常和高级智能活动下降(定向力、记忆力、计算力等)等症状定位于双侧额颞叶;而四肢肌张力增高、不自主运动则定位在双侧基底节锥体外系。结合影像学检查病灶所在脑区,可以解释患者目前的临床症状及体征。另外,对于全身多系统损害表现,包括皮肤陈旧性色素沉着、眼结膜溃疡、耳郭发红等,考虑全身系统性受累。定性诊断:首先应考虑中枢神经系统炎症性疾病,包括感染性及非感染性炎症。根据患者亚急性病程,临床表现为发热、头痛、记忆力减退、精神行为异常等,首先,应排除病毒性脑炎的可能。但患者病程较长,约6个月,且病情反复波动,经抗病毒治疗病情仍有反复并呈渐进性加重,说明抗病

毒治疗效果欠佳，此亦不符合病毒感染自限性之特点。其次，该患者影像学呈现颅内广泛性病灶，对于灰、白质并无太多的选择性，与单纯疱疹病毒性脑炎的典型灰质受累、额颞叶为主的出血坏死影像学图像不相符；同时入院后脑电图检查亦未发现典型的颞叶或以颞叶为中心累及额叶的周期性放电，因此均不支持病毒性脑炎的典型表现。对于非感染性炎性疾病方面，应注意与中枢神经系统炎性脱髓鞘性疾病急性播散性脑脊髓炎（ADEM）相鉴别。由于该患者的病程及影像学表现与急性播散性脑脊髓炎的急性发病、单相病程、白质受累为主和发病前多有感染或疫苗接种史不符，故以上两种疾病均不支持。目前，患者有多系统及脏器受累的临床表现，且先于神经系统症状出现，支持其原发病为全身系统性疾病而神经系统损害仅为其相应表现的诊断。鉴于患者在整个病程中先后出现眼、耳、关节等多器官或系统受损，并以软骨炎为特异性表现同时伴发中枢神经系统损害，故应首先考虑复发性多软骨炎伴中枢神经系统炎性病变；建议进行耳郭病理活检证实。

免疫科医师： 患者为中年男性，亚急性发病，病程6个月余，病情反复；临床主要表现为关节疼痛，巩膜炎，皮疹，右耳郭软骨膜炎，听力减退、耳鸣及神经系统损害等多系统受累。实验室检查红细胞沉降率和血清C反应蛋白升高，免疫学、肿瘤标志物及感染指标均呈阴性，脑脊液检测提示慢性炎性改变；头部MRI检查显示双侧岛叶、海马回、双侧基底节区及半卵圆区广泛病灶；糖皮质激素治疗有效。根据其非侵蚀性、血清阴性多关节炎；眼部炎症（结膜炎、巩膜炎）；耳蜗或前庭损害所致耳鸣、听力下降，耳郭软骨炎；以及激素治疗有效等表现，诊断首先应考虑复发性多软骨炎，但该病累及中枢神经系统者鲜见，国外已有相关报道，考虑可能与软骨蛋白多糖发生反应的Ⅱ型胶原蛋白抗体与神经系统（神经内膜、脑内小动脉中层及内膜）发生交叉反应有关。

诊治经过： 根据入院后各项检查结果，临床诊断"颅内多发病灶"待查。患者入院后予抗病毒及营养神经治疗，以及糖皮质激素甲泼尼龙1g/d静脉冲击治疗3天后改为泼尼松60mg/d口服，治疗2周后减至50mg/d口服同时辅助环磷酰胺0.2g静脉注射，隔天一次。经治疗后患者症状明显改善、病情稳定。出院时诊断：复发性中枢神经系统炎性病变，系统性血管炎可能；耳郭软骨炎，复发性多软骨炎可能。建议继续口服泼尼松、环磷酰胺治疗。

最终耳郭组织病理报告为纤维、脂肪及软骨组织慢性炎性反应，支持以淋巴细胞浸润为主的炎性反应表现（图19-3），符合复发性多软骨炎的病理学特点。

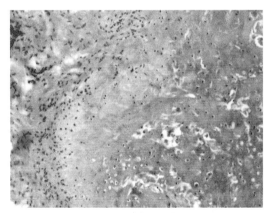

图19-3　光学显微镜所见

以淋巴细胞浸润为主的纤维、脂肪及软骨组织慢性炎性反应 HE染色，×40

最终诊断

复发性多软骨炎（relapsing polychondritis，RP）

讨　论

复发性多软骨炎为原因不明的由免疫介导的软骨炎性疾病，可以累及全身各个部位的透明软骨，最常见的是耳部的透明软骨炎。该病自第一次报道至今已有 80 多年。目前尚无确切的流行病学资料，但它可发生于所有种族及年龄组，且无性别差异性，估计发病率约占总人口的 3/10 万，发病年龄多为 40~60 岁，但亦有一些儿童发病的报道。虽然可能有遗传学因素参与了复发性多软骨炎的发生与发展过程，但目前仍未将其归于家族性遗传性疾病。

复发性多软骨炎的发病机制尚不清楚，推测其发病机制与体液免疫的参与有关。例如，软骨基质受到外伤、炎症、过敏等因素的影响使其抗原性暴露，从而引起一系列炎性反应，导致机体对局部软骨或有共同基质成分的组织产生免疫反应，包括巩膜、葡萄膜、玻璃体、视神经内膜及束膜、主动脉中层和内层的结缔组织、心瓣膜、心肌肌纤维膜、气管黏膜下基底膜、关节滑膜和肾小球及肾小管基底膜等。神经系统损害可能是对软骨蛋白多糖发生反应的抗Ⅱ型胶原抗体与神经系统（如神经内膜、脑内小动脉中层及内膜等）发生交叉反应所导致的相应病变。

复发性多软骨炎在严重程度和持续时间上呈多样性，以耳部损害为最常见的临床特征，同时可伴有其他具有透明软骨结构的器官受累，例如肋软骨、眼、呼吸道。①耳炎：最常见的特征，可以单侧或双侧炎症持续数天或数周。呈急性或亚急性发病，累及耳郭时表现为弥漫性红紫，亦可侵及外耳道影响听力。除此之外，约有 30% 耳部受累的复发性多软骨炎患者还可出现听力受损、耳鸣、由内耳炎症导致的眩晕等较为少见的临床表现，此与软骨炎所引起的咽鼓管结构破坏、内耳淋巴水肿或感音性耳聋有关。②关节炎：关节受累是仅低于耳炎的又一常见症状，其中 70% 以上的患者最终导致关节症状。单纯复发性多软骨炎患者的关节炎性反应呈现间断、游走性、非对称性、血清反应阴性且常为非侵蚀性的临床表现，典型患者手、足 X 线检查可见关节间隙变小和 / 或骨质减少，胸、锁关节，肋软骨，胸骨柄关节为常见受累部位。③眼炎：眼炎发生率占复发性多软骨炎患者的 20%~60%。典型表现为巩膜外层炎、巩膜炎、溃疡性角膜炎、眼葡萄膜炎和突眼。④鼻软骨炎：与鼻软骨炎相伴发的症状有鼻外表皮肤变硬、鼻液外溢，以及鼻出血等。慢性炎症和软骨破坏可导致特征性的"鞍鼻"畸形。⑤神经系统炎性反应：中枢神经系统和周围神经系统受累约占复发性多软骨炎患者的 3%，极为少见，但有些患者仅有神经系统受累表现。主要累及第 2 和第 6~8 对脑神经，也可以有痴呆、偏瘫、癫痫、脊髓炎、周围神经病、小脑功能不良、边缘性脑炎等。组织病理学检查提示受累血管被淋巴细胞、单核细胞、巨噬细胞侵润；但中枢神经系统大血管炎十分罕见，可导致动脉瘤形成或颈内动脉血栓，临床上类似脑血管意外。还有部分复发性多软骨炎患者在无任何临床症状出现时其头部 MRI 即已显示异常信号，为灰质和白质多发异常高信号，与血管炎的影像一致；故推测其病理改变可能是局灶性血管炎所致。脑脊液检查对复发性多软骨炎伴发神经系统损害者十分重要。主要表现为以淋巴细胞浸润为主的炎性反应，蛋白定量轻度升高，葡萄糖可无异常。对一些存在免疫缺陷的患者，应高度怀疑中枢神经系统感染，而脑脊液单纯疱疹病毒、真菌、隐球菌、结核等病原学检查有助于鉴别这些疾病。当与中枢神经系统感染进行鉴别诊断时，尤其是单纯疱疹病毒性脑炎，可于糖皮质激素冲击治疗前经验性应用阿昔洛韦或抗生素治疗。另外，复发性多软骨炎还同时伴有呼吸道、心脏、消化管、肾脏、皮肤等多器官损害的表现,并与其他疾病并存,例如约37%的复发性多软骨炎患者合并血液系统疾病、结缔组织病、血管炎、皮肤疾病或其他自身免疫性疾病。

目前针对复发性多软骨炎尚无特异性的实验室诊断指标,但一些炎性指标有助于诊断。在结合临床的基础上,血白细胞计数、血小板计数、红细胞沉降率和血清C反应蛋白水平的升高,均可作为参考依据,但复发性多软骨炎不存在特异性抗体。另外,还有一些免疫学检测指标提示其可能性,如抗中性粒细胞胞质抗体(ANCA)阳性率升高,类风湿因子、抗心磷脂抗体阳性,部分患者抗核抗体(ANA)亦可呈阳性,少数患者血清梅毒反应呈假阳性。而且,在部分复发性多软骨炎患者的血液中可出现抗Ⅱ型胶原抗体和抗软骨细胞抗体阳性,这些抗体靶向对抗自身或变性Ⅱ型胶原及蛋白聚糖,后两者通常广泛存在于破坏的软骨结构中,故有助于复发性多软骨炎的诊断,但均缺乏敏感性和特异性。

目前参考的标准,为1976年McAdam提出的诊断标准:①双耳软骨炎;②非侵蚀性多关节炎;③鼻软骨炎;④眼炎,包括结膜炎、角膜炎、巩膜炎、表层巩膜炎及葡萄膜炎等;⑤喉和/或气管软骨炎;⑥耳蜗和/或前庭受损,表现为听力丧失、耳鸣和眩晕。符合以下其中1项者即可诊断为复发性多软骨炎:①具有上述标准中3项或3项以上者;②具备其中1项并经组织病理活检证实者;③有两处或更多处不同解剖部位的软骨炎,对糖皮质激素或免疫抑制剂治疗有效者。如临床表现明显,并非每例患者均需行软骨活检。总之,复发性多软骨炎的诊断需要临床表现、实验室检查、影像学表现,必要时行受累组织活检等项检查,综合分析以明确诊断。

目前对复发性多软骨炎的治疗决策大部分基于临床经验和病例报告,根据疾病活动性和严重程度采取不同的药物治疗。对于仅有局灶性病变活动而无器官受累如仅耳、鼻软骨炎或周围性关节炎患者可给予非甾体抗炎药(NASID)治疗,但需密切观察其病情变化。当病情加重并出现器官受累时,如喉、支气管、心血管、肾、眼或神经系统损害者则应予以进一步治疗,应用糖皮质激素以抑制急性发作,减少复发频率及严重程度,初始剂量为0.50~1.00mg/(kg·d),分次或晨起一次顿服;对急性重症患者,可酌情增加糖皮质激素剂量甚至施行甲泼尼龙冲击疗法;待临床症状好转后,可逐渐减量以最小剂量维持1~2年或更长时间。亦可选择免疫抑制药以减少糖皮质激素长期应用,但其临床疗效尚无确切的循证医学证据,可能的药物不良作用和获益也在长期随访中进一步评估。常用的免疫抑制药包括环磷酰胺、硫唑嘌呤、环孢素、甲氨蝶呤,其中环磷酰胺为首选药物。

参 考 文 献

［1］ Kent PD, Michet CJ, Luthra HS. Relapsing polychondritis. Curr Opin Rheumatol, 2004, 16 (1): 56-61.

［2］ Yang SM, Chou CT. Relapsing polychondritis with encephalitis. Journal of Clinical Rheumatology, 2004, 10 (2): 83-85.

［3］ Foidrat JM, Abe S, Martin GM, et al. Antibodies to type Ⅱ collagen in relapsing polychondritis. N Engl J Med, 1978, 299 (22): 1203-1207.

［4］ Isaak BL, Liesegang TJ, Michet CJ. Ocular and systemic findings in relapsing polychondritis. Ophthalmology, 1986, 93 (5): 681-689.

［5］ Zeuner M, Straub RH, Rauh G, et al. Relapsing polychondritis: clinical and immunogenetic analysis of 62 patients. J Rheumatol, 1997, 24 (1): 96-101.

［6］ Erten-Lyons D, Oken B, Woltjer R L, et al. Relapsing polychondritis: an uncommon cause of dementia. J Neurol Neurosurg Psychiatry, 2008, 79 (5): 609-610.

［7］ Sundaram MB, Rajput AH. Nervous system complications of relapsing polychondritis. Neurology, 1983, 33 (4): 513-515.

［8］ Lahmer T, Treiber M, Werder AV, et al. Relapsing polychondritis: An autoimmune disease with many faces. Autoimmunity Reviews, 2010, 9 (8): 540-546.

［9］ 中华医学会风湿病学分会. 复发性多软骨炎诊治指南（草案）中华风湿病学杂志, 2004, 8 (4): 251-253.

［10］ 乔雷, 彭斌, 关鸿志, 等. 复发性多软骨炎相关的中枢神经系统损害三例. 中华医学杂志, 2017, 97 (5): 392-394.

［11］ 乔雷, 李凌, 王建明, 等. 反复关节疼痛眼痛耳廓红肿伴发热记忆力减退行为异常. 中国现代神经疾病杂志, 2010, 10 (6): 683-686.

第 20 例

手足麻木、嗜睡、记忆力下降 1 年余

病 历 摘 要

患者女性,60 岁。因"手足麻木、嗜睡、记忆力下降 1 年余"于 2015 年 4 月 15 日入院。

现病史:患者于 1 年余前无明显诱因出现持续手足麻木、肿胀感,从足底进展至小腿、掌心进展至肘关节,伴全身多汗,以手足和头部显著。近 3 个月病情明显加重,尤以近记忆力下降为著,不能独自外出。外院血常规、肝肾功能试验和甲状腺功能试验均正常,直立倾斜试验阴性,头部 CT 未见明显异常,脑电图呈中度异常,临床拟诊"癫痫",予卡马西平(得理多)100mg(2 次 /d)和神经营养药物(具体方案不详)口服,症状无明显改善。为求进一步诊断与治疗,于 2015 年 3 月 16 日就诊于我院门诊。体格检查:神志清楚,语言流利,粗测远、近记忆尚可,瞬时记忆减退,"100-7"反应略慢,常识判断可,时空定向尚可,余未见异常。实验室检查:血清 γ- 氨基丁酸 b 型受体(GABAbR)抗体阳性,抗 Hu、Yo 和 Ri 抗体阴性。影像学检查:头部 MRI 显示双侧内侧颞叶、海马异常信号(图 20-1),遂以"边缘性脑炎"收入院。患者自发病以来,精神尚可、食欲正常、睡眠增多(12~14h/d)、大小便正常、体重无明显变化。无发热、头痛,否认口眼干等症状。

既往史:患者既往有"癫痫"病史 50 余年,自幼出现发作性恶心、呕吐,随后双眼上翻、缓慢倒地、四肢抽搐、呼之不应,偶伴大小便失禁,持续 2~3 分钟,每年发作 3~4 次,有时可持续数年不发作,间断不规律服用抗癫痫药(具体方案不详)。自 2014 年底发作频繁,最频繁时 10 余次 /d。患者近 2~3 个月出现发作性失神。

个人史:无特殊。

家族史:其母、兄(1 名)、姊(2 名)、妹(1 名)均有类似发作性症状。

入院查体:体温 36.6℃,脉搏 100 次 /min,呼吸 22 次 /min,血压 135/85mmHg。右侧下颌可触及一约 1.5cm×1.5cm 大小结节,质地较韧,活动度可,无压痛;神志清楚,语言流利,对答切题,理解力、计算力、定向力正常,瞬时记忆下降,简易智能状态检查量表(MMSE)评分 21 分;余脑神经未见明显异常;四肢肌力和肌张力正常,双上肢腱反射对称引出,双下肢腱反射对称减弱;双侧病理征未引出;四肢"手套 - 袜套"样针刺觉减退,音叉振动觉、关节位置觉、皮质复合觉正常;双侧指鼻试验、快复轮替动作和跟 - 膝 - 胫试验稳准,Romberg 征

阴性,行走姿势和步态正常,脑膜刺激征阴性。

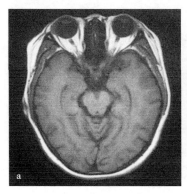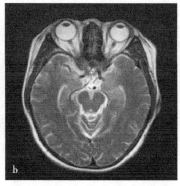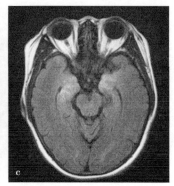

图 20-1 患者头部 MRI 检查

a.横断面 T_1WI 显示双侧内侧颞叶和海马低信号;b.横断面 T_2WI 显示双侧内侧
颞叶和海马高信号;c.横断面 FLAIR 成像显示双侧内侧颞叶和海马高信号

诊断与治疗经过:实验室检查,血常规、红细胞沉降率(ESR)、感染免疫检测四项、尿常规、粪便常规和便潜血、肝肾功能试验均于正常值范围;D-二聚体 1.14mg/L(0~0.55mg/L);抗核抗体(ANA)谱(18 项):ANA IgG 型滴度为 1∶160(<1∶40);补体 C3 和 C4,免疫球蛋白 IgG、IgM 和 IgA,抗中性粒细胞胞质抗体(ANCA)谱,抗可提取性核抗原(ENA)抗体均阴性;肿瘤标志物检查未见异常;血浆皮质醇 23.81μg/dl(4~22.30μg/dl),胰岛素样生长因子 248ng/ml(81~225ng/ml),胃泌素、胃泌素释放肽前体、促甲状腺激素、甲状腺功能、甲状旁腺激素、生长激素、空腹胰岛素、胰岛素原均于正常值范围。腰椎穿刺脑脊液常规正常,蛋白定量 0.46g/L;细胞学提示轻度淋巴细胞反应;抗 GABAbR 抗体强阳性,而电压门控钾离子通道(VGKC)抗体、NMDA 受体抗体、抗 Hu、Yo、Ri 抗体等均阴性。24 小时长程视频脑电图监测共捕捉数 10 次临床发作,表现为失神伴或不伴右手自动症,持续 50~60 秒。同步脑电图可见右前颞区起源的尖波节律,提示复杂部分性发作。发作间期脑电图呈现中度异常,提示局灶性癫痫,颞叶癫痫可能性大。发作期脑电图提示右前颞区起源可能性大。肌电图显示四肢周围神经损害(以感觉纤维为主)。胸部 X 线示心、肺、膈未见明显异常。腹部 B 超可见肝右叶钙化灶,余未见异常。子宫、双附件 B 超未见明显异常。乳腺和腋窝淋巴结 B 超未见明显异常。甲状腺和颈部淋巴结 B 超显示甲状腺多发囊实性结节,良性倾向;甲状腺右叶实性结节伴钙化。胸腹盆腔 CT 显示盆腔和双侧腹股沟多发小淋巴结。PET/CT 扫描显示双侧额顶颞叶皮质代谢降低,右侧海马代谢降低,考虑边缘性脑炎可能;右侧颌下腺外侧、右侧颈部 V 区可见代谢增高结节,不排除恶性病变;双侧颈部 Ⅱ~Ⅲ 区淋巴结呈炎症反应(图 20-2)。临床诊断"边缘性脑炎,抗 GABAbR 抗体相关脑炎"。遂予维生素 B_1、B_6、B_{12} 和叶酸营养神经治疗、谷维素改善自主神经症状、卡马西平 400mg(2 次/d)控制癫痫发作、静脉注射免疫球蛋白(总剂量 2g/kg,分 5 天),治疗后患者近记忆力和手足麻木症状略有好转,复查血清 GABAR 抗体阴性。患者症状好转后出院(2015 年 5 月 12 日),出院时癫痫发作症状较前明显好转,记忆力正常,肢体麻木症状消失。

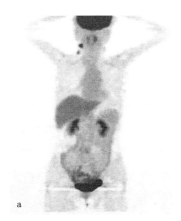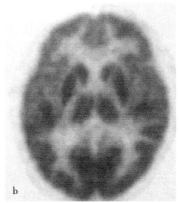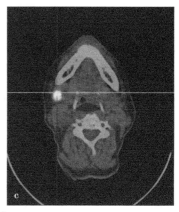

图 20-2　患者全身 ^{18}F-FDG-PET 检查
a. 双侧额、颞、顶叶大脑皮质和右侧海马代谢降低；b、c. 可见
右侧颌下腺外侧、右侧颈部 V 区代谢增高结节

临床医师讨论

神经科住院医师：患者中老年女性，慢性起病，进展性病程，病程 1 年余。临床表现为手脚麻木，多汗、以双手和头部显著，记忆力下降、以瞬时记忆障碍显著，癫痫发作，发作前有腹部不适感，恶心、呕吐。既往有"癫痫"病史 50 余年，并有类似癫痫家族史。体格检查：瞬时记忆下降，MMSE 评分 21 分；双下肢腱反射对称减弱；双侧病理征未引出；四肢可疑"手套 - 袜套"样针刺觉减退。脑电图显示中度异常，过度换气试验阳性，诱发左侧额区、中央区、顶前区、颞中区尖波和尖 - 慢复合波，以左侧顶区为优势。头部 MRI 显示双侧内侧颞叶和海马异常信号。血清抗 GABAb 型受体抗体阳性。定位诊断：患者发作性症状表现为双眼上翻、缓慢倒地、手中持物跌落，是否有一侧头眼偏转不详，偶伴四肢抽搐、大小便失禁、呼之不应，持续 5~6 分钟，定位于新皮层；记忆力下降、睡眠增多、多汗，定位于边缘系统，并可见与其紧密联系的自主神经系统受累表现；四肢可疑"手套 - 袜套"样针刺觉减退，双下肢腱反射对称减弱，手脚麻木，定位于周围神经。定性诊断：患者中老年女性，慢性起病，发作性症状频率增加，记忆力下降，以瞬时记忆显著，多汗，手脚麻木，血清抗 GABAbR 抗体阳性，头部 MRI 显示，双侧内侧颞叶和海马长 T_2 信号，FLAIR（液体抑制反转恢复序列）成像高信号，首先考虑抗 GABAbR 抗体相关的边缘性脑炎。GABAbR 主要存在于海马、下丘脑、小脑，故该类患者主要表现为认知功能障碍、记忆障碍、行为改变、癫痫发作。约 50% 患者合并小细胞肺癌，抗 Hu 抗体阳性合并抗 GABAbR 抗体相关的边缘性脑炎患者，病情进展迅速，且伴感觉性周围神经病。该例患者血清抗 Hu 抗体阴性，难以用自身免疫性脑炎解释周围神经受累，需警惕副肿瘤综合征的可能。鉴别诊断：①中枢神经系统感染，如单纯疱疹病毒性脑炎也累及边缘系统，出现癫痫发作，但该例患者发病前无发热、精神症状，病程迁延，为不支持点；②结缔组织病，如系统性红斑狼疮、白塞病、干燥综合征也可表现为边缘系统受累，但该例患者为中老年女性，非此类疾病好发年龄，慢性起病，临床无免疫系统受累体征，辅助检查也未见有意义的免疫指标改变，为不支持点。患者自发病以来，无明显诱因下癫痫发作频率增加，但发作症状无明显变化，考虑为边缘性脑炎相

关发作性症状增加,但仍需密切关注发作时表现,结合 24 小时长程视频脑电图,观察有无新增发作性症状。完善 24 小时长程视频脑电图监测期间,患者有右手摸索自动症表现,可用 MRI 显示的右侧内侧颞叶和海马长 T_2 信号、FLAIR 成像高信号解释,并考虑为边缘性脑炎所致症状性部分性癫痫。肌电图证实四肢周围神经损害,但根据目前文献报道尚未发现 GABAR 抗体作用于周围神经系统,故仅以边缘性脑炎难以解释疾病全貌。此时回想体格检查时右侧下颌结节,结合 ^{18}F-FDG-PET/CT 显示的右侧下颌高代谢,应警惕副肿瘤综合征可能,完善病理学检查。

病理科医师:患者全身麻醉下行右侧颌下淋巴结活检术,术后病理证实右侧下颌淋巴结转移性低分化神经内分泌癌(图 20-3)。免疫组织化学染色,广谱细胞角蛋白(pCK)、突触素、甲状腺转录因子 -1(TTF-1)、CD56 和嗜铬素 A(CgA)阳性,角蛋白(CK)20、CK7、P40、P63 阴性,Ki-67 抗原标记指数约 50%。

神经科主治医师:患者抗 GABAbR 抗体阳性,结合临床,考虑抗 GABAbR 抗体相关边缘性脑炎诊断明确。除抗接触蛋白相关蛋白 -2(CASPR2)抗体相关的自身免疫性脑炎具有周围神经系统受累表现外,其余自身

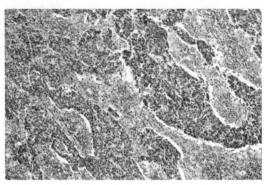

图 20-3　淋巴结活检病理检查所见
细胞体积小而均匀,呈巢状分布,胞核深染,细胞异型性明显,正常淋巴结结构破坏。HE 染色,×200

免疫性脑炎致周围神经损伤少见。该例患者既往无糖尿病病史,无叶酸和维生素 B_{12} 缺乏,也否认毒物接触史,故上述原因致周围神经病变暂不考虑。右侧下颌淋巴结活检显示转移性低分化神经内分泌癌,故高度提示副肿瘤综合征致"手套 - 袜套"样周围神经系统受累可能,应进一步寻找肿瘤原发灶。治疗方面继续以免疫治疗为主,辅以神经营养药物,积极寻找肿瘤原发灶,若有手术指征,可积极完善手术治疗。

口腔科医师:患者右侧下颌淋巴结病理提示为转移性低分化神经内分泌癌。神经内分泌癌原发灶多见于胃肠道、甲状腺、胰腺、垂体等,边缘性脑炎合并副肿瘤综合征的原发灶多见于肺部和乳腺等。但详细询问病史,患者并无相关疾病的临床症状,且筛查激素、B 超、胸腹盆腔 CT、PET/CT 亦未见转移性低分化神经内分泌癌原发灶。

肿瘤科医师:可继续完善生长抑素受体显像、胃镜(食管、胃、十二指肠)、结肠镜检查。该例患者转移性低分化神经内分泌癌诊断明确,一般状况良好,可予以药物化疗。生长抑素受体显像未见明显异常。患者及其家属拒绝行胃肠镜检查,且对于药物化疗态度并不积极,要求出院。

最 终 诊 断

抗 GABAbR 抗体相关边缘性脑炎(limbic encephalitis associated with anti-gamma-aminobutyric acid B receptor antibody)

转移性神经内分泌癌(metastatic neuroendocrine carcinoma)

讨　论

GABAbR 为 G 蛋白耦联受体,属中枢神经系统抑制性突触蛋白,分布于中枢和周围神经系统,主要位于海马、丘脑和小脑。抗 GABAbR 抗体相关边缘性脑炎的诊断主要依据临床症状和抗 GABAbR 抗体阳性。根据 Zuliani 提出的自身免疫性脑炎诊断标准,血清或脑脊液相关抗体阳性并对免疫治疗有反应即可明确诊断。中华医学会神经病学分会 2017 年发表《中国自身免疫性脑炎诊治专家共识》,其中涉及抗抗体相关自身免疫性脑炎的诊断标准与治疗流程。抗 GABAbR 抗体相关脑炎临床主要表现为癫痫发作、记忆力下降、精神行为改变与认知功能障碍。主要见于中老年,男性多于女性。约 50% 患者合并小细胞肺癌,血清抗 Hu 抗体可呈阴性。抗 Hu 抗体阳性合并抗 GABAbR 抗体相关边缘性脑炎患者,病情进展迅速,且伴感觉性周围神经病。该例患者神经系统检查显示四肢"手套 - 袜套"样针刺觉减退,肌电图显示四肢周围神经损害(以感觉纤维为主),经免疫治疗后症状消失。结合右侧下颌淋巴结活检显示转移性低分化神经内分泌癌,考虑该例患者周围神经病表现为副肿瘤综合征相关表现。

神经内分泌癌是源于黏膜上皮细胞和黏膜下腺体上皮细胞,能够合成和分泌儿茶酚胺、5- 羟色胺和多肽激素的神经内分泌细胞恶性肿瘤,在所有恶性肿瘤中的比例不足 1%。神经内分泌癌好发于消化道和肺部,常见发病部位包括胃部(胃类癌)、肺部(小细胞肺癌)、胰腺(胰岛细胞瘤)和甲状腺(甲状腺髓样癌)。该例患者为抗 GABAbR 抗体相关自身免疫性脑炎合并转移性低分化神经内分泌癌,故首先考虑合并小细胞肺癌,但患者无相关临床表现,体格检查亦未见异常,B 超、胸腹盆腔 CT、生长抑素受体显像和 ^{18}F-FDG PET 均未见原发灶。生长抑素受体显像对原发灶不明的低分化神经内分泌癌,敏感性和特异性均不高。目前推荐 ^{18}F-FDG PET/CT 联合胸腹盆腔 CT 寻找肿瘤原发灶。原发灶不明的低分化神经内分泌癌包括小细胞癌和大细胞癌,恶性程度高,病情进展迅速,以铂剂为基础的药物化疗可以起到延缓病情进展的作用。前者 5 年和 10 年生存率为 5% 和 1%~2%,后者 5 年生存率为 13%~57%。小细胞癌对放射治疗和药物化疗可表现出临床症状的短暂性好转,但极易复发,并于 1~2 年内发生全身转移。

该例患者以四肢麻木、肿胀和记忆力下降起病,以近记忆力下降明显,多汗,睡眠增多,大小便未见明显异常。既往有癫痫家族史,但此次入院后 24 小时长程视频脑电图监测显示发作性症状为右手自动症等复杂部分性发作,与以往的全面性发作不同,故考虑此新发症状为与自身免疫性脑炎相关的症状性部分性癫痫发作,抗癫痫药物控制不佳,但免疫治疗明显。静脉注射免疫球蛋白(总量 2g/kg,分 5 天)后,四肢麻木感和记忆力下降均有所好转。复查血清抗 GABAbR 抗体呈阴性。

综上所述,以记忆力下降隐匿起病的中老年患者,MRI 表现为边缘系统异常信号,应考虑自身免疫性边缘性脑炎。如果合并四肢远端麻木等周围神经病的表现,应考虑到副肿瘤神经综合征的可能性。尽管抗 GABAbR 抗体相关自身免疫性脑炎合并周围神经病和神经内分泌癌比较罕见,但值得神经科同道的注意。

参 考 文 献

［1］ Zuliani L, Graus F, Giometto B, et al. Central nervous system neuronal surface antibody associated syndromes: review and guidelines for recognition. J Neurol Neurosurg Psychiatry, 2012, 83 (6): 638-645.

［2］ 中华医学会神经病学分会 . 中国自身免疫性脑炎诊治专家共识 . 中华神经科杂志 , 2017, 50 (2): 91-98.

［3］ Kim TJ, Lee ST, Shin JW, et al. Clinical manifestations and outcomes of the treatment of patients with GABAB encephalitis. J Neuroimmunol, 2014, 270 (1-2): 45-50.

［4］ Santhanam P, Chandramahanti S, Kroiss A, et al. Nuclear imaging of neuroendocrine tumorswith unknown primary: why, when and how？ Eur J Nucl Med Mol Imaging, 2015, 42 (7): 1144-1155.

［5］ Guan HZ, Ren HT, Yang XZ, et al. Limbic Encephalitis Associated with Anti-gamma-aminobutyric Acid B Receptor Antibodies: A Case Series from China. Chinese medical journal, 2015, 128 (22): 3023-3028.

［6］ 任海涛 , 杨洵哲 , 关鸿志 , 等 . 多重抗神经元抗体阳性的自身免疫性脑炎临床分析 . 中华神经科杂志 , 2016, 49 (1): 21-25.

［7］ 李亦 , 周祥琴 , 李宏杰 , 等 . 手足麻木记忆力减退 1 年加重 3 个月 . 中国现代神经疾病杂志 , 2015, 15 (7): 593-596.

第 21 例

渐进性四肢无力 7 年

病 历 摘 要

患者男性,56 岁。因"渐进性四肢无力 7 年"于 2012 年 11 月 30 日入我院。

现病史:患者自 7 年前(2005 年)出现右上肢劳作后轻度力弱,握力下降为主,休息后部分缓解;此后逐渐出现远距离行走双小腿发沉,行走距离无明显减少但速度较前变慢,可蹲起、上楼;左上肢握力亦下降,四肢无力呈渐进性加重。而后出现上楼梯需扶持、蹲起困难,用力抬腿时自觉大腿前侧酸痛。上述症状于劳作后明显加重,无晨轻暮重。否认"肉跳"感。于 2012 年 5 月至当地医院就诊,肌电图检查报告周围神经源性损害,未予特殊处理;血清肌酸激酶(CK)1 085U/L(81~198U/L,肌电图检查后)。后就诊于河北省某医院,体格检查:舌肌纤颤,双上肢、手部鱼际、小鱼际肌萎缩,四肢肌力 5– 级、肌张力正常,上肢腱反射减退,病理征阴性。实验室检查:CK 467U/L。肌电图提示四肢及舌肌、胸锁乳突肌、脊旁肌神经源性损害;右侧正中神经(感觉)未引出波幅,右侧尺神经、左侧腓肠神经感觉神经动作电位(SNAP)波幅降低,右侧腓肠神经神经传导速度(SCV)减慢。颈椎 MRI 检查可见多处椎间盘突出,但未压迫脊髓或神经根。临床诊断"运动神经元病,周围神经病"。予以营养神经治疗,病情无明显变化。为进一步明确诊断与治疗收入我院。患者发病前无感冒腹泻、无疫苗接种史。自发病以来精神、食欲、睡眠尚可。10 余年前出现双上肢姿势性震颤,近 1 年加重,但不影响独立生活,饮酒后不缓解;大小便正常,无性功能障碍、无乳腺增生,无皮疹、光过敏、口眼干燥、口腔或外生殖器溃疡、雷诺现象等。

既往史、个人史及家族史:既往体健。吸烟 30 年,20 支 /d,已戒烟 3 年。饮白酒史 30 年,150~200g/d。农民,无长期毒物接触史。家族中无类似疾病病史。

体格检查:发育正常、体型中等。心、肺、腹部检查无明显异常。神志清楚、语言流利,高级智能粗测无明显异常。舌肌萎缩、纤颤,其余脑神经正常。双手骨间肌、鱼际肌、小鱼际肌萎缩,双侧前臂、上臂及肩胛肌萎缩;屈膝用力时可见双侧大腿肌肉束颤;上肢近端肌力 5– 级、远端肌力 5– 级,下肢近端肌力 5– 级、远端肌力 5 级;肌张力正常;双上肢平举可见姿势性震颤。双上肢腱反射和双侧膝反射对称减退,双侧跟腱反射消失;腹壁反射存在,四肢病理征阴性。深浅感觉粗测正常。指鼻试验、快复轮替动作、跟 - 膝 - 胫试验正常。皮肤划痕试验正常。脑膜刺激征阴性。

辅助检查：血、尿、粪便常规、肝肾功能、血清肌酸激酶、心肌特异性肌酸激酶、叶酸、维生素 B_{12}、甲状腺功能、抗甲状腺球蛋白（TG）抗体和抗甲状腺过氧化物酶（TPO）抗体、糖化血红蛋白（HbA1c）、雄激素均于正常范围。血清总胆固醇（TG）6.56mmol/L、低密度脂蛋白胆固醇（LDL-C）4.27mmol/L。乙肝表面抗原（HBsAg）、抗梅毒螺旋体（TP）抗体、抗人类免疫缺陷病毒（HIV）抗体均呈阴性，抗丙型肝炎病毒（HCV）抗体阳性、HCV RNA 阴性。肿瘤标志物检测：糖类抗原 72-4（CA72-4）为 18.70U/ml（0~9.80U/ml），其他各项肿瘤标志物均于正常范围。腰椎穿刺脑脊液检查（2012 年 12 月 4 日）外观呈淡红色（穿刺损伤），压力 90mmH₂O；白细胞计数 21×10^6/L、单个核细胞 15×10^6/L；蛋白定量 1.24g/L；髓鞘碱性蛋白（MBP）丁正常范围。临床免疫学检测：抗神经节苷脂 GM1、GQ1b 抗体，以及血清和脑脊液抗 Hu、Yo、Ri、CV2/CRMP5、PNMA2（Ma2/Ta）抗体均呈阴性。1 周后再次行腰椎穿刺脑脊液检查，外观呈无色透明，压力 70mmH₂O；常规、生化、免疫球蛋白定量均于正常水平；特异性寡克隆区带（SOB）呈弱阳性反应。神经传导速度检测提示上下肢均呈周围神经源性损害（运动感觉均受累）；肌电图显示上下肢及胸锁乳突肌神经源性损害；双上肢节段性运动神经传导检查未见传导阻滞；皮肤交感反应（SSR）上下肢无异常。左侧腓肠神经组织活检：HE 和 Masson 染色无异常发现；髓鞘染色可见数个神经束，各神经束形态改变稍有不同，3 个神经束内可见多个 Renaut 小体，有髓纤维密度轻度降低，以大的有髓纤维减少为主，可见极个别轴索变性，未见明显薄髓纤维，未见"洋葱球"样肥大纤维，偶见再生神经丛；刚果红染色呈阴性，提示轻度慢性轴索性神经病。运动神经元存活（*SMN1*）基因检测未见异常。

临床医师讨论

神经科主治医师：定位诊断示，该患者主要表现为四肢无力，以肢体近端显著，伴肌束纤颤和上肢肌萎缩，定位于脊髓前角或前根；舌肌纤颤及萎缩定位于舌下神经核；锥体束征阴性，肌张力不高，无上运动神经元受累证据。从病情看，下运动神经元受累不严重，不存在掩盖上运动神经元受累的情况。无主观感觉障碍，但电生理学检查提示存在周围神经感觉纤维受累。定性诊断：患者为中年男性，呈隐匿性发病，病情进展缓慢，四肢无力程度基本对称，伴肌束纤颤和肌萎缩，以及舌肌萎缩、纤颤。肌电图提示广泛性神经源性损害。神经传导速度检查仅提示周围神经感觉纤维受累，尚无运动纤维损害，与临床表现不完全平行。周围神经活检提示感觉纤维慢性轴索性神经病，轴索仅轻度受损，与电生理学检查结果不平行。定性诊断首先考虑：①神经系统遗传变性病，如脊髓性肌萎缩（SMA）、肯尼迪病等。以上 2 种疾病均病程进展缓慢，以肢体近端肌肉受累显著，其中 SMA 无法解释患者感觉神经受累，可筛查相关基因以明确诊断。此外，进行性肌萎缩早期仅表现为下运动神经元受累，但多于发病 2 年后出现上运动神经元受累体征，而该患者发病 8 年仍无上运动神经元受累的症状与体征，故不支持诊断。患者无乳腺增生、性功能障碍等内分泌异常，尚无明显延髓麻痹症状，不支持典型肯尼迪病。②除下运动神经元受累外，电生理检查还提示存在临床下的周围神经感觉纤维损害，需考虑肿瘤、自身免疫性疾病、营养代谢性疾病等继发性下运动神经元病。该例患者无肿瘤或自身免疫性疾病的症状与体征，入院后完善各项副肿瘤相关抗体、抗核抗体（ANA）、抗中性粒细胞胞质抗体（ANCA）等检测均呈阴性，筛查维生素 B_{12}、叶酸、甲状腺功能等亦无异常,无毒物接触史,故不支持上述继发性因素导致的神经系统损害。③慢性炎性脱髓鞘性多发性神经病(CIDP),该例患者四肢肌力减低,而腱反射显著下降,提示周围神经受累,但脑脊液检查无蛋白 - 细胞分离现象,神经电生理学检查提示运动神经传导速度正常,神经组织活检也未见"洋葱球"样脱髓鞘改变,均不支持诊断。若将运动与感觉纤维受累作二元论考虑,则患者临床下的周围神经感觉纤维受累不能排除长期饮酒所致可能。

神经科教授:患者复合肌肉动作电位(CMAP)波幅正常,提示运动纤维远端受累不严重,肌电图提示上下肢及胸锁乳突肌波幅增高、时限增宽,自发电位增加,大力收缩呈单纯相,提示广泛性神经源性损害,因而不符合远端轴索性周围神经病,提示脊髓前角受累;感觉神经动作电位波幅下降明显,神经传导速度基本正常,提示以感觉纤维轴索受累为主。在肯尼迪病中,有1/3~2/3患者存在感觉神经动作电位波幅下降但无临床症状,为后根神经节感觉神经元受累所致。结合患者其他临床特征,如40余岁发病,病情进展缓慢,有近端肌无力、易疲劳、肌萎缩但不突出,上臂肌群较远端肌萎缩明显,肌束纤颤,舌肌萎缩及姿势性震颤,应首先考虑肯尼迪病,完善雄激素受体(AR)基因检测以明确诊断。肯尼迪病不依靠神经病理学诊断,但病理学检查结果可以提示慢性病程,与临床相符。电生理学检查双侧胫后神经、腓神经感觉纤维未引出波幅,但感觉神经动作电位不如运动纤维准确,且个体正常值范围变异较大,某些个体可能正常情况下波幅即较低。因此不能得出电生理学与病理学检查结果不相符的结论。在周围神经病中,腓骨肌萎缩症(CMT)也可有主观感觉正常而电生理学检查异常的情况,但不合并脊髓前角受累,肌无力和肌萎缩则以下肢远端显著。其余如酒精性周围神经病一般有主观感觉症状。

诊治经过:结合患者临床表现、神经组织活检及肌电图结果,临床诊断"肯尼迪病"。由于目前尚缺乏明确而有效的治疗方法,继续口服甲钴胺0.5mg(3次/d)、维生素$B_1$10mg(3次/d)、叶酸5mg(3次/d)营养神经。针对高脂血症给予他汀类药物调脂治疗。因丙型肝炎未处于病毒活跃复制期,且肝功能正常,暂未予抗病毒治疗,观察随访。患者出院后,AR基因检测显示,第1外显子中编码多聚谷氨酰胺(poly Q)的胞嘧啶 - 腺嘌呤 - 鸟嘌呤(CAG)区域重复次数为45次(图21-1),支持肯尼迪病的诊断。

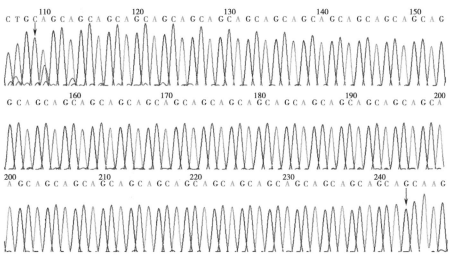

图21-1 患者AR基因检测结果
显示第1外显子CAG重复数为45次(箭头所示范围)

最 终 诊 断

肯尼迪病（Kennedy disease，KD）

讨 论

肯尼迪病即脊髓延髓性肌萎缩（SBMA），是一种 X 连锁隐性遗传性疾病。其病因为位于 Xq1-12 的 AR 基因第 1 外显子的 CAG 三核苷酸序列扩增，导致其编码的多聚谷氨酸链延长。基于对不同种族的流行病学调查研究，其发生率为(3.30-15.30)/10 万，患者几乎均为男性，20~40 岁发病。基因学检测是诊断的"金标准"，AR 基因 CAG 重复次数 >40 次即可明确诊断。该例患者无家族史，据报道约 32% 的患者无家族史。雄激素受体蛋白是一种由雄激素激活的转录因子，使目标细胞对雄激素产生反应。正常 AR 基因的 CAG 重复次数为 11~30 次，<11 或 >30 次可能导致神经传导速度降低。CAG 重复次数 >40 次时，错误折叠的雄激素受体产生毒性作用而导致肯尼迪病。突变的 AR 基因以雄激素依赖方式聚集在运动神经元胞核或胞质中，特别是高尔基体，导致转录异常，出现轴突转运功能障碍，最终使运动神经元退化，导致其所支配的肌肉无力、萎缩。肯尼迪病的病理学特点相应地为脊髓前角和脑干运动核团神经元广泛脱失伴轻度神经胶质细胞增生，变异的雄激素受体聚集在残留的运动神经元胞核内。由背根神经节发出的大的有髓纤维选择性脱失，富含感觉纤维的腓肠神经组织活检也提示大的有髓纤维脱失。该例患者腓肠神经组织活检提示大的有髓纤维轻度减少，符合肯尼迪病表现，但该病的诊断并不依靠组织活检。

临床表现方面，男性患者最常见的首发症状为肌肉痉挛、姿势性震颤，也可以下肢无力或延髓麻痹发病。据 Jordan 和 Lieberman 报告，肌无力多出现在 30~50 岁，在此之前 10 年或更早即可出现肌束纤颤或肌肉痉挛。肢体肌力下降可呈双侧不对称性，首先出现上楼梯困难、需扶手帮助，及远距离行走困难、蹲起困难等下肢近端肌无力，继而缓慢加重并进展至肢体远端肌肉，少数患者首先出现上肢无力，据报道约有 31% 的患者肌无力症状首先出现在上肢。约有 1/3 患者表现为易疲劳。神经科专科检查提示以下运动神经元受损为主，可见轻度肌萎缩、肌束纤颤和肌力减退，肢体近端明显，腱反射减弱或消失（1A 型传入纤维选择性缺失）。该例患者可追溯的首发症状为一侧上肢无力，不对称发展至四肢，以近端肌肉受累显著，表现典型。肯尼迪病患者延髓症状早期不显著，多以构音障碍为首发表现，随后出现口周肌束颤、舌肌萎缩、纤颤以及真性延髓麻痹，平均发生于肌无力后 6 年，但在疾病晚期则较严重，由误吸导致的肺炎为常见死因。该病的另一项核心症状是血清雄激素敏感性下降，如乳腺增生、睾丸萎缩、勃起障碍等。不过，据 Dejager 等报告，约有 27% 的肯尼迪病患者无乳腺增生，例如本例患者；肯尼迪病患者血清雄激素水平可升高、降低或正常。

对肯尼迪病自然病程的研究发现，疾病进展至上楼梯需扶手的平均年龄为 49 岁，出现构音障碍平均为 50 岁，步行拄拐平均为 59 岁，需坐轮椅平均为 61 岁。有研究认为，CAG 重复次数与上述疾病进展的标志性事件的出现时间有相关性，但与疾病进展速度、严重程度不相关。

血清学指标方面,据 Rhodes 等报告,有 88% 的患者血清肌酸激酶水平升高,其他研究结果亦与之相似,提示肯尼迪病患者继发肌肉破坏。睾酮水平在不同研究中的结论不同,与同年龄男性相比可能降低、正常或升高,并无特异性。本例患者多次行血清肌酸激酶检测均于正常水平或仅轻度升高,血清睾酮正常,在诊断初始阶段干扰了诊断。

肯尼迪病患者肌电图表现为运动单位时限增宽、波幅增高、大力收缩募集减少,并可见异常自发电位。部分患者复合肌肉动作电位波幅降低,运动纤维传导速度(MCV)轻度减慢多出现于复合肌肉动作电位显著减低时,提示运动神经轴索损伤显著;上肢(正中神经、尺神经)复合肌肉动作电位波幅下降较下肢(胫神经)更常见;部分患者 F 波潜伏期轻度延长,出现率降低甚至引出困难,F 波异常也多见于上肢。单纤维肌电图检查通常显示肯尼迪病患者颤抖值(Jitter 值)正常,也从一个侧面反映肯尼迪病缓慢进展,轴索末梢侧支芽生代偿相对良好。虽然大多数患者无或仅有轻微感觉症状,但电生理检查可见感觉神经动作电位显著降低甚至难以引出波幅,感觉纤维传导速度(SCV)多正常,也可轻度减慢,且仅出现于感觉神经动作电位严重降低时,表明感觉纤维的主要损害部位是轴索。基于中国肯尼迪病的研究也支持大部分患者存在感觉神经动作电位波幅下降。此发现与肯尼迪病组织病理学检查提示的一级感觉神经元中枢与周围支轴索缺失相符。部分患者体感诱发电位(SEP)提示中枢传入通路损害,与脊髓背根受累相符。感觉神经受累是肯尼迪病区别于其他运动神经元病的一大特点。Suzuki 等根据电生理学特点将肯尼迪病分为运动神经受累为主(复合肌肉动作电位≥正常平均值的 50%)而感觉神经动作电位相对保留、感觉神经受累为主及复合肌肉动作电位和感觉神经动作电位均衡受累 3 种类型,并发现 CAG 重复次数较多的患者以运动神经受累,CAG 序列较短的患者则常见感觉神经受累,原因尚不明确。本例患者的肌电图表现十分典型。

携带 1 个或 2 个异常 *AR* 基因的女性一般无明显肌无力症状与体征,但可出现血清肌酸激酶水平升高、肌束纤颤、肌肉痉挛等亚临床表现。多数研究显示,女性携带者肌电图检查无异常,组织活检可显示轻度肌肉或神经改变。

肯尼迪病尚无明确有效的治疗方案,仅能给予维生素 B、E 和康复治疗等对症处理。动物实验显示雄激素可诱发肯尼迪病,因此雄激素去除疗法是目前开展的试验性治疗之一,如促黄体素释放激素(LHRH)激动药亮丙瑞林已进入临床试验阶段。动物实验显示组蛋白乙酰酶(HDAC)抑制药丁酸钠对肯尼迪病和肌萎缩侧索硬化(ALS)、脊髓性肌萎缩等运动神经元病有效。其他可能有效的治疗靶点包括促使突变的 *AR* 基因转录产物降解、雄激素受体阻断药等。补充雄激素已被证明无效或可加重病情。目前认为,肯尼迪病对预期寿命无影响或稍有缩短,82% 的患者可达 10 年生存期。Atsuta 等报告肺炎为最常见的死因,由肌力下降至出现肺炎平均病程为 16 年,至死亡平均为 22 年。虽然肯尼迪病患者预期寿命缩短不显著,但疾病早期即可因日常生活活动能力(ADL)受损而导致生活质量下降。

据国外文献报道,肯尼迪病由出现症状到明确诊断的时间为 3.5 年,初诊时误诊率达 32%,可能因为肢体近端为主的肌无力和萎缩、肌束纤颤、舌肌萎缩等症状和体征误诊为脊髓性肌萎缩、进行性肌萎缩、肌萎缩侧索硬化等运动神经元病,或因以轴索损害为主的感觉受累误诊为慢性炎症性脱髓鞘性多发性神经病、腓骨肌萎缩症等周围神经病。因此,应充分认识该病的临床特征和电生理学表现,若疑诊肯尼迪病时应完善 *AR* 基因筛查。

参 考 文 献

［1］ Atsuta N, Watanabe H, Ito M, et al. Natural history of spinal and bulbar muscular atrophy (SBMA): a study of 223 Japanese patients. Brain, 2006, 129 (Pt6): 1446-1455.

［2］ Rhodes LE, Freeman BK, Auh S, et al. Clinical features of spinal and bulbar muscular atrophy. Brain, 2009, 132 (Pt12): 3242-3251.

［3］ Jordan CL, Lieberman AP. Spinal and bulbar muscular atrophy: a motoneuron or muscle disease？Curr Opin Pharmacol, 2008, 8 (6): 752-758.

［4］ Suzuki K, Katsuno M, Banno H, et al. CAG repeat size correlates to electrophysiological motor and sensory phenotypes in SBMA. Brain, 2008, 131 (Pt1): 229-239.

［5］ Finsterer J. Bulbar and spinal muscular atrophy (Kennedy's disease): a review. Eur J Neurol, 2009, 16 (5): 556-561.

［6］ 谢曼青, 李晓光, 崔丽英, 等. 肯尼迪病基因诊断及临床特点. 中华医学杂志, 2010, 90 (35): 2498-2500.

［7］ 刘明生, 谢曼青, 李晓光, 等. 神经电生理检查在肯尼迪病和进行性肌萎缩鉴别诊断中的价值. 中华神经科杂志, 2010, 43 (3): 204-206.

［8］ 鲁明, 张俊, 郑菊阳, 等. 12 例肯尼迪病患者肌电图和神经电图特点. 中国神经免疫学和神经病学杂志, 2008, 15 (3): 187-189.

［9］ Chahin N, Klein C, Mandrekar J, et al. Natural history of spinal-bulbar muscular atrophy. Neurology, 2008, 70 (21): 1967-1971.

［10］ 姚远, 金丽日, 高山, 等. 四肢无力. 中国现代神经疾病杂志, 2013, 13 (7): 641-644.

第22例

进行性精神行为异常伴反复跌倒1年余

病 历 摘 要

患者男性,49岁,右利手。因"进行性精神行为异常伴反复跌倒1年余"于2015年12月24日入院。

现病史:患者1年余前(2014年2月)出现行为异常,多次向他人借钱,借钱次数逐渐增多,金额每次数百元至数十万元不等,被借人数超过50人,钱款去向叙述不清,家人反复追问无果。2014年12月出现反复跌倒,多发生于下楼梯、脚踩地面低洼处或骑自行车避让他人时,表现为向后倾倒,发作频率数月1次,后背和双膝多处擦伤,于外院行颈椎MRI检查显示C_{3-4}、C_{4-5}、C_{5-6}椎间盘向后突出,伴节段性椎管狭窄(图22-1)。临床诊断为"颈椎间盘突出症",未予特殊处理。3个月前(2015年9月)家人发现其目光呆滞、言语减少、反应稍迟钝、问话对答正确,尚可外出买菜,无发热、头痛、呕吐、抽搐和意识障碍,至精神病医院就诊,脑电图和头部MRI检查均未见异常,未予处理。2个月前(2015年10月底)反应迟钝进一步加重,自发言语进一步减少,尚可与他人交流,反复跌倒频繁发作,发作频率1~2次/周。1个月前(2015年11月)出现被害妄想,时常出现梦魇,重复自诉近2个月曾多次向他人借钱,金额数十万元,自发言语进行性减少,对外界反应差,逐渐出现答非所问、叫错物品名称如把剃须刀说成牙刷,生活不能完全自理,无法自行外出,2~4天出现一次夜间熟睡时小便失禁,偶有大便失禁,需他人协助进食和提醒大小便,肢体活动尚可,无自伤和攻击行为,无幻视和幻听。近1个月来病情进行性加重,出现不分场合随地小便、下蹲困难、无法辨认所处地点,伴出汗增多,偶有强哭,近记忆力明显下降,至我院门诊就诊。门诊查体:神志清楚,错误回答自己出生年份,流利编造所处地址,双眼上视、下视均不能,不知孩子姓名,计算错误(3-2=3),认钟表错误(11:10误认为10:55),双手快复轮替动作差,四肢肌力5级、肌张力略增高,病理征阴性。门诊以"进展性痴呆"收入院。患者自发病以来睡眠增多,情感淡漠、不关心家人,懒惰,进食逐渐增多,间断性大小便失禁,近1个月体重增加约5kg。

既往史、个人史及家族史:均无特殊。

体格检查:体温36.5℃,脉搏85次/min,呼吸17次/min,血压129/78mmHg。神志清楚,构音欠清晰、面部表情减少,反应迟钝,时间、空间和人物定向力下降,计算不能(100-7=?),

左右侧失辨认,视空间结构能力障碍,自发言语减少;瞬目减少,双侧眼裂等大,双侧瞳孔等大、等圆,直径约 3mm,直接和间接对光反射灵敏,双眼水平运动可,上视、下视均不能,无眼震和复视,余脑神经检查未见异常;四肢肌力 5 级,双上肢肌张力正常、双下肢略增高;双手快复轮替动作慢,双侧指鼻试验和跟 - 膝 - 胫试验稳准,Romberg 征阳性,后拉试验阳性;动作稍迟缓,直线行走不稳;四肢腱反射对称亢进,腹壁反射未引出,双侧髌阵挛和踝阵挛阴性;双侧掌颌反射阳性、双侧 Hoffmann 征阳性;病理征未引出;四肢浅感觉、音叉振动觉对称存在,关节位置觉、复合觉不配合;脑膜刺激征阴性。

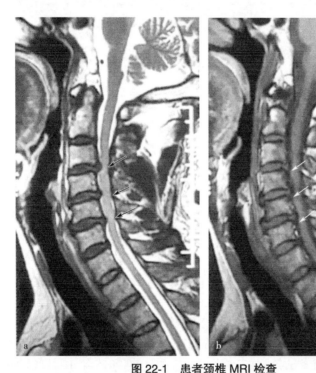

图 22-1　患者颈椎 MRI 检查

a. 矢状位 T_1WI 显示 $C_{3\sim4}$、$C_{4\sim5}$、$C_{5\sim6}$ 椎间盘向后突出,伴节段性椎管狭窄(箭头所示);

b. 矢状位 T_2WI 显示 $C_{3\sim4}$、$C_{4\sim5}$、$C_{5\sim6}$ 椎间盘向后突出,伴节段性椎管狭窄(箭头所示)

辅助检查: 实验室检查,血、尿、粪便常规均于正常值范围,凝血功能试验、肝肾功能试验、血清脂质、电解质、红细胞沉降率(ESR)和动脉血气分析均于正常值范围,血浆同型半胱氨酸(Hcy)、血清氨、乳酸、肌酸激酶(CK)、铜蓝蛋白、糖化血红蛋白(HbA1c)、甲状腺功能试验和甲状腺抗体、叶酸、维生素 B_{12}、尿卟胆原均于正常值范围;肿瘤标志物筛查均呈阴性;乙型肝炎病毒、丙型肝炎病毒、梅毒螺旋体和人类免疫缺陷病毒均呈阴性;隐球菌抗原、布鲁氏菌凝集试验均呈阴性;副肿瘤综合征相关抗体与自身免疫性脑炎相关抗体均阴性;抗核抗体谱、抗中性粒细胞胞质抗体(ANCA)、抗可提取性核抗原抗体、自身抗体(如抗平滑肌抗体、抗线粒体 IgA GM 型、抗线粒体 IgG 型、抗胃壁细胞抗体、抗肝肾微粒体抗体、抗心肌抗体、抗着丝点抗体)均呈阴性。腰椎穿刺脑脊液检查外观清亮、透明,压力 175mmH$_2$O,白细胞计数 4×10^6/L,单个核细胞 3×10^6/L、多核细胞 1×10^6/L,蛋白定量、葡萄糖、氯化物、乳酸水平均于正常值范围;梅毒螺旋体特异性抗体、快速血浆反应素试验(RPR)、癌胚抗原

(CEA)、甲胎蛋白(AFP)均正常,结核分枝杆菌病和 / 或非结核分枝杆菌核酸测定、墨汁染色、细菌涂片、IgG 24 小时鞘内合成率、副肿瘤综合征抗体谱与自身免疫性脑炎抗体谱、EB 病毒等均呈阴性。神经心理学测验:医院焦虑抑郁量表 - 焦虑部分(HADS-A)评分 6 分,医院焦虑抑郁量表 - 抑郁部分(HADS-D)评分 12 分,汉密尔顿抑郁量表(HAMD)评分 12 分,汉密尔顿焦虑量表(HAMA)评分 10 分,日常生活活动能力量表评分 65 分,简易智能状态检查量表(MMSE)评分 8 分,蒙特利尔认知评价量表(MoCA)评分 3 分,画钟测验(CDT)0 分,连线测验 A(TMT-A)之时间 2 分、对 6 错 2,连线测验 B(TMT-B)不能完成,词语流畅性测验(VFT)0 分,韦氏成人智力量表(Wechsler Adult Intelligence Scale,WAIS)之积木测验 0 分、相似性检验 0 分,临床记忆量表(Clinical Memory Scale,CMS)之联想学习 1 分,韦氏记忆量表修订版(WMS-R)之情景记忆 1.5 分,数字符号转换测验(digital symbol substitution test,DSST)2 分,临摹测验 1 分。腹部 B 超显示肝内钙化灶,余未见异常;泌尿系统 B 超显示前列腺增大,余未见异常。脑电图呈轻度异常。肌电图未见神经源性或肌源性损害;左上肢皮肤交感反应(SSR)无异常,右上肢和双下肢异常。颈动脉和椎动脉彩色多普勒超声显示左侧椎动脉纤细,阻力指数增高。头部 MRI 显示双侧侧脑室旁和额叶顶部皮层下多发斑片状稍高信号;脑萎缩,尤以双侧额颞叶、岛叶和左侧尾状核头部明显;中脑背侧体积缩小,呈 "蜂鸟征"(图 22-2);右侧上颌窦黏膜增厚;增强扫描未见明显强化。头 MRA 显示双侧胚胎型大脑后动脉,左侧椎动脉纤细。磁共振波谱成像(MRS)未见明显异常。全身 ^{18}F- 脱氧葡萄糖(^{18}F-FDG)PET 显示额颞顶枕叶、岛叶皮质葡萄糖代谢不均匀降低,尤以左侧额顶叶、岛叶显著,尾状核、中脑、脑桥、左侧丘脑和右侧小脑半球代谢较对侧降低,脑沟、脑裂增宽(图 22-3);左肺上叶、下叶近膈顶多发性陈旧性钙化结节,左肺下叶含气小空腔,右侧上颌窦炎;左侧髂骨椭圆形混杂密度影、边缘高密度硬化,右侧第 8 和第 9 后肋不规则高密度影,葡萄糖代谢无变化,均为良性病变;右侧髋关节周围软组织代谢轻度增高伴钙化,为炎症性改变;部分椎体退行性变;其未见异常。血液和脑脊液标本送检北京市疾病预防控制中心(CDC)回报脑脊液 14-3-3 蛋白呈阴性;PRNP 基因检测未见突变,第 129 位氨基酸多态性呈 M/M 型、第 219 位氨基酸多态性呈 E/E 型。血液和尿液标本送检外医行毒物筛查,汞、铅、铊、砷、铬离子均于正常值范围,且未检出其他毒物。

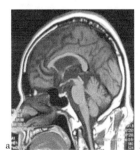 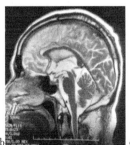 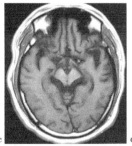 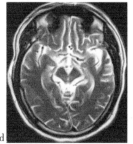

图 22-2　患者头部 MRI 检查

a、b. 正中矢状位 T_1WI 和 T_2WI 显示中脑背侧体积缩小,呈 "蜂鸟征";c、d. 横断面 T_1WI 和 T_2WI 显示中脑前后径变小、导水管扩张、四叠体池增大,呈 "鼠耳征"

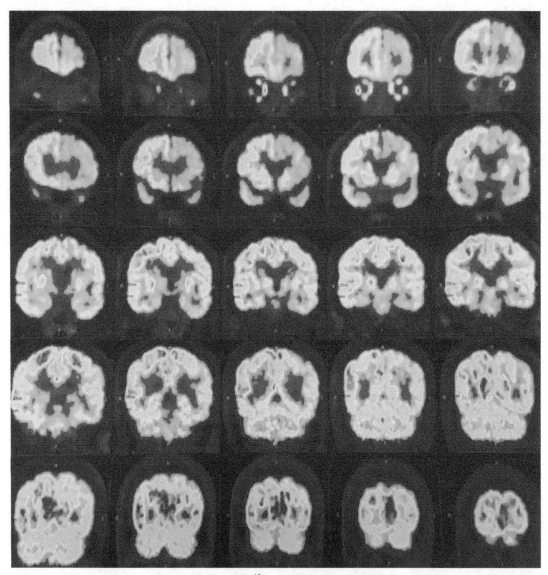

图 22-3　头部 ^{18}F-FDG PET 显像显示
额颞顶枕叶皮质葡萄糖代谢不均匀降低,尤以左侧额顶叶和岛叶显著(黄色和绿色
区域所示),左侧丘脑和右侧小脑半球代谢较对侧降低(黄色和绿色区域所示)

临床医师讨论

神经科主治医师:定位诊断,①精神行为异常、认知功能降低,定位于额颞叶和边缘系统;包括 TMT-B 测验在内的执行功能降低,定位于额叶,尤其是左侧额叶。②淡漠、强迫性行为、贪食,考虑与扣带回前部、岛叶、眶额叶或下丘脑受累有关。③双眼上视、下视不能,定位于四叠体。④四肢腱反射亢进、双侧掌颌反射阳性、双侧 Hoffmann 征阳性,定位于双侧皮质脊髓束、皮质核束。⑤ Romberg 征阳性,直线行走不稳,定位于脑干及其联系纤维。⑥步态不稳、肌张力增高,定位于锥体外系。⑦广泛性皮肤汗液分泌增多,定位于自主神经。定

性诊断：患者中年男性，表现为渐进性进展的精神行为异常，高级皮质功能下降，面部表情减少、言语减少、意识不清、语义错误、被害妄想、反应迟钝、运动迟缓、大小便失禁、生活不能自理、步态性共济失调、垂直性核上性眼肌麻痹、腱反射亢进、双侧掌颌反射和 Hoffmann 征阳性，无明显锥体外系和延髓麻痹表现，头部 MRI 显示中脑背侧体积缩小，中脑 / 脑桥比为 1/2，呈"蜂鸟征"改变。首先考虑：①额颞叶痴呆，表现为精神行为异常、进行性非流畅性失语和语义性痴呆，可与皮质基底节变性、进行性核上性麻痹、运动神经元病等存在重叠表现，MRI 显示额颞叶萎缩或 ¹⁸F-FDG PET 呈不对称性额颞叶代谢降低有助于诊断，但须排除其他原因导致的痴呆。②进行性核上性麻痹，系神经变性病，临床主要表现为姿势不稳、帕金森综合征、垂直性核上性麻痹、假性延髓麻痹和轻度痴呆，影像学检查常伴脑干"蜂鸟征"和中脑"鼠耳征"，中脑 / 脑桥比 <1/2，组织活检术为诊断"金标准"，该例患者存在垂直性核上性麻痹、姿势不稳和痴呆，且影像学有典型改变，为诊断支持点；但痴呆进展迅速且病情较重，无帕金森综合征和延髓麻痹表现，为不支持点。

应注意与以下疾病相鉴别：

（1）Creutzfeldt-Jakob 病，好发于成人，无性别差异，以快速进展性痴呆、视觉障碍或小脑症状、锥体束征和 / 或锥体外系症状、无动性缄默、肌阵挛为主要表现，脑电图显示典型三项波，脑脊液 14-3-3 蛋白阳性，弥散加权成像（DWI）可见"花边征"和基底节区高信号，明确诊断需依靠脑组织活检术，该例患者临床表现部分符合，但脑脊液检查、脑电图和 MRI 表现不符，故不支持诊断。

（2）Whipple 病：系肠道感染 Whipple 杆菌后进一步侵犯颞叶、海马、中脑和基底节，导致眼肌 - 咀嚼肌节律性运动、核上性眼肌麻痹、痴呆、睡眠障碍和运动障碍，不予治疗可迅速发展为进展性痴呆、无动性缄默，甚至死亡，其典型症状还包括病程中游走性关节痛、贫血、慢性腹痛和腹泻、发热、淋巴结肿大、消瘦，头部 MRI 可见皮质下白质和下丘长 T_2 信号，该例患者临床表现不支持。

（3）其他以痴呆为主要表现的神经变性病：①阿尔茨海默病，65 岁以下病程进展迅速者多有家族史，以早期遗忘为突出表现，垂直性核上性麻痹少见，¹⁸F-FDG PET 显示颞顶叶低代谢，脑脊液 β- 淀粉样蛋白（Aβ）和 tau 蛋白可呈阳性，该例患者病史和辅助检查不支持。②路易体痴呆，该例患者无明显幻视，病程进行性加重，无症状波动性，故不支持诊断。③皮质基底节变性，临床表现为行为异常和痴呆，运动障碍呈进行性，失用明显，有异己手综合征，锥体外系症状呈非对称性，该例患者临床表现不支持。④亨廷顿病，有家族史，病情缓慢加重，除精神症状和痴呆外还表现为舞蹈样不自主动作，情感障碍常见，故不支持诊断。

（4）感染性疾病：该例患者无发热和感染中毒症状，脑膜刺激征阴性，不支持病毒性脑炎（如 EB 病毒、巨细胞病毒、人类免疫缺陷病毒感染致脑炎），梅毒血清学检测呈阴性，不支持神经梅毒，无周围神经系统受累表现且相关实验室检测呈阴性，不支持迟发性莱姆病，无疫苗接种史、长期应用激素史和免疫力低下病史，且影像学不支持进行性多灶性白质脑病、真菌性脑膜炎和隐球菌脑膜炎，进一步完善病毒和细菌检测、莱姆抗体、隐球菌抗体等均呈阴性，可排除诊断。

（5）中枢神经系统肿瘤或副肿瘤综合征：影像学表现不支持胶质瘤和中枢神经系统淋巴瘤，副肿瘤性脑炎多累及边缘系统但无全身肿瘤证据（全身 PET/CT 无见肿瘤），肿瘤标志物筛查和副肿瘤综合征相关抗体均呈阴性，故不支持诊断。

（6）脑血管病：病史和影像学均不支持原发性和继发性系统性血管炎和血管性痴呆。

（7）中毒、高血氨、肝肾功能衰竭、电解质紊乱，以及一氧化碳、有机溶剂和海洛因中毒均可快速出现进展性痴呆，但该例患者肝肾功能试验正常、无化学物品和毒物接触史、无脑白质病变影像学改变，故不支持诊断。

（8）遗传性或代谢性疾病：临床表现为精神异常、认知功能障碍，进一步完善血清乳酸、血清氨、叶酸、维生素 B_{12} 等检查均呈阴性，且该例患者发病年龄较晚，进展相对迅速，故不支持诊断。

（9）免疫性疾病：该例患者既往无甲状腺功能亢进症，甲状腺功能试验和相关抗体检测均呈阴性，影像学未见相关病灶，故不支持桥本脑病；免疫学检测各项指标均呈阴性，血管相关检测亦未见异常，临床无头痛症状，故不支持系统性血管炎。

神经科副教授： 患者中年男性，起病隐匿，逐渐进展，病程中反复跌倒、认知功能障碍进展迅速、双眼上视和下视不能、贪食。定位诊断：双眼上视、下视不能，定位于中脑四叠体；命名障碍、左右侧失辨认、手指失认、失写，定位于颞上回、缘上回；计算力下降、成语解释不能、TMT-A 测验差、TMT-B 测验不能完成、VFT 测验差、数字符号转换测验差、CDT 测验和临摹测验差、动作模仿差，提示执行功能和视空间能力受损，定位于额顶叶皮质和皮质下；贪食、体重增长快，是一种口部过度活动表现，与额叶、岛叶或下丘脑受累有关；Romberg 征阳性、深感觉正常，定位于小脑蚓部；双侧掌颌反射阳性，定位于皮质脑干束；Rossolimo 征阳性、腱反射亢进、双侧掌颌反射阳性，定位于皮质脊髓束和核束；双手快复轮替动作、Romberg 征阳性，不除外脑干小脑联系纤维受累。

定性诊断：

（1）神经变性病：①进行性核上性麻痹，可表现为易跌倒、类帕金森综合征，影像学表现为第三脑室扩大，该例患者影像学表现典型，但不支持点为痴呆较重，不能用单一疾病解释。②额颞叶痴呆，早老性痴呆的常见病因，可表现为行为障碍、进行性非流畅性失语和语义痴呆，额颞叶萎缩明显，执行功能减退突出，与该例患者临床症状相符，结合 ^{18}F-FDG PET 显像典型改变，应予以考虑，且以精神行为异常起病，故考虑行为变异型额颞叶痴呆。此类患者的行为改变较其他神经变性病更易诊断为精神障碍。该例患者 HADD 评分 12 分、HADA 评分 6 分，HAMD 评分 12 分、HAMA 评分 10 分，尽管其情感淡漠、主动活动减少，易与重度抑郁相混淆，但仔细分析发现，HAMD 量表主要在工作和兴趣、迟缓、自知力、能力减退感方面评分减少，HAMA 量表主要在认知功能障碍、生殖泌尿系统症状、自主神经系统症状方面评分减少，而患者并无明显抑郁或焦虑症状、对自身病情毫无担忧、食欲佳、无自卑感、无负罪感、无自杀念头、无坐立不安、无入睡困难、无胆怯或惊恐表现，其工作和生活能力下降、动作迟缓、生殖泌尿系统症状可以用原发病解释。③阿尔茨海默病，多于 60 岁后发病，早发性阿尔茨海默病多有家族史，早期出现理解力下降、情景记忆障碍、找词困难、词汇贫乏，影像学表现为颞叶和边缘系统萎缩，该例患者早期不以记忆障碍为突出表现，理解力尚可，且头部 ^{18}F-FDG PET 显像不支持诊断。④路易体痴呆，病理改变为铁离子沉积于壳核和尾状核，临床突出表现为帕金森综合征，该例患者症状波动性不明显，无锥体外系症状，无明显幻觉，故不支持诊断。⑤帕金森病痴呆，该例患者表现为皮质下痴呆，无帕金森病经过，故暂不考虑。

（2）感染性疾病：① Creutzfeldt-Jakob 病，多呈亚急性起病，可见肌阵挛，脑电图呈现三项波,该例患者无肌阵挛表现且小脑症状不明显,眼球活动障碍,结合脑脊液 14-3-3 蛋白阴性可基本排除诊断。②亚急性硬化性全脑炎(SSEP),通常于麻疹后出现进展性痴呆,脑电图异常,该例患者无麻疹病史且影像学表现亦不支持诊断。③麻痹性痴呆,梅毒血清学和脑脊液检测均呈阴性,可排除诊断。④病毒性脑炎,该例患者无发热、脑膜刺激征阴性,影像学未见颞叶出血等改变,故不支持诊断。

(3)代谢性疾病:① Wernicke 脑病,维生素 B_1 缺乏可造成认知功能减退,该例患者无长期大量饮酒史和营养不良病史,故不支持诊断。②脑桥中央髓鞘溶解症,一般有电解质紊乱致快速补钾史,且临床症状与该例患者不符,可排除诊断。③低血糖性痴呆,该例患者实验室检查血糖正常。④其他,如桥本脑病、肝肾功能衰竭、尿毒症、血氨增高等,完善相关检查均不支持诊断。

(4)系统性血管:系统性红斑狼疮、干燥综合征、神经白塞病等亦可表现为痴呆,该例患者免疫学检测不支持诊断。

(5)脑血管病:淀粉样脑血管病、常染色体显性遗传性脑动脉病伴皮质下脑梗死和白质脑病、Binswanger 病、脑小血管病性痴呆,结合影像学表现均不支持诊断。

(6)中毒:铅、汞、一氧化碳中毒等,该例患者否认化学物品和毒物接触史,进一步完善毒物筛查呈阴性,可排除诊断。

(7)中枢神经系统肿瘤和副肿瘤综合征:可累及边缘系统,临床突出表现为精神行为异常,进一步完善肿瘤标志物筛查均呈阴性,故不支持诊断。

(8)自身免疫性脑炎:表现为发热、头痛,尤以精神行为异常突出,与该例患者临床症状不符,进一步完善相关抗体检测均呈阴性,可排除诊断。

神经科教授: 患者隐匿起病,逐渐进展,相继出现的症状包括自知力缺失、情感淡漠、懒惰、社交能力减退、反复跌倒等,以及客观体征包括注意力不集中、运动障碍、垂直眼球运动受限、假性延髓麻痹、锥体外系体征等;结合病史、体格检查、实验室检查、神经心理学测验,以及头部 MRI 显示的以额颞叶为主的脑萎缩、中脑"蜂鸟征"、中脑 / 脑桥比 $<1/2$,^{18}F-FDG PET 显示左侧额颞叶和岛叶不对称性代谢降低,除外其他诊断,目前临床考虑行为变异型额颞叶痴呆合并进行性核上性麻痹,属 tau 蛋白病,治疗上继续服用盐酸美金刚,定期门诊随诊。

诊断与治疗经过: 临床诊断为"行为变异型额颞叶痴呆合并进行性核上性麻痹"。予维生素 B_1、甲钴胺等营养神经,同时予盐酸美金刚 10mg/ 次(2 次 /d)和左旋多巴 100mg/ 次(3 次 /d)口服,行走不稳较前稍改善,认知功能障碍无明显好转。患者共住院 22 天,出院时神志清楚,经皮质混合性失语,能够简单重复问话,书写能力降低,贪食,行为幼稚。出院 3 个月后电话随访,患者认知功能障碍仍逐渐加重,行走不稳逐渐加重,跌倒次数增加。

最 终 诊 断

进行性核上性麻痹合并额颞叶变性(progressive supranuclear palsy with frontotemporal lobar degeneration,PSP with FTLD)

讨 论

进行性核上性麻痹(progressive supranuclear palsy,PSP)特征性临床表现为进行性核上性眼肌麻痹、步态障碍、姿势不稳、构音障碍、吞咽困难、肌强直,以及额叶认知功能障碍和睡眠障碍,其典型特征包括垂直性核上性凝视麻痹、姿势不稳伴无法解释的跌倒。病理学特征包括神经元丢失、神经原纤维缠结,以及主要发生于基底神经节、小脑、脑干和大脑皮质(程度较轻)的神经胶质增生。1996 年,美国国立神经病学与卒中研究所(NINDS)和国际进行性核上性麻痹协会(SPSP)共同提出进行性核上性麻痹的诊断标准,明确疑诊(possiblc)、拟诊(probable)和确诊(definite)进行性核上性麻痹的必备纳入标准,以及必备排除标准和支持标准。该例患者符合必备纳入标准中的拟诊标准,即逐渐进展性疾病;40岁或 40 岁以后发病;发病第 1 年内出现垂直性(向上或向下凝视)核上性眼肌麻痹和显著的姿势不稳伴跌倒。入院后临床评估和相关检查没有必备排除标准中列出的、可解释上述症状的其他疾病证据。此外,该例患者头部 MRI 证实中脑萎缩,呈经典"蜂鸟征"和"鼠耳征",即正中矢状位可见中脑被盖区明显萎缩形成"蜂鸟"形或"企鹅"形轮廓,以及横断面 T_2WI 可见中脑前后径变小、导水管扩张、四叠体池扩大,呈现"鼠耳"状改变,两者均系中脑明显萎缩、脑桥相对保留所致。^{18}F-FDG PET 显像显示中脑葡萄糖代谢降低是进行性多灶性白质脑病的最早征象,此后,随着疾病进展,尾状核、壳核和前额叶皮质代谢降低,该例患者 ^{18}F-FDG PET 显像符合中脑、尾状核、壳核葡萄糖代谢降低,而前额叶出现以左侧显著的不对称性代谢降低。

目前已明确的进行性核上性麻痹至少有 6 种临床表型,包括 Richardson 综合征型(Richardson syndrome,RS)即经典型、帕金森综合征为主型(PSP-Parkinsonism,PSP-P 型)、纯运动不能伴冻结步态型(PSP-pure akinesia with gait freezing,PSP-PAGF 型)、进行性非流利性失语型(PSP-progressive non-fluent aphasia,PSP-PNFA 型)、小脑性共济失调型(PSP-C型)、皮质基底节综合征型(PSP-corticobasal syndrome,PSP-CBS 型)。Richardson 综合征型的最常见首发特征是导致跌倒的步态障碍,核上性眼肌瘫痪或麻痹是该病特征性表现(故由此得名),其他常见症状与体征为构音障碍、吞咽困难、假性延髓麻痹、肌强直、额叶认知功能障碍和睡眠障碍。PSP-P 型特征性表现为非对称起病的肢体症状、震颤,以及左旋多巴治疗初始反应为中度。与 Richardson 综合征型相比,PSP-P 型跌倒和认知功能障碍出现较晚。PSP-PAGF 型临床特征为早期(发病初始或发病 1 年内)步态冻结、运动迟缓,可伴明显口语和书写障碍,不伴震颤、肌强直、痴呆或眼球活动障碍。与 Richardson 综合征型相比,PSP-PAGF 型跌倒出现较晚。PSP-PNFA 型主要表现为自发性言语欠流利、发音错误和语法缺失,影像学以前额叶萎缩为主、无明显中脑萎缩。PSP- 小脑型以小脑性共济失调为首发和突出症状。PSP-CBS 型主要表现为进行性不对称性肢体肌张力失常和动作迟缓、皮质感觉缺失、肌阵挛、观念运动性失用和异己肢现象,通常左旋多巴治疗无效。该例患者临床表现部分符合 Richardson 综合征型的姿势不稳伴跌倒、垂直性核上性凝视麻痹和认知功能障碍,但该例患者首发症状为精神行为异常,此后出现导致跌倒的步态障碍,但构音障碍、吞咽困难、假性延髓麻痹等症状缺失,认知功能障碍突出且程度较重,与 Richardson 综合征型不符。

额颞叶变性（frontotemporal lobar degeneration，FTLD）是以局限性额颞叶变性为特征的非阿尔茨海默病型变性痴呆，占早老性痴呆的 12.0%~14.7%。额颞叶变性临床表现为额颞叶痴呆（FTD），是一组以进行性精神行为异常、执行功能障碍和言语障碍为主要特征的痴呆综合征，其病理学特征为选择性额叶和 / 或颞叶进行性萎缩。主要分为 3 种亚型，即行为变异型额颞叶痴呆（bvFTD）、进行性非流畅性失语（progressive non-fluent aphasia，PNFA）和语义性痴呆（semantic dementia，SD），后两者又统称为原发性进行性失语（primary progressive aphasia，PPA）。额颞叶变性可合并进行性核上性麻痹、皮质基底节变性（CBD）或相关运动神经元病（MND）、肌萎缩侧索硬化（ALS）等退行性运动障碍，并成为其特殊亚型。

额颞叶变性的诊断主要依据临床评估，影像学检查用以辅助诊断或排除其他疾病；神经心理学测验有助于认知功能评价，但不具有诊断意义；其他实验室检查常用于排除可能的、可逆的、认知功能障碍的协同因素或病因。额颞叶变性患者临床表现为人格改变并缺乏自知力，可能以一种不同于发病前的行为方式违反社会规范，他们的礼仪观念似乎改变，可能出现不合时宜的冒犯性言论和行为，个人卫生方面亦可能受影响，可能失去自控能力在不合适的地方大小便，严重者可能做出反社会甚至犯罪行为。此类患者可出现刻板行为或仪式化行为，例如坚持吃相同的食物，反复使用某一 "标语" 式语句，不断囤积、计数和踱步。饮食模式常改变为暴食，可能会大吃大喝或发展为食品狂。情感迟钝和缺乏移情可能被认为更加以自我为中心，不关心家人和朋友，以及 "冷酷"，事实上他们可能难以识别他人的情感表达。不知变通地坚持惯例，同样也无法适应新环境或无法理解他人观点，也可表现为注意力涣散且不连贯，执拗行为，反复使用和再使用他们视线范围内的物品，尽管这些物品与当时的场合并无关系。此外，有些患者还表现出利用行为。一般而言，异常社会行为、进食异常、刻板行为、运动不能和 / 或情感淡漠，以及不伴明显记忆障碍或视空间能力障碍，对额颞叶变性的诊断具有高特异度（接近 99%）和中度敏感度（80%~85%）。头部 MRI 显示，80% 的行为异常型额颞叶痴呆患者左侧眶额回和尾状核萎缩，95% 患者左侧岛叶萎缩；^{18}F-FDG PET 显像显示，85% 的行为异常型额颞叶痴呆患者左侧尾状核葡萄糖代谢降低。该例患者以强迫借钱行为为首发症状，逐渐出现情感淡漠、痴呆、懒惰、社交能力低下等，MRI 显示额颞叶萎缩，^{18}F-FDG PET 显示非对称性额颞顶枕叶和岛叶皮质代谢不均匀降低，尤以左侧额顶叶和岛叶显著，执行功能障碍（TMT 测验、VFT 测验、数字符号测验较差）、日常生活活动能力障碍，故支持行为异常型额颞叶变性的诊断。该例患者表现为少见的进行性核上性麻痹合并行为异常型额颞叶痴呆。研究显示，进行性核上性麻痹患者出现精神行为异常不仅是疾病进展的必然结果，很可能是新的亚型——PSP-FTLD 型。而原发性进行性失语临床突出表现为进行性失语，出现行为异常前，失语为唯一症状，且症状持续 2 年以上，故不支持原发性进行性失语的诊断。

目前，尚无有效治疗方法可以改变进行性核上性麻痹和行为异常型额颞叶痴呆的自然病程，胆碱酯酶抑制剂和美金刚对行为异常型额颞叶痴呆的治疗无明确效果，选择性 5- 羟色胺再摄取抑制剂（SSRI）可能对行为异常型额颞叶痴呆的精神症状有效。进行性核上性麻痹的中位死亡时间为确诊后 6~12 年，大部分患者自症状出现后 3 或 4 年内进展至生活不能自理、生活质量显著下降。合并行为异常型额颞叶痴呆的患者生存期尚待进一步随访研究。

参 考 文 献

[1] Piguet O, Hornberger M, Shelley BP, et al. Sensitivity of current criteria for the diagnosis of behavioral variant frontotemporal dementia. Neurology, 2009, 72 (8): 732-737.

[2] Mackenzie IR, Neumann M, Bigio EH, et al. Nomenclature for neuropathologic subtypes of frontotemporal lobar degeneration: consensus recommendations. Aeta Neuropathol, 2009, 117 (1): 15-18.

[3] 中华医学会老年医学分会老年神经病学组额颞叶变性专家共识撰写组 . 额颞叶变性专家共识 . 中华神经科杂志 , 2014, 47 (5): 351-355.

[4] Kipps CM, Nestor PJ, Acosta-Cabronero J, et al. Understanding social dysfunction in the behavioural variant of frontotemporal dementia: the role of emotion and sarcasm processing. Brain, 2009, 132 (Pt3): 592-603.

[5] Ghosh A, Dutt A. Utilisation behaviour in frontotemporal dementia. J Neurol Neurosurg Psychiatry, 2010, 81 (2): 154-156.

[6] 陈健华 , 张莹 , 高晶 , 等 . 进行性精神行为异常一年余反复跌倒一年并进行性加重 . 中国现代神经疾病杂志 , 2016, 16 (7): 455-461.

第23例

反复意识障碍伴抽搐发作4年余

病 历 摘 要

患者女性,21岁。因"反复意识障碍伴抽搐发作4年余"于2017年12月29日入院。

现病史:患者4年余前(2013年7月)无明显诱因出现反复发作性意识障碍伴抽搐发作,有时表现为右侧肢体僵直、阵挛,头部和眼球右偏,口吐白沫,面色发白,无大小便失禁、舌咬伤,否认发作前先兆,持续约5分钟后自行缓解,遗留意识模糊,能听懂他人言语但不能说话,约30分钟后恢复正常,不能回忆发作过程,发作频率1次/月,就诊于当地医院,血清和尿液有机酸测定均呈阴性;头部CT显示双侧额颞顶叶和脑室旁低密度影,可疑髓鞘发育不良;头部MRI检查显示双侧大脑半球白质长 T_1、长 T_2 信号影,深部神经核团短 T_1、短 T_2 信号影,考虑脑白质病变,脑干轻度萎缩;头部MRA未见明显异常;视觉诱发电位(VEP)未见明显异常;临床诊断为"脑白质病变,可疑癫痫",未予特殊处理。为求进一步诊断与治疗,遂于2013年9月6日首次至我院就诊,临床考虑"遗传代谢性疾病"可能性大,予维生素 B_1 10mg/次、3次/d,复合维生素B(包括维生素 B_1 3mg、维生素 B_2 1.5mg、维生素 B_6 0.2mg、烟酰胺10mg、泛酸钙1mg)1片/次、3次/d,叶酸5mg/d,甲钴胺(弥可保)0.5mg/次、3次/d口服营养神经,以及左乙拉西坦500mg/次、2次/d口服抗癫痫,未再出现癫痫发作,患者及其家属拒绝进一步检查。此后3年(2016年10月)无明显诱因出现发作性言语不能、恐惧感,意识清晰,持续2~3分钟后好转,发作频率1次/4~6个月,视频脑电图(VEEG)呈现以额叶为主的 δ 波,遂将左乙拉西坦增量至1 000mg/次、2次/d,症状较前好转。此后1年(2017年12月4日)无明显诱因出现发热,体温最高37.7℃,自觉视物模糊,下楼梯不敢蹬地,上厕所找不到马桶,伴头痛,当地医院考虑"感染性疾病,泌尿系统感染(具体不详)",予抗感染治疗(具体方案不详),治疗15天后(12月18日)体温恢复正常;1天后(12月19日)反复左侧肢体不自主抖动伴无力,持续1~2分钟后好转,发作频率逐渐增加,近2天发作10余次/h,无意识障碍、肢体抽搐、双眼上翻、牙关紧闭、口吐白沫等。为求进一步诊断与治疗,再次至我院就诊。患者自发病以来,精神萎靡,睡眠、饮食尚可,大小便正常,体重无明显变化。

既往史、个人史及家族史:患者头胎首产,足月顺产,出生时足位、脐带绕颈、可疑缺氧史,生长发育较同龄人缓慢,1岁6个月时仍不能抬头、站立,当地医院可疑急性播散性脑脊髓炎,头部 CT 检查异常,予激素等治疗(具体方案不详)后好转;学习成绩和体育成绩较差;原发性闭经,目前正在进行雌激素和孕激素周期性替代治疗(具体剂量不详)。患者无一氧化碳中毒史,无有机溶剂接触史和海洛因烫吸史。患者之父亲和姑姑均智力略低下,未予特殊诊断与治疗。

入院后体格检查: 生命体征平稳,神志清楚,语言流利;粗测视力、视野正常,脑神经检查未见明显异常,左侧肢体肌力 5- 级、右侧正常,四肢肌张力均正常,双侧指鼻试验、快复轮替动作稳准,双侧跟 - 膝 - 胫试验欠稳准,直线行走不能,深浅感觉未见明显异常,四肢腱反射对称活跃,双侧 Babinski 征阳性,脑膜刺激征阴性。简易智能状态检查量表(MMSE)评分 25 分(定向力 8 分、记忆力 3 分、注意力和计算力 3 分、回忆 3 分、言语功能 8 分、视空间能力 0 分)。

入院后辅助检查: 实验室检查,血、尿、粪便常规、血清脂质和肝肾功能试验、甲状腺功能试验、凝血功能、感染四项均于正常值范围;血清卵泡刺激素(FSH)81.50IU/L,雌二醇(E$_2$),黄体生成素(LH)23.19IU/L,睾酮 0.32nmol/L,孕酮 0.48nmol/L;胰岛素样生长因子 -1(IGF-1)、皮质醇、促肾上腺皮质激素(ACTH)、血清氨、铜蓝蛋白(CP)、芳基硫酸酯酶 A、α 和 β- 半乳糖苷酶、半乳糖脑苷脂酶、氨基己糖苷酶 A、氨基己糖苷酶(A+B)均于正常值范围;抗核抗体(ANA)谱 19 项均呈阴性;染色体核型:46,XX。腰椎穿刺脑脊液外观清亮、透明,压力 115mmH$_2$O,蛋白定量 0.49g/L,葡萄糖 3.80mmol/L,氯化物 123mmol/L,髓鞘碱性蛋白(MBP)1.35nmol/L(≤ 0.55nmol/L),脑脊液细胞学未见异常,寡克隆区带(OB)阴性,抗 N- 甲基 -D- 天冬氨酸受体(NMDAR)抗体等均呈阴性。子宫和双附件超声显示子宫较小,宫腔内少量积液。头部 MRI 显示双侧大脑半球对称,双侧侧脑室旁和半卵圆区白质呈广泛性长 T$_1$、长 T$_2$ 信号影,侧脑室后角旁白质液化,胼胝体纤细(图 23-1);磁共振波谱(MRS)未见明显异常。神经电生理学检查:视频脑电图(VEEG)呈现以额叶显著的高波幅 2~3Hzδ 波和 δ 活动,两侧交替不对称,尤以左侧显著。基因检测:患者存在白质消融性脑白质病相关基因 *EIF2B5*c.915G>A(p.Met305Ile)和 c.1484A>G(p.Tyr495Cys)杂合突变(图 23-2),均为已报道的致病性突变。

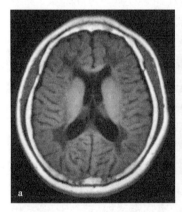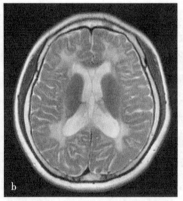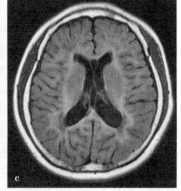

图 23-1　患者头部 MRI 检查

a.横断面 T$_1$WI 显示双侧大脑白质对称性低信号,双侧侧脑室后角可见白质液化(脑脊液样信号),液化白质中残留线状正常白质;b.横断面 T$_2$WI 显示双侧大脑白质对称性高信号,双侧侧脑室后角可见白质液化,液化白质中残留线状正常白质;c.横断面 FLAIR 成像显示双侧大脑白质对称性高信号,侧脑室后角可见白质液化,液化白质中残留线状正常白质

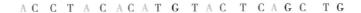
A C C T A C A C A T G T A C T C A G C T G

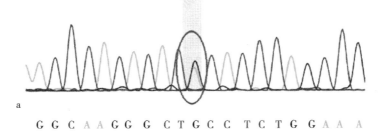
a

G G C A A G G G C T G C C T C T G G A A A

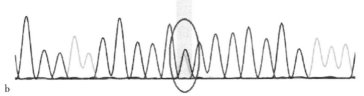
b

图 23-2　患者基因检测结果

a. 患者存在 *EIF2B5* 基因外显子 7c.915G>A（p.Met305Ile）杂合突
变（红色圆圈所示）；b. 患者存在 *EIF2B5* 基因外显子 10c.1484A>G
（p.Tyr495Cys）杂合突变（红色圆圈所示）

诊断与治疗经过：根据临床病史、实验室检查、影像学检查和神经电生理学检查结果，考
虑脑白质病变（遗传代谢性疾病可能性大）；结合卵巢早衰表现提示卵巢性脑白质营养不良
可能；进一步行相关基因检测，明确诊断为"白质消融性白质脑病"。遂继续予左乙拉西坦
1 000g/ 次、2 次 /d 口服抗癫治疗，并逐步增加奥卡西平 0.3g/ 次、2 次 /d；维生素 B₁、复合维
生素 B、叶酸、甲钴胺等营养神经；雌二醇 / 雌二醇地屈孕酮（芬吗通，含雌二醇 1mg 和地屈
孕酮 10mg）1 片 / 次、1 次 /d 口服激素替代治疗。

临床医师讨论

神经科主治医师：患者为青年女性。临床特点：①癫痫发作，表现为全面性强直 - 阵挛
发作（GTCS），近期反复发作，左侧肢体不自主抖动；②自幼生长发育迟缓，学习成绩和体育
成绩较差；③原发性闭经，第二性征至今未出现。体格检查：直线行走不能，双侧跟 - 膝 - 胫
试验欠稳准，双侧 Babinski 征阳性。定位诊断：①反复左侧肢体不自主抖动，持续时间较
短，症状刻板，重复发作，考虑部分性癫痫可能，结合早期全面性强直 - 阵挛发作，考虑癫痫，
定位于大脑皮质；②直线行走不能，双侧跟 - 膝 - 胫试验欠稳准，定位于小脑及其联系纤维；
③双侧 Babinski 征阳性，定位于双侧锥体束。定性诊断：青年女性，慢性病程，以发作性症状
为主要表现，伴学习成绩和体育成绩较差，生长发育迟缓，原发性闭经；头部 MRI 显示广泛
性脑白质病变，尤以侧脑室周围白质严重，胼胝体纤细，U 型纤维受累较轻，综合考虑脑白质
病变，遗传代谢性疾病可能性大。首先考虑遗传性脑白质营养不良，但相关血清酶学检查未
见明显异常，不符合异染性脑白质营养不良、球形细胞脑白质营养不良的诊断。肾上腺脑白
质营养不良相对常见，呈 X 连锁隐性遗传，男性患者多见、女性携带者较少发病，通常无家族

史,无肾上腺功能障碍表现,故不支持诊断。该例患者合并原发性闭经、卵巢早衰,故考虑卵巢性脑白质营养不良,临床表现为癫痫发作,具有特征性 MRI 改变,弥漫性脑白质病变,可见白质信号消融,早期残留线状白质,结合临床和影像学表现,应高度考虑该病,待进一步完善基因检测以明确诊断。鉴别诊断方面:①获得性脑白质病变,患者无一氧化碳中毒史,无有机溶剂接触史和海洛因烫吸史,且胼胝体变纤细提示慢性病程,故不考虑该病;②多发性硬化(MS),患者无复发 - 缓解病程,影像学未见典型多发性硬化样病灶,脑脊液寡克隆区带正常,故不支持诊断。

神经科教授: 青年女性,临床表现为反复癫痫发作伴生长发育迟缓、原发性闭经。头部 MRI 显示大脑半球广泛性脑白质病变。综合临床表现、实验室和影像学检查结果,考虑遗传性脑白质营养不良;结合原发性闭经,卵巢早衰,头部 MRI 显示脑白质病变内液化样表现,考虑卵巢性脑白质营养不良,进一步行基因检测明确诊断。卵巢性脑白质营养不良呈常染色体隐性遗传,临床以共济失调和痉挛性截瘫常见,癫痫发作亦可见。该例患者第二性征未发育,子宫较小,血清黄体生成素和卵巢刺激素水平升高,应注意与 Turner 综合征相鉴别,但其染色体核型为 46,XX,故不支持诊断。该例患者存在锥体束受累,胼胝体纤细,可见 SPG11 基因突变致痉挛性截瘫合并胼胝体病变,常伴肌力和肌张力改变,但患者病程 4 年余,锥体束征不突出,故不支持诊断。脆性 X 染色体综合征(FXS)多发生于男性,女性主要表现为卵巢早衰、共济失调、震颤,呈 X 连锁隐性遗传,该例患者无明确家族史,故不考虑。

最 终 诊 断

卵巢性脑白质营养不良(ovarioleukodystrophy,OLD)

讨 论

白质消融性白质脑病(VWM)是常染色体隐性遗传性白质脑病,是儿童期常见的遗传性白质脑病之一,伴卵巢早衰者亦称为卵巢性脑白质营养不良(OLD),临床罕见。与典型白质消融性白质脑病相比,卵巢性脑白质营养不良发病年龄较晚、疾病进展相对缓慢、伴较长期的无症状稳定期、存在较明显的临床异质性。

最早于 1962 年由 Eicke 报告 1 例 36 岁女性患者,表现为共济失调和闭经,尸检显示双侧脑白质广泛性弥漫性损害,当时描述为"非典型弥漫性硬化症"。1993 年,Hanefeld 等首次以"弥漫性白质脑病(diffuse white matter disease)"命名 3 例儿童病例,临床主要表现为共济失调、痉挛,头部 MRI 显示双侧弥漫性对称性白质异常信号。1994 年,Schiffmann 等报告 4 例女童病例,基于共同的临床和影像学表现,遂以"儿童共济失调伴中枢神经系统髓鞘化不良(CACH)"命名,但仍以"白质消融性白质脑病"的命名更普遍。1997 年,vanderKnaap 等首次以"白质消融性白质脑病"命名该病。同年,Schiffmann 等报告 4 例均表现为白质脑病伴卵巢早衰的成年女性病例,神经系统症状和头部 MRI 表现均与此前报道的白质消融性白质脑病和儿童共济失调伴中枢神经系统髓鞘化不良病例相同,其中 1 例脑组织活检证实白质髓鞘形成减少,遂命名为"卵巢性脑白质营养不良",并认为是白质消融性白质脑病的一种亚型。迄今国内外报道的卵巢性脑白质营养不良仍很少,经基因检测明确诊断者不足 20 例,国内仅 1 例。

白质消融性白质脑病是首个已知的由真核细胞蛋白质翻译起始密码子突变导致的疾病。2001 年确定其致病基因为 *EIF2B* 基因,其中尤以 *EIF2B5* 和 *EIF2B2* 基因突变多见;此后发现,*EIF2B1~5* 基因突变均可致病。2003 年,Fogli 等对 8 例染色体核型正常的卵巢性脑白质营养不良患者进行基因检测,其中 7 例均存在 *EIF2B* 基因突变,分别为 *EIF2B2*、*EIF2B4* 和 *EIF2B5* 基因,提示卵巢性脑白质营养不良与白质消融性白质脑病相关。*EIF2B1~5* 基因分别编码真核翻译起始因子 2B(eIF2B)的 5 个亚基(α-ε)。EIF2B 蛋白可以将另一种蛋白质合成起始因子 eIF2,由失活的鸟苷二磷酸(GDP)结合态活化为 eIF2- 鸟苷三磷酸(GTP)复合体,从而启动信使 RNA(mRNA)的翻译,调节蛋白质合成,这一作用在细胞应激状态下尤为重要,可以解释该病存在诱发或加重因素的原因。2017 年,Raini 等的动物实验提示,*EIF2B* 基因突变干扰线粒体氧化磷酸化过程,可能是白质消融性白质脑病的发病机制,该实验结果显示 *EIF2B* 基因突变模型小鼠星形胶质细胞线粒体表型异常最为显著,且少突胶质细胞分化成熟和髓鞘形成过程高度依赖 ATP,可以解释 *EIF2B* 基因突变是主要影响脑白质的原因。此外,亦有研究显示 *EIF2B* 基因突变干扰内质网代谢和蛋白运输功能,某些星形胶质细胞分化相关蛋白调节异常,且代谢过程中产生氧自由基,从而影响星形胶质细胞的功能。而 *EIF2B* 基因突变与卵巢早衰的相关性目前尚未明确。

白质消融性白质脑病临床表现多样,典型神经系统表现为进展性共济失调和痉挛性截瘫,存在诱发或加重因素如颅脑创伤(TBI)、感染、发热等,也是该病的重要特点。此外,其他神经系统表现如癫痫发作、精神症状、认知功能障碍、偏头痛、视神经萎缩等也较常见。卵巢性脑白质营养不良患者常合并月经异常或原发性闭经,提示卵巢早衰。神经系统症状的出现年龄与卵巢早衰的严重程度具有相关性。通常,大多数患者首先表现出神经系统症状,但也有少数患者以卵巢早衰表现为首发症状,而雌激素替代治疗可能诱发或加重神经系统症状。

白质消融性白质脑病具有特征性影像学改变,对疾病诊断和进展评价具有重要价值。MRI 表现为双侧大脑白质广泛性弥漫性对称性受累,脑白质呈液化样改变,早期液化白质中可见残留线状白质,晚期完全转变为脑脊液样信号。

目前尚无明确的卵巢性脑白质营养不良诊断标准,须通过典型临床表现和影像学特征筛选出适宜患者进行基因检测。尽管尚无有效治疗方法,但早期明确诊断有利于开展产前遗传咨询,减轻家庭和社会负担,同时可以早期干预和对症治疗、避免应激因素以延缓疾病进展、改善预后。

参 考 文 献

［1］ Zhang H, Dai L, Chen N, et al. Fifteen novel EIF2B1-5 mutations identified in Chinese children with leuko-encephalopathy with vanishing white matter and a long term follow-up. PLoS One, 2015, 10 (3): e0118001.

［2］ Jose David HG, Virginia GM, Carlota CF, et al. Epilepsy and ovarian failure: Two cases of adolescent-onset ovarioleukodystrophy. Clinical Neurology and Neurosurgery, 2018, 165: 94-95.

［3］ Zhang DP, Ma QK, Zhang SL, et al. Ovarioleukodystrophy in Chinese Han: A case report. Clin Neurol Neurosurg, 2017, 162: 22-24.

［4］Imam I, Brown J, Lee P, et al. Ovarioleukodystrophy: report of a case with the c. 338G>A (p. Arg113His) mutation on exon 3 and the c. 896G>A (p. Arg299His) mutation on exon 7 of the EIF2B5 gene. BMJ Case Rep, 2011, 2011: bcr1120103552.

［5］Bugiani M, Boor I, Powers JM, et al. Leukoencephalopathy with vanishing white matter: a review. J Neuropathol Exp Neurol, 2010, 69 (10): 987-996.

［6］Dooves S, Bugiani M, Wisse LE, et al. Bergmann glia translocation: a new disease marker for vanishing white matter identifies therapeutic effects of Guanabenz treatment. Neuropathol Appl Neurobiol, 2018, 44 (4): 391-403.

［7］李霓, 林楠, 卢强, 等. 反复意识障碍伴抽搐发作 4 年余. 中国现代神经疾病杂志, 2018, 18 (8): 630-634.

第24例

双下肢无力、行走不稳2个月余

病历摘要

患者男性,16岁。因"双下肢无力、行走不稳2个月余"于2012年2月24日入院。

现病史:患者于2011年12月无明显诱因出现右踝酸痛,一周后右踝疼痛消失,出现走路不稳,家人发现其行走姿势异常,尚无跌倒,后逐渐出现双下肢无力,走平路及下楼梯尚可,上楼梯困难,无力症状休息后可有所缓解,略感下肢发僵,伴下肢轻度麻木感,无踩棉感,无肌肉酸痛。2012年1月双下肢无力逐渐加重,出现蹲起费力,走路跛行,走平路需辅助,伴小便费力、等待,大便尚可。病程中无双上肢无力,无视力改变,无构音不清、吞咽困难及饮水呛咳,无呼吸困难等。于2012年1月初就诊于当地医院,查体:神清语明,脑神经(−),双上肢肌力、肌张力、腱反射正常,双下肢肌力4级,肌张力稍高,腱反射活跃;双侧 Babinski征、Chaddock 征阳性,感觉未见明显异常;胸段 MRI 未见明显异常;头颅 MRI 提示双侧小脑、双侧额顶叶脑沟增宽,考虑脑萎缩(图24-1)。腰椎穿刺检查脑脊液常规、生化、结核抗体IgG 均未见明显异常。血维生素 B_{12}、叶酸水平正常。诊断"脊髓病变",予甲钴胺 0.5mg/d静点及甲泼尼龙 500mg×3 天、250mg×5 天、125mg×4 天静点治疗,后改为泼尼松 60mg、1 次/d 口服,并逐渐减量(每周减 5mg),患者双下肢无力症状有所缓解。为进一步诊治入我院。患者发病前无感冒及疫苗接种史,发病以来有口干、眼干症状,无关节痛、雷诺现象、口腔溃疡等。精神、饮食、睡眠尚可,体重有所增加。

既往史:9岁时患"过敏性紫癜"(具体欠详)。11岁因一氧化碳中毒住院治疗,当时有无昏迷状况不详,经治疗无特殊遗留症状。否认肝炎、结核等传染病史及接触史。否认胃部疾病史。

个人史:足月顺产,生长发育似同龄儿,但自幼不喜运动,走路姿势欠正常,体育成绩差,学习成绩中等。否认烟酒嗜好,无偏食、挑食习惯。

家族史:父母体健,非近亲婚配。否认家族中类似疾病及其他遗传病史。

入院体格检查:发育正常,体型中等。心、肺、腹查体未见明确异常。神清语利,高级智能粗测无明显异常。向右注视时可见不持续水平眼震,眼科行眼底检查提示左眼视神经萎缩。余脑神经(−)。双上肢肌力5级,双下肢肌力近端4+级,远端5级,双上肢肌张力正常,双下肢肌张力略增高,双上肢腱反射对称正常,双下肢腱反射活跃,双侧 Babinski 征、Chaddock 征均阳性。双侧指鼻尚准,轮替试验笨拙,跟 - 膝 - 胫试验欠稳准,右侧小脑反击征可疑。痉挛步态,步基较宽,直线行走不能,Romberg 征可疑阳性。深浅感觉未见异常。脑膜刺激征(−)。

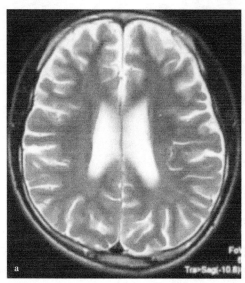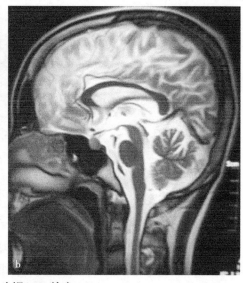

图 24-1　患者头颅 MRI 检查

a. 轴位 T_2WI 显示脑沟增宽,双侧额叶明显,双侧脑室略显扩大;b. 矢状位 T_2WI 显示小脑萎缩

入院后辅助检查:血尿常规、肝肾功能、血沉、血肌酸激酶、叶酸、维生素 B_{12}(检查前已行维生素 B_{12} 治疗)、内因子抗体、血抗核抗体、血免疫固定电泳、血氨、血气分析均未见明显异常。血清乳酸(空腹)2.70mmol/L(参考值范围 0.5~1.6mmol/L),乳酸运动试验:运动前乳酸 2.54mmol/L,运动后乳酸 18.35mmol/L,血同型半胱氨酸 119.3μmol/L(参考值范围 5.0~15.0μmol/L),脑脊液常规、生化、细胞学、寡克隆区带均未见异常,脑脊液乳酸 2.32mmol/L。血酰基肉碱谱显示 C0(游离肉碱)低,C3(丙酰肉碱),C3/C2(乙酰肉碱)及 C3/C0 偏高,尿有机酸分析显示尿甲基丙二酸明显增高,综合分析提示甲基丙二酸血症。*SCA*(脊髓小脑性共济失调)3 型基因、线粒体基因(6 个位点 7 种突变)未检测到突变。肌电图提示肌源性损害;肌活检未见特征性肌肉病理改变。VEP 显示双侧视通路损害,交叉前损害可能性大。头 MRI 提示脑室系统及脑沟、裂、池略增宽,小脑萎缩;颈、胸、腰椎 MRI 未见明显异常。超声心动提示二尖瓣前叶轻度脱垂,轻度二尖瓣关闭不全。腹部及泌尿系超声未见明显异常。

入院后诊断及治疗经过:结合患者临床表现、头颅 MRI、血生化及尿有机酸分析结果,诊断为"甲基丙二酸血症合并同型半胱氨酸血症"。治疗上给予低蛋白高热量膳食,并请营养科会诊制定相应食谱。继续甲钴胺 0.5mg/d 肌注,加用左卡尼汀、叶酸、辅酶 Q_{10}、多种维生素等改善能量代谢、降同型半胱氨酸,以及巴氯芬对症治疗,患者症状稳定出院。

临床医师讨论

神经科主治医师（入院后首次查房）：定位诊断，双下肢无力，肌张力增高，双侧病理征阳性，定位于双侧锥体束，结合患者病程中有轻度小便障碍，双上肢未出现无力症状，双侧 Hoffmann 征（−），纵向定位于胸段脊髓可能性大。不持续水平眼震，双侧轮替笨拙，跟 - 膝 - 胫试验欠稳准，右侧小脑反击征可疑。行走步基较宽，直线行走不能，Romberg 征可疑阳性，而深感觉未见异常，定位于小脑及其联系纤维。眼底检查显示左眼视神经萎缩，提示视神经受累。综合患者头颅 MRI 及肌电图检查结果，提示患者神经系统受累较广泛，双侧大脑半球、小脑、脊髓、视神经、肌肉均有累及，而临床则以锥体束以及小脑体征为突出。定性诊断：患者青少年男性，自幼运动较差，行走姿势异常，近 2 个月症状呈亚急性加重过程，查体提示神经系统多部位受累，头颅 MRI 提示大脑皮层、小脑萎缩，肌电图提示肌源性损害，血乳酸运动试验阳性，脑脊液乳酸偏高，定性诊断首先考虑：①遗传代谢性疾病，特别是线粒体脑肌病，该组疾病临床类型较多，常见如线粒体脑肌病伴高乳酸血症和卒中样发作（MELAS）综合征、慢性进行性眼外肌麻痹（CPEO）、肌阵挛癫痫伴破碎红纤维（MERRF）综合征、Kearns-Sayre 综合征（KSS）、Leigh 病等，各型之间症状可有重叠，但结合本例患者的特点，临床较难归于上述某种经典类型。随后进行的肌肉活检及线粒体基因筛查未能发现阳性证据，但据此仍不能完全除外该诊断，如能进行线粒体呼吸链相关酶学检查可进一步协助明确。②患者双侧锥体束损害及小脑体征较突出，需考虑脊髓小脑性共济失调（SCA），该病多为常染色体显性遗传，按基因分型多达 20 余型。临床除脊髓、小脑损害体征外，还可见多部位受累表现如锥体外系及周围神经损害、眼球运动障碍、视神经萎缩、视网膜色素变性等，影像学可见小脑萎缩，中国以 SCA3 型常见。但本患者无家族史，且其肌源性损害难以用 SCA 解释。*SCA* 基因检测可协助明确诊断，本患者 *SCA3* 型基因检测为阴性。其他后天获得性脊髓病变如亚急性联合变性、脊髓炎、肝性脊髓病等需要考虑，但不能以此解释患者临床全貌。患者无相关基础疾病如胃病、肝病病史，血常规、肝肾功能、叶酸、维生素 B_{12} 水平均未见明显异常，颈胸段 MRI 检查无明确异常发现，因此可以除外上述疾病。

神经科教授：患者青少年男性，实际病程应从幼年开始，近 2 个月亚急性加重。临床及影像提示神经系统多部位受累，结合血乳酸高等生化异常表现，应考虑遗传代谢性疾病可能，目前有关线粒体疾病的筛查未见阳性发现，还应考虑其他能导致多系统损害的先天代谢异常疾病，比如先天性有机酸代谢异常这一大组疾病，可以查尿有机酸分析进一步明确。

神经科主治医师（后续查房）：患者进一步的血酰基肉碱谱及尿有机酸分析提示甲基丙二酸血症，同时血同型半胱氨酸明显增高，提示甲基丙二酸血症合并同型半胱氨酸血症。患者曾于当地医院查血维生素 B_{12} 浓度正常（维生素 B_{12} 治疗前），亦无胃部疾患史、无挑食、偏食习惯，血内因子抗体阴性，因此也除外了因营养障碍性维生素 B_{12} 缺乏所致的继发性甲基丙二酸血症。甲基丙二酸血症是先天性有机酸代谢异常中最常见的一组疾病，主要是由于甲基丙二酰辅酶 A 变位酶和辅酶钴胺素（维生素 B_{12}）代谢缺陷导致大量甲基丙二酸等代谢产物在体液和组织中的蓄积，引起神经系统、肝脏、肾脏、骨髓等多脏器损害。变位酶缺陷患者神经系统损害常较钴胺素代谢异常患者神经系统损害出现早，并且严重。少数钴胺素代谢异常所致甲基丙二酸血症患者可于青少年或成年后发病，为晚发型病例，多以神经系统损害为主要表现,病程相对为良性过程,对治疗的反应明显好于早发病例。结合本例临床,应考虑晚发型甲基丙二酸血症。甲基丙二酸血症神经系统损害可累及大脑皮层、锥体束、小脑、周围神经和视神经等多个部位,表现为进行性脑病、精神智能发育迟滞、惊厥、共济失调、亚急性联合变性、血栓栓塞性病变等,临床表现存在很大的异质性,缺乏特异性。甲基丙二酸血症患者脑 CT、MRI 扫描常见对称性基底节损害、弥漫脑萎缩、白质异常信号等,无特异性。本患者头颅 MRI 检查可见大脑皮层及小脑萎缩。综上所述,结合患者临床特点、神经系统影像表现以及尿有机酸分析、血生化检查结果,甲基丙二酸血症诊断明确。甲基丙二酸血症的治疗包括饮食治疗及药物治疗,低蛋白、高能量饮食,减少毒性代谢产物蓄积。甲钴胺肌注或口服能有效降低甲基丙二酸以及同型半胱氨酸的水平。左旋肉碱能促进甲基丙二酸和酯酰肉碱排泄,增加机体对天然蛋白的耐受性。甜菜碱、叶酸、维生素 B_6 用于合并同型半胱氨酸血症患者。本例患者经上述治疗 1 个月余,症状略有好转,未再加重,还应长期随访疗效并监测尿中甲基丙二酸及血同型半胱氨酸含量变化。同时注意避免急性或间歇性发病诱因如发热、感染、饥饿、疲劳、外伤等应激状态,避免高蛋白饮食、输血或服用丙戊酸、大环内酯类药物等。

最 终 诊 断

甲基丙二酸血症(methylmalonic acidemia,MMA)

讨 论

甲基丙二酸血症(methylmalonic acidemia,MMA)是一种常见的有机酸血症,属于常染色体隐性遗传病,主要是由于甲基丙二酰辅酶 A 变位酶(methylmalonyl-CoA mutase,MCM)或其辅酶钴胺素(VitB$_{12}$)代谢缺陷所致。MCM 又分为无活性者为 mut0 型,有残余活性者为 mut- 型。辅酶钴胺素代谢障碍包括:腺苷钴胺素合成缺陷,即线粒体钴胺素还原酶缺乏(cblA)和钴胺素腺苷转移酶缺乏(cblB),以及 3 种由于胞质和溶酶体钴胺素代谢异常引起的腺苷钴胺素和甲基钴胺素合成缺陷(cblC、cblD 和 cblF),cblC、cblD 和 cblF 这 3 种类型患者除有甲基丙二酸血症外,还伴有同型半胱氨酸血症,是中国甲基丙二酸血症患者中的常见类型。本患者同时合并同型半胱氨酸血症,应属于该 3 种类型中的一种,但具体分型仍有赖于基因检测。

甲基丙二酸血症常在婴幼儿起病,表现为喂养困难、发育迟滞、癫痫、视网膜色素变性、血液系统以及肾脏损害的症状,也可出现急性代谢危象。mut0 型患者起病最早,80% 在生后数小时至 1 周内发病,急性代谢紊乱,早期死亡率极高,预后不良。mut- 及 cb1A 和 cb1B 型患者多在生后 1 个月后发病,cb1C 和 cb1D 在新生儿期至成年发病者均有报道,cb1F 报道较少。其中 cblC 型较常见,主要表现为巨幼红细胞贫血、生长障碍及神经系统症状。cblD 型患儿发病较晚,无血液系统异常表现。cblF 型患儿新生儿期出现口腔炎、肌张力低下和面部畸形,部分有血细胞形态异常。晚发患者多于 4 岁后发病,症状相对良性,对治疗的反应明显好于早发病例,多以神经系统症状表现为主,有时缺乏多系统损害以及代谢危象的特征性表现,很容易误诊。本例患者青少年起病,既往症状不明显,应属晚发型。其血气分析、血氨、肝肾功能等生化检查未发现代谢紊乱表现,无贫血,未发现其他器官系统受累证据,临床以神经系统症状为主要表现,符合晚发型病例的特点。

甲基丙二酸血症导致神经系统损害的机制目前认为与抑制线粒体能量代谢有关。甲基丙二酸是琥珀酸脱氢酶的竞争性抑制剂,后者为线粒体有氧代谢的关键酶,大量甲基丙二酸在体液和组织中的蓄积抑制线粒体能量合成,导致神经系统等多系统的损害。本例患者运动后血乳酸明显增高,考虑与线粒体能量代谢异常有关。有研究者报道MMA患者的头颅MRS可见病灶处及其附近部位N-乙酰天冬氨酸(NAA)水平降低,胆碱增加,可见异常乳酸峰,提示线粒体能量代谢异常引起神经细胞的损害。

甲基丙二酸血症神经系统表现多样,症状缺乏特异性,因此临床上需要与线粒体脑肌病等其他遗传代谢性疾病相鉴别。本例患者锥体束损害比较突出,这与文献报道一致。锥体束是遗传代谢性疾病常见受累的部位之一,尤其下肢明显,可能由于锥体束走行较长,远端对能量代谢异常较敏感。锥体束损害同时也可合并感觉平面和/或大小便障碍,表现类似亚急性联合变性,文献报道晚发型MMA中类似亚急性联合变性的症状是常见的临床表现。精神智能障碍也是晚发型MMA的常见神经系统症状,但部分患者也可能仅在急性应激情况下出现明显的智能损害。本例患者目前尚未发现明显的精神及智能障碍。本例患者眼底检查发现左眼视神经萎缩,视神经损害可以是MMA神经系统损害的一部分,这在以往报道的晚发型MMA患者中并非少见,所以在临床考虑甲基丙二酸血症时,应进行眼底检查,如发现视神经萎缩和视网膜色素变性等情况可协助诊断。反之若眼底检查发现上述异常,临床应怀疑甲基丙二酸血症等遗传代谢性疾病的可能性,进一步进行相关检查非常必要。

甲基丙二酸血症的头颅影像表现无特异性,晚发型MMA头颅MRI检查常表现为弥漫脑萎缩、脑室扩大、白质异常信号、基底节病变,亦可见小脑萎缩、胼胝体变薄或发育不良等改变,典型表现为双侧对称的苍白球异常信号。本例患者神经影像表现与文献报道类似,头颅MRI可见皮层及小脑萎缩,但未见基底节及深部白质病变。

采用气相色谱-质谱(gas chromatography-mass spectrometry,GC-MS)检测尿、血、脑脊液中有机酸和串联质谱(tandem mass spectrometry,MS/MS)检测血丙酰肉碱(propinoylcarnitine,C3)是目前确诊MMA的首选方法。本患者尿液中甲基丙二酸明显增加,血液中C3、C3/C0(游离肉碱)和C3/C2(乙酰肉碱)升高,符合MMA的诊断。基因检测是MMA分型最可靠的依据。其中MCM编码基因为 *MUT*,定位于6p21.1;cb1A编码基因为 *MMAA*,位于4q31.1-q31.2;cblB编码基因为 *MMAB*,定位于12q24;cblC编码基因为 *MMACHC*,位于1p34.1。通过基因检测可以明确分型,对于指导治疗及判断预后有重要意义。因条件限制本患者未能进行基因检测。

甲基丙二酸血症的治疗是长期性的,包括饮食治疗及药物治疗。饮食治疗原则是低蛋白、高能饮食,减少毒性代谢产物蓄积。限制天然蛋白质摄入量,以特殊配方奶粉或蛋白粉作为补充。应定期监测血液中蛋氨酸浓度,以防蛋氨酸缺乏。药物治疗中维生素B_{12}是MMA最为重要的治疗药物,根据治疗反应,可分为维生素B_{12}有效型及维生素B_{12}无效型,cblC、cblD、cblF型多为维生素B_{12}有效型,cb1A、cb1B型部分有效。维生素B_{12}无效型是MMA新生儿期发病最常见的类型,多由于变位酶缺陷引起。对于维生素B_{12}有效型患者,应予长期甲基钴胺素维持治疗,肌内注射1mg,每周1~2次,部分患者可口服甲基钴胺素500~1 000μg/d。也有研究提出,肌注钴胺素较口服更能有效地降低同型半胱氨酸以及甲基丙二酸的水平。左旋肉碱可以促进甲基丙二酸和酯酰肉碱排泄,增加机体对天然蛋白的耐受性,常用剂量为 50~100mg/(kg·d),急性期可增至 300mg/(kg·d),口服或静脉滴注。对于合并同型半胱氨酸血症患者,可予甜菜碱(500~1 000mg/d)及叶酸(10~30mg/d)、维生素 B_6(12~30mg/d)口服。对于维生素 B_{12} 无效型且饮食控制治疗效果较差的患者可尝试肝脏移植治疗。研究表明肝移植仅能部分纠正 MMA 代谢缺陷,不能预防肾脏以及神经退行性病变的进展。肾移植可纠正肾衰并在一定程度上减少甲基丙二酸浓度。

甲基丙二酸血症患者的预后主要取决于疾病类型、发病早晚以及治疗的依从性。维生素 B_{12} 有效型预后较好,其中 cblA 型预后最好,维生素 B_{12} 无效型预后不佳,mut0 型预后最差,晚发型患者临床进程较稳定且程度较轻,预后相对良性。

本例报道了 1 例以神经系统损害为主要表现的晚发型甲基丙二酸血症合并同型半胱氨酸血症患者,该病患者临床表现多样,症状体征缺乏特异性,易出现漏诊或误诊。在青少年或成人起病且神经系统多个部位受累,疑遗传代谢性疾病时,要考虑到甲基丙二酸血症的可能。对疑似病例应进行尿有机酸筛查,以利及早诊断和治疗,改善预后。

参 考 文 献

[1] Paulet A, Perennou D, Moreau T, et al. The adolescent and adult form of cobalamin C disease. J Neurol Neurosurg Psychiatry, 2008, 79 (6): 725-728.

[2] 王宪玲,李存江. 晚发型甲基丙二酸尿症的神经系统表现. 中华内科杂志, 2009, 48 (9): 745-747.

[3] Sedel F, Fontaine B, Saudubray JM, et al. Hereditary spastic paraparesis in adults associated with inborn errors of metabolism: a diagnostic approach. J Inherit Metab Dis, 2007, 30 (6): 855-864.

[4] Pinar-Sueiro S, Martinez-Fernandez R, Lage-Medina S, et al. Optic neuropathy in methylmalonic acidemia: the role of neuroprotection. J Inherit Metab Dis, 2010, 33: S199-S203.

[5] Michel SJ, Given CA, Robertson WC Jr. Imaging of the brain, including diffusion-weighted imaging in methylmalonic acidemia. Pediatr Radiol, 2004, 34 (7): 580-582.

[6] Solomon LR. Oral pharmacologic doses of cobalamin may not be as effective as parenteral cobalamin therapy in reversing hyperhomocystinemia and methylmalonic acidemia in apparently normal subjects. Clin Lab Haematol, 2006, 28 (4): 275-278.

[7] 周雁,彭琳,彭斌,等. 双下肢无力行走不稳. 中国现代神经疾病杂志, 2012, 12 (3): 375-378.

第25例

记忆力减退1年、加重伴视物异常3个月

病 历 摘 要

患者男性,49岁。因"记忆力减退1年、加重伴视物异常3个月"于2013年12月11日入院。

现病史:患者自2012年12月开始"经常找不到常用物品",此后逐渐出现找不到常去地点,伴焦虑、注意力不集中,视物模糊、反应迟钝;约6个月后上述症状明显加重且伴视野缩小、视物发白、视物变形和听力明显减退。遂至当地医院就诊,腰椎穿刺脑脊液各项指标均于正常值范围(具体不详);血清抗中性粒细胞胞质抗体-抗丝氨酸蛋白酶(PR3-ANCA)395U/L(<20U/L),考虑为ANCA相关性血管炎,并自2013年10月22日起接受糖皮质激素(具体不详)治疗(静脉滴注),1周后改为泼尼松50mg(1次/d)口服,连续治疗3周症状无缓解并出现不认识自己家和周围环境等症状,遂于2013年11月27日至我院神经内科就诊,以"认知功能减退"收入院进一步明确诊断与治疗。病程中无幻觉、妄想、人格改变,无肢体麻木、无力、肢体抽搐,无恶心、呕吐、腹痛、腹泻、皮肤色素沉着。

既往史:无特殊。

个人史:无特殊。

家族史:育有一子,家族成员中无类似表现,无家族遗传病病史。

入院后体格检查:头发稀疏;心、肺、腹未见明显异常。高级智能检查,神清语利,但不能准确报出年、月、日,不能读表,不知自己3年前、3年后年龄,不能计算11减3,但会写自己姓名。脑神经检测粗测双眼视力下降,双耳听力减退,其余未见明显异常。运动系统检查,四肢肌张力正常、四肢肌力5级;双侧膝腱反射对称亢进,其余腱反射对称活跃,双侧踝阵挛阳性,双侧Babinski征阳性;感觉系统中肢体轻触觉、针刺觉、音叉振动觉基本正常,图形觉、实体觉减退;共济运动、步态大致正常。

入院后诊断和治疗经过:入院后完善认知功能评价,各项神经心理学量表评分为简易智能状态检查量表(MMSE)15分、蒙特利尔认知评价量表(MoCA)9分。实验室检查:血、尿、粪便常规,肝肾功能试验和血清电解质测值均于正常值范围;感染4项呈阴性反应,血清红细胞沉降率、超敏C反应蛋白正常;风湿免疫性疾病相关指标免疫球蛋白、补体正常,

血清抗中性粒细胞胞质抗体谱 PR3-ANCA 66RU/ml，其余各项均于正常值范围，抗可提取性核抗原（ENA）抗体谱和抗核抗体谱阴性。头部 MRI 提示双侧顶枕颞叶、胼胝体压部及锥体束走行区对称性异常信号，符合肾上腺脑白质营养不良表现（图 25-1）。遂完善肾上腺脑白质营养不良相关检查：极长链脂肪酸 C22 26.98mg/L、C24 44.53mg/L、C26 1.45mg/L、C24/C22 1.65、C26/C22 0.05。*ABCD1* 基因检测显示 *ABCD1* 基因第 1 号外显子呈小片段缺失，TACCTTCGTCAACAGTGC 432-449 del 导致 145~150 位氨基酸缺失（图 25-2）。内分泌相关检查：血浆 ACTH（8∶00am）125.2pmol/L（参考值范围 0~10.1pmol/L）、总皮质醇（8∶00am）421.7nmol/L（参考值范围 110.6~616.4nmol/L），24 小时尿皮质醇 123.9nmol/24h（参考值范围 33.9~285.7nmol/24h），性腺轴激素硫酸脱氢表雄酮（DS）1.8μmol/L（参考值范围 1.2~8.6μmol/L）、雌二醇（E_2）12.5pmol/L（参考值范围 73.0~175.8pmol/L）、睾酮（T）9.9nmol/L（参考值范围 13.4~23.6nmol/L）、FSH 5.6IU/L（参考值范围 1.4~18.1IU/L）、LH 6.85IU/L（参考值范围 1.5~9.3 IU/L）、孕酮（P）0.73nmol/L。临床考虑肾上腺脑白质营养不良。入院后未予特殊治疗。

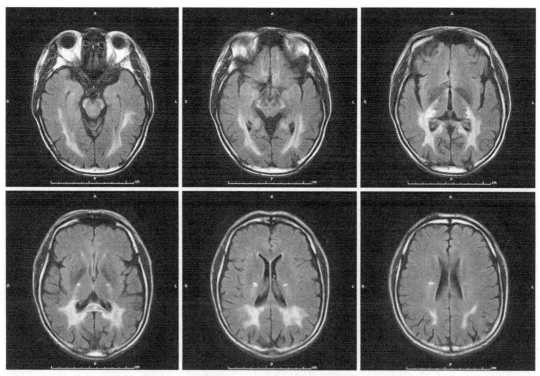

图 25-1 患者头部 MRI 检查

FLAIR 显示双侧顶枕颞叶、胼胝体压部及锥体束走行区对称性异常，呈 FLAIR 高信号

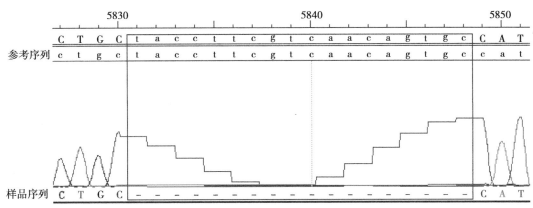

图 25-2　患者基因测序检查结果

可见黑框所示缺失片段

临床医师讨论

神经科主治医师：患者为中年男性，呈慢性病程。临床表现为记忆力减退、反应迟钝等认知功能减退，伴视物异常。既往无殊，家族成员中无类似表现。体格检查远、近记忆力减退，计算力、理解力减退；粗测双眼视力差、双耳听力差，其余脑神经无明显异常；四肢肌力 5级、肌张力正常；双侧膝腱反射亢进、踝阵挛阳性、双下肢锥体束征阳性；轻触觉、针刺觉、音叉振动觉大致正常，四肢图形觉、实体觉减退；共济运动、步态基本正常。头部 MRI 提示双侧顶枕颞叶、胼胝体压部及锥体束走行区对称异常信号。血清极长链脂肪酸检测 C26、C24/C22 和 C26/C22 水平显著升高；基因检测为 *ABCD1* 基因突变。定位诊断：①该患者有记忆力减退、反应迟钝、理解力下降等认知功能减退表现，结合头部 MRI 所示脑白质异常信号，主要定位于皮质下白质；②双下肢膝腱反射亢进、双侧踝阵挛阳性、双下肢病理征阳性，结合头部 MRI 双侧锥体束走行区异常信号，定位于双侧锥体束；③患者视物异常、视力下降，结合头部 MRI 双侧枕叶白质广泛异常信号，定位于双侧视觉传导通路。定性诊断：该患者主要表现为认知功能减退、双侧锥体束受累；MRI 显示双侧后部白质、胼胝体压部和锥体束走行区呈对称性长 T_2 异常信号；血清极长链脂肪酸 C26、C24/C22 与 C26/C22 显著升高；*ABCD1* 基因突变；考虑 X 连锁型肾上腺脑白质营养不良（成人脑型）诊断。多次血清 PR3-ANCA 检测均呈阳性，需警惕合并系统性血管炎如韦格纳肉芽肿。

内分泌科医师：患者无恶心、呕吐、腹泻、皮肤色素沉着等肾上腺皮质功能减退表现；实验室检查血清 ACTH 570.0pg/ml、总皮质醇 15.39μg/dl、24 小时尿皮质醇 44.94μg/24h。根据上述检查，可诊断艾迪生（Addison）病，但暂不考虑行糖皮质激素替代治疗，若出现手术、创伤等应激情况需采取激素替代治疗，随访观察食欲、体重、血压、电解质等项指标的变化。

风湿免疫科医师：一般认为，血清 PR3-ANCA 阳性诊断韦格纳肉芽肿的特异性可达95%。但该例患者无上、下呼吸道受累症状，无血管事件，无血尿，且血清肌酐水平于正常值范围、红细胞沉降率、血清超敏 C 反应蛋白正常，抗可溶性核抗原（ENA）抗体谱、抗核抗体谱阴性，考虑结缔组织病、血管炎之证据不足。可请眼科医生进行眼底检查，以排除眼底血管炎改变。

眼科医师：患者双眼前节未见明显异常,眼底无血管炎相关表现。

神经科教授：结合患者认知功能、视力听力减退等症状,双侧锥体束征,MRI 显示双侧后部白质、胼胝体压部及锥体束走行区对称性长 T_2 异常信号,血清极长链脂肪酸水平显著升高、*ABCD1* 基因突变合并艾迪生病,诊断主要考虑 X 连锁型肾上腺脑白质营养不良(成人脑型)。对于已存在的认知功能减退,目前尚无特殊治疗。可向患者及家属进行遗传咨询,其育有一子,X 连锁型肾上腺脑白质营养不良是一种 X 连锁隐性遗传性疾病,患病男性,不会将致病基因传给其子。

最 终 诊 断

X 连锁型肾上腺脑白质营养不良(X-linked adrenoleukodystrophy,X-ALD)

讨 论

X 连锁型肾上腺脑白质营养不良为临床常见过氧化物酶体病,呈 X 连锁隐性遗传。致病基因为 *ABCD1*,其突变导致过氧化物酶体中 β 氧化障碍,引起极长链脂肪酸在各种组织蓄积。该病常累及肾上腺皮质与神经系统,神经系统受累后可表现为炎性脱髓鞘(脑型)或累及脊髓传导束的慢性进行性轴索病变(肾上腺脊髓神经病型)。

X 连锁型肾上腺脑白质营养不良临床表现复杂多样,主要包括脑型、肾上腺脊髓神经病型、艾迪生病型和无症状型。以男性好发、女性携带者偶可受累。脑型 X 连锁型肾上腺脑白质营养不良主要表现为认知功能减退,发病年龄为 4~8 岁,成年人亦可发病。X 连锁型肾上腺脑白质营养不良以患者体内生化改变和基因异常为典型表现:①生化学改变,饱和极长链脂肪酸蓄积,特别是二十六烷(C26:0)与二十四烷(C24:0)酸增加。既往研究显示,半合子突变患者极长链脂肪酸水平(均值 ± 标准差)为 C26:0(1.18 ± 0.53)μg/ml,C26:0/C22:0(0.07 ± 0.04)和 C24:0/C22:0(1.49 ± 0.45);而正常成年男性为 C26:0(0.29 ± 0.29)μg/ml,C26:0/C22:0(0.01 ± 0.01)、C24:0/C22:0(0.85 ± 0.17)。本例患者 C26 为 1.45mg/L,C26/C22 0.05、C24/C22 1.65,支持 X 连锁型肾上腺脑白质营养不良之诊断。②基因异常,致病基因 *ABCD1* 的改变。本例患者 *ABCD1* 基因第 1 号外显子小片段缺失,TACCTTCGTCAACAGTGC 432-449 del,导致 145~150 位氨基酸缺失。该突变既往未曾报道,但既往研究发现错义突变致第 148 位氨基酸改变为致病突变,故而认为其第 145~150 位氨基酸缺失为致病突变,X 连锁型肾上腺脑白质营养不良(成人脑型)诊断明确。

X 连锁型肾上腺脑白质营养不良具有特征性的头部 MRI 表现为脑白质对称性长 T_1、长 T_2 信号,可累及胼胝体及脑干;病变由后向前发展逐一累及枕、顶、颞、额叶;增强后病灶周围区域强化,呈“蝴蝶”状。该例患者 MRI 可见头后部白质对称性长 T_1、长 T_2 信号,支持诊断。

X 连锁型肾上腺脑白质营养不良的治疗以对症支持治疗为主,尚无特异性治疗,目前治疗方法包括:①激素替代治疗。对于伴有肾上腺皮质功能不全的 X 连锁型肾上腺脑白质营养不良患者均需行肾上腺皮质激素替代治疗,本例病例无肾上腺皮质功能不全表现,但储备功能不足,在应激情况下需补充糖皮质激素。② Lorenzo 油饮食治疗。Lorenzo 油是三油酸甘油酯（glyceryl trioleate）和三芥酸甘油酯（glyceryl trierucate）按 4∶1 制成的混合物。口服 Lorenzo 油并配合适当低脂饮食，可使患者血浆极长链脂肪酸在 4 周之内降至正常。然而，众多临床研究显示，Lorenzo 油不能改变已经出现症状的 X 连锁型肾上腺脑白质营养不良患者的症状与体征，特别是脑型患者的疾病进程。③造血干细胞移植治疗。造血干细胞移植是目前治疗早期儿童脑型 X-ALD 最有效的方法，对于晚期成年人作用有限。因此目前本例患者尚无特殊治疗方法。

参 考 文 献

［1］ Moser HW, Mahmood A, Raymond GV. X-linked adrenoleukodystrophy. Nat Clin Pract Neurol, 2007, 3 (3): 140-151.

［2］ Moser HW. Adrenoleukodystrophy: phenotype, genetics, pathogenesis and therapy. Brain, 1997, 120 (Pt 8): 1485-1508.

［3］ Engelen M, Kemp S, de Visser M, et al. X-linked adrenoleukodystrophy (X-ALD): clinical presentation and guidelines for diagnosis, follow-up and management. Orphanet J Rare Dis, 2012, 7: 51.

［4］ Moser AB, Kreiter N, Bezman L, et al. Plasma very long chain fatty acids in 3, 000 peroxisome disease patients and 29, 000 controls. Ann Neurol, 1999, 45 (1): 100-110.

［5］ Fuchs S, Sarde CO, Wedemann H, et al. Missense mutations are frequent in the gene for X-chromosomal adrenoleukodystrophy (ALD). Hum Mol Genet, 1994, 3 (10): 1903-1905.

［6］ Shimozawa N, Honda A, Kajiwara N, et al. X-linked adrenoleukodystrophy: diagnostic and follow-up system in Japan. J Hum Genet, 2011, 56 (2): 106-109.

［7］ 范思远，倪俊，杨荫昌，等．记忆力减退 1 年加重伴视物异常 3 个月．中国现代神经疾病杂志，2014, 14 (8): 738-740.

第26例

双手不利4年,行走不稳3年,声音嘶哑1年

病历摘要

患者女性,19岁。因"双手不利4年,行走不稳3年,声音嘶哑1年"于2012年9月14日入院。

现病史:患者于4年前发现双手活动不利,表现为端碗失稳,持筷或切菜时动作较笨拙,不能顺利夹中或切中目标;自觉写字较前无明显变化。3年前出现行走不稳,行走时躯体晃动,似要向一侧倾倒,不能走直线。上述症状呈缓慢加重,2年前外院就诊分别进行血常规、肝功试验,各项指标均于正常值范围,但血清铜蓝蛋白降低,为16.7mg/dl(参考值范围22~58mg/dl);头部MRI检查未见明显异常,未予明确诊断和治疗。1年前,患者逐渐出现声音嘶哑伴语速减慢、语音拖长,但不伴饮水呛咳或吞咽困难。家属诉其似乎"反应有些缓慢",如看电视、看书时对他人的呼唤反应迟钝。否认肢体麻木、无力;否认复视、视物模糊及听力异常等;否认口眼干、反复口腔溃疡、光过敏、关节肿痛、雷诺现象等。为进一步明确诊断与治疗入我院。入院时精神、饮食可,否认入睡困难、早醒等睡眠障碍,但家属诉其睡眠中可见肢体不自主运动,大小便正常,体质量无明显变化。

既往史:患者1岁时行左面部"血管瘤冷冻术"后形成瘢痕,18岁时曾行瘢痕切除术。

个人史:足月顺产,生长发育同正常同龄儿。自幼不爱运动,读书时不经常参加体育活动,学习成绩中等,今年职高毕业。生长于原籍,否认疫区、疫水接触史,否认毒物、放射线接触史,否认烟酒嗜好,无挑食、偏食习惯。

月经婚育史:初潮15岁,行经天数7~14天,月经周期25~40天,末次月经2012年7月20日。未婚未育。

家族史:患者父亲有轻微的行走不稳,语速缓慢,构音欠清晰;其母体健,同父同母弟弟16岁,85kg/1.74m,体健;否认家族中有其他遗传病病史。

入院后体格检查:发育正常,体型偏瘦。心、肺、腹部检查未见明显异常。神清,构音不清,MMSE评分26分(计算力减4分)。双眼外展露白约4mm,余各向眼动充分,水平扫视运动缓慢,无眼震。其余脑神经检查未发现异常。四肢近、远端肌力5级,肌张力减低。头部及四肢可见肌阵挛。双侧上肢腱反射对称减低,双膝腱反射和双跟腱反射均未引出。双

侧 Hoffmann 征、Rossolimo 征、Babinski 征、Chaddock 征阴性。深浅感觉未见异常。双侧指鼻、跟 - 膝 - 胫试验欠稳准、轮替动作缓慢,反击征可疑阳性;行走不稳,步基宽,足尖足跟行走不能,直线行走不能,Romberg 征阳性。脑膜刺激征阴性。

入院后辅助检查:血常规,白细胞计数 3.88×10^9/L、中性粒细胞比例(NEUT%)0.46,血红蛋白(HGB)117g/L,红细胞平均体积(MCV)78.6fl,红细胞平均血红蛋白(MCH)26.3pg,血小板计数 206×10^9/L;尿、粪便常规、肝、肾功能检验、血清脂质、红细胞沉降率、超敏 C 反应蛋白、血清叶酸水平、血清维生素 B_{12} 水平、甲状腺功能试验、铜蓝蛋白等实验室检查均无明显异常。铁四项检测:血清铁 29.7μg/dl(参考值范围 50~170μg/dl)、转铁蛋白 3.18g/L(参考值范围 2.0~3.60g/L)、总铁结合力 422μg/dl(参考值范围 300~430μg/dl)、铁饱和度 7%(参考值范围 25%~50%)、转铁蛋白饱和度 6.6%(参考值范围 25%~50%)、铁蛋白 5ng/ml(参考值范围 14~307ng/ml)。腰椎穿刺脑脊液压力、常规、化合物、细胞学、寡克隆区带检测、髓鞘碱性蛋白均为正常水平。心电图基本正常。超声心动图:心脏结构和功能未见明显异常。腹部超声:左肾囊肿。胸部 X 线正侧位:胸椎侧弯,心肺未见明显异常。肌电图:上下肢呈周围神经源性损害;BAEP:双侧可疑中枢性损害(V 波分化不良)。脑电图为异常脑电波,呈前部阵发性慢波。颈椎 MRI 平扫未见明显异常。头部 MRI 检查显示延髓变细,脑桥腹侧块缩小,T_2WI 脑桥呈"十字征";小脑体积缩小,其沟裂增宽,邻近脑池增宽(图 26-1),符合橄榄核脑桥小脑萎缩综合征。外周血送检 *SCA1*、*SCA2*、*SCA3*、*SCA6*、*SCA8*、*SCA12*、*SCA17*、*DRPLA* 基因检测,结果显示:*SCA2* 基因编码区(CAG)n 三核苷酸重复数目异常,呈 14/39 次;*SCA1*、*SCA3*、*SCA6*、*SCA17* 和 *DRPLA* 基因编码区(CAG)n 三核苷酸重复数目正常;*SCA8* 基因 3' 非翻译区(CTG)n 三核苷酸重复数目正常;*SCA12* 基因 5' 非翻译区(CAG)n 三核苷酸重复数目正常。

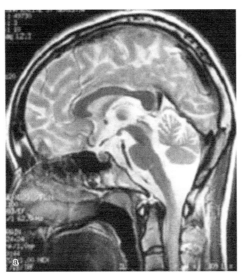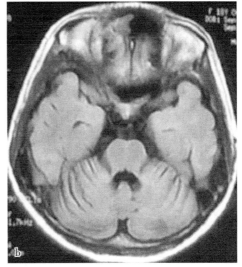

图 26-1　患者头部 MRI 检查
a. 矢状位 T_2WI 序列显示延髓变细,脑桥腹侧块变小;
b. 横断面 T_2-FLAIR 序列小脑沟裂增宽,邻近脑池增宽

入院后诊治经过:结合患者临床表现、家族史、影像学特征及基因检测结果,临床诊断

"脊髓小脑性共济失调 2 型(SCA2)"。予以 B 族维生素、维生素 E 胶囊、辅酶 Q_{10} 治疗,明确诊断后患者出院。

临床医师讨论

神经科主治医师: ①定位诊断,患者自发病以来表现为双手活动不利,行走不稳,声音嘶哑,语速缓慢等症状;四肢肌张力低,行走步基宽,直线行走不能,为小脑性共济失调步态;指鼻、跟 - 膝 - 胫试验欠稳准,轮替差,反击征可疑阳性、Romberg 征阳性,而深感觉检查未见异常,定位于小脑及其联系纤维;双眼水平扫视运动缓慢,定位于脑干;计算力下降,定位于皮层;四肢腱反射减低,不排除周围神经受累;头部及四肢的肌阵挛,考虑锥体外系受损可能。结合患者的头 MRI 影像学检查、肌电图和脑电图检查,提示小脑及其联系纤维、脑干、大脑皮质、周围神经等多发神经系统受累。②定性诊断,患者为青少年女性,具有可疑的家族史,隐匿起病,呈慢性病程,突出表现为小脑性共济失调,脑干、大脑皮质和周围神经亦均有受累,考虑为遗传性共济失调。首先考虑脊髓小脑性共济失调(SCA),患者表现为小脑性共济失调和眼球水平扫视运动缓慢,有大脑皮质功能受损,较符合 SCA 的表现。其次考虑橄榄体脑桥小脑萎缩(OPCA)。该病分为散发性和家族性,家族性者以男性较多见,发病较早且有阳性家族史,以小脑性共济失调为主要表现,MRI 提示延髓、脑桥和小脑均有明显萎缩,需考虑橄榄脑桥小脑萎缩的可能,但是患者眼球慢扫视运动较明显,则更支持 SCA。另外,诊断还需考虑肝豆状核变性。该病于青少年期发病,可表现为小脑、锥体外系的症状与体征,本例患者外院血清铜蓝蛋白检查异常,不能排除诊断。但是患者双眼未见 K-F 环,且锥体外系症状与体征并不突出,故不支持诊断。营养代谢性疾病亦不应忽略,患者血清叶酸、维生素 B_{12}、甲状腺功能检查均于正常值范围,不支持诊断。

神经科主治医师: 虽然查体未发现患者存在深感觉异常,但肌电图检查发现明确的周围神经受损,且以感觉神经受损为主,患者血糖、血清叶酸和维生素 B_{12} 等均于正常值范围,仍考虑为 SCA2 引起的周围神经受累。双眼水平扫视运动缓慢是 SCA2 的突出表现,但这些体征亦可出现在亨廷顿舞蹈病、SCA1 和 SCA7 中,但在 SCA2 出现特别早,且症状与体征表现尤为严重,该患者可能由于其家属未仔细观察,故主诉中并未提及,但入院后查体提示患者双眼水平扫视运动缓慢,可能与其父母家所述"发现患者反应缓慢"有关。SCA 目前尚无有效治疗手段,营养支持、康复锻炼可能对改善生活质量起到一定作用,但不能延缓缓慢持续进展的病程,应定期随访。

最 终 诊 断

脊髓小脑性共济失调 2 型(spinocerebellar ataxia type 2,SCA2)

讨　论

脊髓小脑性共济失调(spinocerebellar ataxias,SCAs)是一类以小脑功能失调同时合并其他神经功能异常为特征的进行性神经系统退行性疾病,大多数为常染色体显性遗传

(autosomal dominant,AD),少数为散发型。SCAs 具有明显的临床和遗传异质性,目前根据突变基因的不同分型,已经确认的突变基因共有 30 余种,小脑性共济失调是其共同的临床特征。其中 SCA2 是最常见的 3 种类型(SCA3、SCA2 和 SCA6)之一,在印度和古巴人群中较为常见,以墨西哥人最常见。我国人群中 SCA2 次于 SCA3,为第二常见类型。SCA2 在 1971 年由印度的 Wadia 和 Swami 首先报告,因此也被称为 Wadia-Swami 型共济失调。当时他们注意到 SCA2 患者早发且显著的眼球扫视运动缓慢之特点。SCA2 突变基因 *ATXN2* 定位于 12q24.1,由该基因的 CAG 重复序列病理性扩增而致病。CAG 扩增次数 >31 次即可能致病,且扩增次数越多,发病年龄越早,病情进展越快。

SCA2 平均发病年龄为 35 岁(7~66 岁),但当 CAG 扩增次数达 >200 次时则刚出生数月即发病。若发现以下症状与体征的组合通常提示 SCA2 : 共济失调步态 / 构音障碍,帕金森样的强直 / 运动过缓,早期和严重的眼球扫视运动缓慢,严重的姿势性或动作性震颤,起先反射亢进然后迅速转为反射减弱,早期呈肌阵挛或束样运动,肌肉痛性痉挛。实际上,随着病情的进展,远端肌萎缩、吞咽困难、眼肌麻痹、大小便失禁、精神症状均可能相继出现,从而使患者逐渐丧失独立能力,这一过程可能出现于发病后 12~25 年。至病程晚期,SCA2 患者通常会出现自主神经功能紊乱,产生血管收缩功能、心功能、消化系统功能、外分泌腺功能等异常;虽然患者人格和认知功能相对保存较好,但一些患者出现短时记忆功能、额叶执行功能、注意力和情绪控制水平下降。在古巴的 SCA2 患者中,有 10%~33% 的患者出现抑郁、焦虑、自杀倾向、失眠、性功能受损等。本例患者发病相对较早(15 岁),但 *AXTN* 基因 CAG 重复次数较少(39 次),临床表现以小脑性共济失调和水平扫视运动缓慢更突出,此外,符合 SCA2 的临床特点。高级脑干、周围神经、大脑皮质亦均受累,符合变性病广泛的神经系统损害的特点。但该患者并未出现自主神经功能紊乱、睡眠障碍、精神症状、大小便失禁、额叶执行功能受损等症状与体征,但随着病情的进展,有可能出现,在今后的随访中应当密切关注。贫血和白细胞计数下降可能与 SCA2 无关,胸椎侧弯可能与患者长期为维持身体平衡代偿的结果。水平扫视运动缓慢是 SCA2 极为重要的特征。其在 SCA1、SCA7、亨廷顿舞蹈病(HD)患者中也较常见,但均不似 SCA2 出现得早、表现得如此突出。眼震电图检查显示,约有 99% 的 SCA2 患者可检测到异常,甚至在一些无症状患者中也发现异常,此与 SCA2 早期的影像学改变相符,即脑桥 / 橄榄区域(尤其是小脑中脚)萎缩。定量研究表明,SCA2 中最大扫视速度(MSV)与 CAG 扩增次数相关,而与病程无关,因而认为 MSV 作为受遗传学控制的、客观的、可定量的生理学参数,可以成为研究 CAG 扩增引起多聚谷氨酰胺毒性的标志物。这种慢水平扫视运动可能与脑桥的兴奋爆发神经元(excitatory burst neuron)有关,对 SCA2 患者的尸检发现脑桥此类神经元大量减少。实际上,本例患者眼球水平扫视运动缓慢十分突出,但在患者主诉中却并未体现,可能对其生活影响不显著而未引起注意。

深部腱反射降低或消失和感觉神经元神经病也是 SCA2 较常见的表现。对阿根廷一个较大 SCA2 家系的调查发现,大多数患者深部腱反射在病程的不同阶段均表现为异常活跃;但周围神经病变表现不十分突出,仅有 3 例患者电生理检查提示感觉性周围神经病,相对应的深部腱反射降低。有趣的是,有些患者双侧上肢腱反射正常或消失而双下肢腱反射增高。通常周围神经受累可引起腱反射降低或消失,而腱反射异常活跃多提示锥体束受累,周围神经和锥体束受损均可出现在 SCA2 人群中。但是,双侧下肢腱反射增高、阵挛和 Babinski 反射在 SCA2 早期常见且突出,但是可迅速转变为腱反射降低或消失。该例患者双侧上肢腱反射减低、双下肢腱反射未引出,与神经传导速度检查的结果(下肢感觉神经诱发电位幅均未引出,上肢感觉神经诱发电位波幅下降)相符,故考虑其腱反射异常与周围神经损害相关。SCA2 患者周围神经损害较为多见,主要表现为感觉神经元神经病,而且常以双侧上肢为主,这也是 SCA2 与其他 SCA 的不同之处,只是本例患者的周围神经损害上下肢均受累、下肢更重则是例外。

绝大多数的 SCA2 表现为小脑性共济失调型,但部分 SCA 表现为帕金森病的症状,小部分 SCA2 患者还可合并运动神经元病(MND)。帕金森型 SCA2 表现为帕金森病的典型症状而无明显的小脑体征,对左旋多巴治疗反应良好,还可出现药物引起的运动障碍;但是与经典的帕金森病相比,其临床症状相对较对称。帕金森型 SCA2 具备以下特征:①发病更晚;②进程更慢;③运动缓慢和强直较静止性震颤更常见;④对左旋多巴反应良好;⑤姿势不稳通常出现于病程较晚的阶段。与经典的小脑性共济失调型 SCA2 相比,帕金森型 SCA2 通常发病更晚,CAG 扩增次数更少(<40 次),但也有文献报道 12 岁发病、CAG 扩增 52 次的帕金森型 SCA2 患者。由此可见,帕金森型 SCA2 单从临床上不易与帕金森病相鉴别。因而,对于一些家族性的“帕金森病”应当筛查 *SCA2* 基因。SCA2 合并 MND 并不常见,在已报道的少数病例中,其 MND 的症状出现较晚,但病情进展相对较迅速,多在出现症状后 2 年内死于呼吸衰竭。该例患者符合小脑性共济失调型的特点。

SCA2 影像学主要表现为橄榄、脑桥、小脑萎缩。最先出现脑桥 / 橄榄区域萎缩,尤其是小脑中脚部位,随后是小脑和中脑;至疾病较晚期,可出现额颞叶萎缩和广泛性脑室扩大。SCA2 脑桥萎缩较 SCA1 和 SCA3 表现严重,而且其脑桥和小脑萎缩的程度似乎与临床严重程度相关。皮质萎缩也是 SCA2 特征之一,有些患者 MRI 还可出现基底节高信号,与多系统萎缩 -C(MSA-C)相似,该例患者的 MRI 改变即表现为典型 SCA2 的影像学改变特点。

目前对于 SCA2 患者的治疗仍局限于改善症状。其康复锻炼可以作为治疗的基石,改善临床症状,提高生活质量。药物治疗,如左旋多巴、抗胆碱能药物可以改善震颤、张力障碍及运动过缓;镁制剂、奎宁、美西律或大剂量维生素 B 可缓解痛性肌肉挛缩;利鲁唑可通过降低小脑深部神经元过度兴奋性而改善症状;补充锌可降低患者的共济失调评分。针对发病机制的治疗目前仍旧处于展望阶段,希望在不久的将来能运用到患者身上。本例患者入院后接受维生素、辅酶 Q_{10} 等营养神经药物治疗,同时进行康复锻炼,虽然出院时症状改变不十分明显,但指鼻和跟 - 膝 - 胫试验较住院时稍准。

本例为 1 例典型的 SCA2 患者。SCA2 主要表现为小脑性共济失调、水平扫视运动缓慢、周围神经损害等特征,病情缓慢进展,逐渐出现广泛性神经系统损害。该病是由 *ATXN2* 基因的 CAG 序列扩增次数病理性增多致病,部分患者表现为帕金森病样症状与体征,少部分患者可合并运动神经元病。头部 MRI 检查表现为橄榄 - 脑桥 - 小脑萎缩。目前尚无特异性治疗手段,可采取康复锻炼和一些改善症状的药物辅助治疗以改善患者生活质量。

参 考 文 献

[1] 王俊玲,徐倩,雷立芳,等. 中国汉族人群脊髓小脑性共济失调 1、2、3、6、7、8、10、12、17 亚型和齿状核 - 红核 - 苍白球 - 路易体萎缩亚型频率分布. 中华神经科杂志, 2009, 42 (10): 672-675.

[2] Le Pira F, Zappalà G, Saponara R, et al. Cognitive findings in spinocerebellar ataxia type 2: Relationship to

genetic and clinical variables. J Neurol Sci, 2002, 201 (1-2): 53-57.

［3］ Velázquez-Pérez L, Seifried C, Santos-Falcón N, et al. Saccade velocity is controlled by polyglutamine size in spinocerebellar ataxia 2. Ann Neurol, 2004, 56 (3): 444-447.

［4］ Rosa AL, Molina I, Kowaljow V, et al. Brisk deep-tendon reflexes as a distinctive phenotype in an Argentinean spinocerebellar ataxia type 2 pedigree. Mov Disord, 2006, 21 (1): 66-68.

［5］ van de Warrenburg BP, Notermans NC, Schelhaas HJ, et al. Peripheral Nerve Involvement in Spinocerebellar Ataxias. Arch Neurol, 2004, 61 (2): 257-261.

［6］ Gwinn-Hardy K, Chen JY, Liu HC, et al. Spinocerebellar ataxia type2 (SCA2) with Parkinsonisum in ethnic Chinese. Neurology, 2000, 55: 800-805.

［7］ 范思远, 倪俊, 杨荫昌, 等. 记忆力减退 1 年加重伴视物异常 3 个月. 中国现代神经疾病杂志, 2014, 14 (8): 738-740.

第 27 例

发作性四肢无力 10 年

病 历 摘 要

患者女性,19 岁。因"发作性四肢无力 10 年"入院。

现病史: 患者入院 10 年前剧烈运动后出现双下肢无力,可平路行走,不可跑步、蹲起,上肢力量可。否认肢体麻木、走路不稳等。无晨轻暮重现象。当地医院查血钾正常低限,血清肌酸激酶(creatine kinase, CK)升高(200~300U/L),症状持续 1 周自行缓解。此后,类似症状发作 1 次。7 年前患者运动后出现四肢无力,无法站立,上臂抬举困难。当时查体:双下肢肌力 3+ 级,双上肢肌力 5 级,四肢感觉正常,腱反射对称引出。实验室检查:血钾正常、CK 221U/L;诊断为"周期性麻痹",给予补钾和营养神经治疗无效。症状持续 10 天后自行缓解。以后上述症状反复发作,常于月经来潮 10 天前剧烈运动后出现,持续约 10 天至月经来潮前自行缓解,发作频率为 2 个月 1 次至 1 个月 2 次。发作期间反复查血钾正常。曾怀疑"正常血钾型周期性麻痹",查相关基因正常,予乙酰唑胺、氯化钾治疗无效。为进一步诊治就诊于我院。患者自起病以来精神、食欲、睡眠可,大小便正常,体重无明显改变。既往、个人、月经和婚育史无殊。母亲于妊娠前曾有反复发作性肢体无力,补钾后症状可缓解,产后症状未再发。表姐有室性心律失常病史。

入院后体格检查: 发育正常,手脚偏小,颈蹼,第 5 足趾侧弯。心、肺、腹部检查无明显异常。神清语利,高级智能粗测无明显异常。脑神经检查正常。四肢肌力 5 级,肌张力正常;四肢腱反射对称活跃;病理征未引出。共济运动和深浅感觉检查正常。

入院后辅助检查: 常规检查,血、尿、粪便常规、肝肾全和凝血功能正常。代谢与内分泌相关:糖化血红蛋白正常,空腹胰岛素 17.90μIU/ml;甲状腺功能正常;甲状旁腺激素正常;血镁正常;24 小时尿儿茶酚胺正常;血总皮质醇正常;血 ACTH 正常;1mg 地塞米松过夜试验可被抑制;24 小时尿钾正常;立位醛固酮正常;血管紧张素 Ⅱ 275.03pg/ml(参考值范围 25.3~145.3);肾素正常;性激素:睾酮 0.77ng/ml(参考值范围 0.1~0.75);硫酸脱氢表雄酮 338.5μg/dl(参考值范围 51~321);β 人绒毛膜促性腺激素正常。心脏方面检查:心肌酶正常;心电图正常;超声心动图正常。电生理检查:肌电图和神经传导速度正常;运动诱发试验异常(表 27-1)。基因检查:血钾相关周期性麻痹基因筛查正常。

表 27-1　运动诱发试验(右侧尺神经 CMAP)

	波幅 /mV	下降百分比 /%
即刻	15.1	−10.7
20 分钟	8.8	−47.9
40 分钟	8.8	−47.9
60 分钟	8.8	−47.9
90 分钟	8.7	−48.5
120 分钟	8.3	−50.9

　　入院后诊断与治疗：入院后患者爬两层楼梯后出现发作。查体：左下肢肌力 4 级，右下肢肌力 5- 级，双上肢肌力 5 级，四肢肌张力正常，病理征阴性。心电图示窦性心律，频发室早(室性早搏)，校正的 Q-T 间期(QTc)399~438ms，可见 u 波(图 27-1)。血钾、血糖和血镁正常。结合患者特殊外貌和发作时的心电图异常，行 Andersen-Tawil 综合征相关基因筛查，发现基因 *KCNJ2* 突变(+)，c.199C>T(p.Arg67Trp)，考虑患者诊断 Andersen-Tawil 综合征明确，转入心内科进行心律失常的评估和治疗。

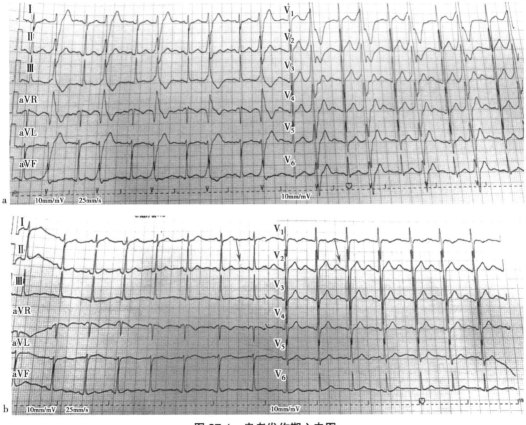

图 27-1　患者发作期心电图

a. 室早二联律；b. 发作期心电图可见 u 波

临床医师讨论

神经科主治医师：患者青年女性，儿童期起病，反复发作四肢无力，仅有运动系统受累，无感觉系统异常。患者发作频率逐渐增加，由之前的 2 个月 1 次、1 个月 1 次，到近期 1 个月 2 次；发作期时间延长，早期发作 1 周后可缓解，近期需要 2 周至 1 个月方可缓解；主要诱发因素为剧烈运动，另外，患者发作与月经周期也有密切相关性，常为月经前 10 天发作，10 天后在月经前期好转，不排除与性激素相关；发作期多次查血钾正常。家族史：患者母亲曾在妊娠前有多次发作性肢体无力病史，考虑为"周期性麻痹"，发作时有心悸症状；患者表姐有多次室性心律失常发作史。发作间期神经系统查体未见明显异常；发作期左下肢肌力 4 级，右下肢肌力 5- 级，双上肢肌力 5 级；四肢腱反射低，病理征阴性；另外患者外貌有先天性疾病的表现，如手脚小、颈蹼、第 5 足趾侧弯等。定位诊断：根据患者发作期仅有肢体无力，无感觉障碍，病理征阴性，血清 CK 升高的特点考虑病变定位于肌肉。定性诊断：患者基因检测提示 Andersen-Tawil 综合征。该例患者从发病到确诊经历了相对漫长的过程。根据患者发作性四肢弛缓性瘫痪，血钾正常或偏低的特点，首先考虑为"周期性麻痹"，曾经行血钾相关周期性麻痹基因检查正常。入院后依据患者特殊外貌特征，考虑有无先天遗传性疾病，儿科会诊提示有 Noonan 综合征可能，但该病与目前与周期性麻痹无明确相关性。最终，一次发作后发现患者有明显的心律失常，心电图示室早二联律，有 u 波出现。结合患者周期性麻痹、室性心律失常、外貌畸形，查阅文献后考虑 Andersen-Tawil 综合征可能性大。基因检查后确诊。

心内科主治医师：患者青少年女性，幼年起病。临床主要表现为周期性麻痹、心脏受累以及发育异常。反复行心电图检查见频发多源室性早搏、u 波，未见 QTc 间期明显延长。结合患者母亲、表姐多年室性早搏、QTc 间期延长等表现，基因检查 *KCNJ2* 突变(+)，诊断方面考虑 Andersen-Tawil 综合征诊断明确。患者已行运动平板试验检查，但患者室性心律起搏位置不一，射频消融较难消除其室性早搏心律。分析其 Holter 心电图，心室率快多出现于晨起后，考虑与交感兴奋相关，建议加用美托洛尔 12.5mg，1 次 /12h 治疗。患者无晕厥或室速发作，暂无植入 ICD（植入型心律转复除颤器）指征。Anderson-Tawil 综合征预后相对较好，恶性心律失常，如室速、室颤等发生率较其他先天性长 Q-T 间期综合征为低，嘱患者及家属如有晕厥发作，及时就诊。继续比索洛尔控制室性心律失常治疗。

最 终 诊 断

Andersen-Tawil 综合征（Andersen-Tawil syndrome）

讨 论

Andersen-Tawil 综合征是一种遗传性的临床综合征。其临床表现三联征包括周期性麻痹、室性心律失常或长 Q-T 间期，以及特定的外貌异常。患者一般在 10~20 岁发病。将近 60% 的患者有完整的三联征，而超过 80% 的患者拥有三联征中的至少两项。患者的发作性无力症状可自发出现,也经常在剧烈运动后的休息过程中发作。随着发作次数逐渐增多,许多患者在发作间期也常遗留有一定程度的近端肌无力。患者室性心律失常,主要包括多源性室早、多形性室速、双向性室速,其他的心电图异常包括显著的 u 波、Q-T 间期延长等。心脏方面患者可表现为无症状,也可仅有心悸,较少出现晕厥、心搏骤停以及猝死等严重症状。一项法国的 36 名 Andersen-Tawil 综合征患者的回顾性研究表明,在长达 9.5 年的时间里,有 4 例患者出现过晕厥,1 例患者出现过心搏骤停,但没有患者死亡。有报道显示一些 Andersen-Tawil 综合征患者可出现扩张型心肌病。患者的外貌异常包括宽额头、眼裂狭小、眼距增宽、宽鼻梁、球状鼻、低位耳、小下颌、薄上唇、三角形脸等特征的面容异常,乳牙不退、少齿、牙列拥挤等牙齿畸形,以及小手小脚、第五指弯曲、第二、三指并指等骨骼畸形。此外,患者认知功能可有轻度受累,主要包括学习能力、执行功能与抽象能力异常。

检查方面,Andersen-Tawil 综合征患者血钾水平在发作期可以升高、正常、降低,但以降低为主。发作间期常规的电生理检查,如 NCV 通常是正常的。但更进一步的电生理检查,如运动诱发试验,则可发现运动后 CMAP 的波幅下降超过 40%。心电图及 Holter 心电图的异常表现,与上述相同。

本例患者临床上以正常血钾周期性麻痹为主,偶有低血钾周期性麻痹。在周期性麻痹发作期,我们监测到患者频繁发作室性心律失常,以室早二联律最为显著(图 27-1)。另外,也偶有可疑 u 波出现。然而我们在患者的心电图中并未发现 Q-T 间期延长。患者有明确的颈蹼、小手小脚、第五趾弯曲等表现,提示有先天遗传病可能。在电生理检查方面,发作间期时患者的 NCV、EMG 检查均正常,但运动诱发试验表现为运动诱发后右侧尺神经 CMAP 波幅降低 45%~50%(表 27-1)。

目前 Andersen-Tawil 综合征的临床诊断需要有 ≥ 2 个典型临床表现,或是仅有 1 个典型临床表现,但亲属有 ≥ 2 个典型临床表现。本例患者三个典型临床表现均存在,临床上可诊断为 Andersen-Tawil 综合征。

Andersen-Tawil 综合征的最终确诊依赖于基因检查,该病为常染色体显性遗传,接近 60% 临床诊断为 Andersen-Tawil 综合征的患者有基因 KCNJ2 的变异。KCNJ2 是编码内向整流钾通道 2 蛋白(Kir2.1)的基因,因此这个基因突变导致钾离子通道正常结构与功能的破坏,或是使钾离子通道不能被正常插入细胞膜上,导致骨骼肌及心肌上钾离子流动异常,最终导致出现周期性麻痹与心律失常。这种 KCNJ2 基因变异的 Andersen-Tawil 综合征被称为 1 型 Andersen-Tawil 综合征。另有 40% 临床诊断为 Andersen-Tawil 综合征的患者未发现 KCNJ2 基因突变,目前病因尚不明确,被称为 2 型 Andersen-Tawil 综合征。有病例报道一例临床诊断为 Andersen-Tawil 综合征的患者,基因检测发现 KCNJ5 变异,因此,发现更多与 Andersen-Tawil 综合征相关基因是未来研究方向之一。

50%Andersen-Tawil 综合征患者的突变基因来自父母,50% 患者则是由于基因直接突变所致。在一个 KCNJ2 基因的 p.Arg67Trp 突变家系中,发现只有男性患者发生周期性麻痹,女性患者仅有心脏病变,但男女患者均可发生外貌异常。本例患者在进行基因检查后发现有 KCNJ2 基因的 p.Arg67Trp 杂合突变,故可确诊为 1 型 Andersen-Tawil 综合征。但与上述文献不同之处在于,本例患者为女性,却同时拥有周期性麻痹、室性心律失常和外貌异常三个典型表现。目前患者父母也完成了相关基因检查,其父亲的基因型正常,母亲为杂合突变。依据患者母亲年轻时曾有周期性麻痹表现,以及患者母亲家族中一位患者的表姐同样有室性心律失常的家族史,患者母亲家族很可能为 Andersen-Tawil 综合征的遗传家族。

Andersen-Tawil 综合征治疗较复杂,对于周期性麻痹发作患者,若血钾低于正常,应给予补钾治疗直至血钾水平正常;若血钾水平为正常低限,则应将其调整至正常高限;若血钾水平较高,可适当补糖增加钾离子向细胞内转运。在周期性麻痹发作间期,减少发作频率与严重程度是治疗的主要目标,主要药物为碳酸酐酶抑制剂和缓释钾。

心脏治疗方面,快速性心律失常致晕厥者,可植入心脏除颤器。严重频繁室性心律失常者,可经验性应用氟卡尼,以延缓左心室功能下降。此外,Andersen-Tawil 综合征患者应慎用抗心律失常药物,特别是 I 类抗心律失常药物,因为它们有可能增加神经系统无力症状的发作。对于一些已知可以延长 Q-T 间期的药物亦应避免使用,而噻嗪类和非保钾类利尿剂,由于可造成人为的低血钾,也应避免使用。即使患者没有发作,也应每年行心电图及 Holter 心电图检查以监测心律失常情况。

对于本例患者,以正常血钾周期性麻痹为主要表现,应适当补钾以维持血钾水平至正常上限。此外,患者室性心律失常有晕厥、心搏骤停及猝死风险,应在心内科随诊,给予抗心律失常治疗。患者若有妊娠要求,建议行产前基因诊断,以降低后代出现遗传病的风险。

综上所述,本例患者以周期性麻痹为主要临床表现,在之前的 10 年病程中及本次住院前期,均以低钾型周期性麻痹或正常血钾型周期性麻痹为主要诊断方向,但基因检查均无任何发现。患者特殊的外貌特征,让我们怀疑患者是否有儿科相关先天遗传病。最终在患者周期性麻痹发作时,通过心电图发现患者有显著的室性心律失常,最后基因检查确诊 Andersen-Tawil 综合征。因此,对于周期性麻痹患者,我们需要关注患者有无特殊外貌、发作期是否有心律失常,以及其他家庭成员有无类似发作和心律失常病史,以减少 Andersen-Tawil 综合征的漏诊。

参 考 文 献

［1］ Kukla P, Biernacka EK, Baranchuk A, et al. Electrocardiogram in Andersen-Tawil syndrome. New electro-cardiographic criteria for diagnosis of type-1 Andersen-Tawil syndrome. Current Cardiology Reviews, 2014, 10 (3): 222-228.

［2］ Yoon G, Quitania L, Kramer JH, et al. Andersen-Tawil syndrome: definition of a neurocognitive pheno-type. Neurology, 2006, 66 (11): 1703-1710.

［3］ Davies NP, Imbrici P, Fialho D, et al. Andersen-Tawil syndrome: new potassium channel mutations and possible phenotypic variation. Neurology, 2005, 65 (7): 1083-1089.

［4］ Kokunai Y, Nakata T, Furuta M, et al. A Kir3. 4 mutation causes Andersen-Tawil syndrome by an inhibitory effect on Kir2. 1. Neurology, 2014, 82 (12): 1058-1064.

［5］ Airey KJ, Etheridge SP, Tawil R, et al. Resuscitated sudden cardiac death in Andersen-Tawil syndrome. Heart Rhythm, 2009, 6 (12): 1814-1817.

［6］ 张梦雨,徐雁,沈建中,等. 发作四肢无力 10 年,中国现代神经疾病杂志,2017, 17 (7): 546-549.

第 28 例

多饮、多尿 9 年,行走不稳 1 年

病 历 摘 要

患者男性,55 岁。因"多饮、多尿 9 年,行走不稳 1 年"于 2015 年 2 月 6 日入院。

现病史:患者于 9 年前(2006 年)出现多饮、多尿、烦渴,白天和夜间小便每小时 1 次,尿色清亮,伴皮肤干燥、体重下降、便秘、乏力。2007 年因昏迷就诊于外院,实验室检查:血糖 36.14mmol/L,血清钠 183mmol/L,血清钾 5.40mmol/L,血清氯 140mmol/L;头部 MRI 显示垂体柄结节状增粗;禁水加压素试验结果不详,诊断为"中枢性尿崩症",予醋酸去氨加压素片(弥凝)0.05mg(1 次 /8h)口服,症状控制可,尿量约 1 000ml/d,未服用降糖药,血糖控制可。1 年半前(2013 年 8 月)家属发现其走路稍显不稳,曾摔倒 1 次。1 年前(2014 年 2 月)出现言语模糊,但可正常交流,走路不稳无明显进展,日常生活活动未受影响,可开车、游泳。8 个月前(2014 年 6 月)头部 MRI 显示脑干、小脑、右侧额叶、左侧颞叶多发性异常信号,增强扫描呈结节状强化;PET/CT 扫描显示右侧小脑胶质瘤伴脑内多发性转移瘤可能[最大标准化摄取值(SUV$_{max}$)为 14.96];胸腹盆腔 CT 未见明显异常;遂行脑组织活检术(活检部位为右侧脑桥臂,2014 年 7 月 1 日)。活检术后患者行走不稳加重,右侧肢体活动不稳,构音障碍加重,偶有饮水呛咳,四肢肌力尚可。病理检查显示,(右侧脑桥臂)脑组织水肿,局灶性髓鞘脱失;血管壁、血管周围和脑实质内局灶性淋巴细胞和中性粒细胞浸润,淋巴细胞主要表达 T 细胞标记;神经胶质细胞增生,少数增生的神经胶质细胞有轻度异型性,组织学改变以炎症反应可能性大。腰椎穿刺脑脊液检查(2014 年 8 月)压力 180mmH$_2$O,白细胞计数 2×10^6/L,蛋白定量 0.62g/L、葡萄糖 3.89mmol/L、氯化物 128mmo/L,细胞学提示淋巴细胞反应;髓鞘碱性蛋白(MBP)1.21nmol/L(<0.55nmol/L),寡克隆区带(OB)阴性,抗 Hu、Yo 和 Ri 抗体阴性。血清囊虫 IgG 抗体、肺吸虫 IgG 抗体、曼氏裂头蚴 IgG 抗体均阴性。临床考虑脱髓鞘病变可能,不排除肿瘤。予甲泼尼龙 1 000mg/d,使用 5 天,减量至 500mg/d,使用 3 天,再改为泼尼松 60mg/d,逐渐减量,共治疗 5 个月。治疗期间,患者自觉行走不稳略有改善,多次复查影像学无明显变化。复查头部 MRI(2015 年 1 月 30 日)显示病灶较前略有增大,为求进一步诊断与治疗,至我院就诊,门诊以"颅内多发性病变待查"收入院。患者自发病以来,无骨痛、心慌、胸闷、突眼等症状与体征,近 2 年双侧上眼睑和右侧背部新发黄色结节,无压痛;

饮食、睡眠尚可, 大小便正常, 近 1 年体重无明显变化。

既往史、个人史及家族史: 均无特殊。

入院后体格检查: 体温 36.5℃, 脉搏 78 次 /min, 呼吸 12 次 /min, 血压 132/86mmHg。双侧上眼睑外侧、右侧背部 "豆粒" 样黄色扁平结节, 无压痛。神志清楚, 构音障碍。粗测双眼视力可, 双侧瞳孔等大、等圆, 直径约 3mm, 对光反射灵敏, 眼球活动正常, 双眼凝视可见水平眼震, 无复视。双眼闭目有力, 右侧鼻唇沟浅, 右侧口角低, 伸舌居中。软腭活动度可, 咽反射存在。右侧肢体肌力 5- 级、左侧 5 级, 肌张力均正常, 右侧肱二头肌反射、膝腱反射略高于左侧, 右侧 Babinski 征可疑阳性。右侧指鼻试验和跟 - 膝 - 胫试验欠稳准, 可见意向性震颤, 右侧反击征阳性。深浅感觉正常。脑膜刺激征阴性。行走不稳, 步基宽, 直线行走不能。

辅助检查: 实验室检查血、尿、粪便常规、肝肾功能试验、凝血功能均正常。血清甘油三酯 (TG) 3.92mmol/L, 总胆固醇 (TC)、低密度脂蛋白胆固醇 (LDL-C)、高密度脂蛋白胆醇 (HDL-C) 正常。血清超敏 C 反应蛋白 (hsCRP) 5.36mg/L (0~3mg/L), 红细胞沉降率 (ESR) 24mm/h, 抗核抗体 (ANA) 谱、抗中性粒细胞胞质抗体 (ANCA)、抗可提取性核抗原 (ENA) 抗体、水通道蛋白 4 (AQP4) 抗体、血管紧张素转换酶 (ACE) 均阴性。CD8$^+$T 细胞异常激活。血清抗巨细胞病毒 IgG 和 IgM 阳性、Ⅰ 型和 Ⅱ 型单纯疱疹病毒 IgG 阳性。巨细胞病毒 DNA 和 pp65 抗原均阴性。结核分枝杆菌抗体、结核感染 T 细胞斑点试验 (T-SPOT.TB)、布鲁氏菌凝集试验、莱姆病毒抗体、1,3-β-D 葡聚糖检测 (G 试验)、隐球菌抗原、人类免疫缺陷病毒 (HIV) 抗体、梅毒螺旋体明胶凝集试验 (TPPA) 均阴性。空腹血糖 6.60mmol/L, 糖化血红蛋白 (HbA1c) 正常。促肾上腺皮质激素 (ACTH) 12.12pmol/L (参考值范围 0~10pmol/L), 皮质醇、生长激素 (GH)、胰岛素样生长因子 1 (IGF-1) 均正常。血清睾酮 5.86nmol/L (参考值范围 6.07~27.27nmol/L), 卵泡刺激素 (FSH)、黄体生成素 (LH)、泌乳素 (PRL)、雌二醇、孕激素均正常。肿瘤标志物筛查未见明显异常, 血清抗 Hu、Yo 和 Ri 抗体阴性。腰椎穿刺脑脊液检查压力 135mmH$_2$O, 白细胞计数 2×10^6/L, 蛋白定量 0.67g/L, 葡萄糖 4.20mmol/L、氯化物 123mmol/L, 细胞学未见异常, 乳酸 2.47mmol/L; EB 病毒和巨细胞病毒 DNA、快速血浆反应素试验 (RPR)、细菌和真菌涂片等均阴性; 甲胎蛋白 (AFP)、癌胚抗原 (CEA) 阴性; 寡克隆区带、AQP4 抗体阴性。MRI 显示垂体后叶高信号消失, 增强扫描下丘脑和垂体柄增粗强化; 左侧颞叶、右侧顶叶病灶基本同前, 小脑、脑干病灶较前增大 (图 28-1)。胸部高分辨率 CT 可见右肺下叶结节; 右肺上叶、左肺下叶少许斑片状和索条状高密度影; 左侧胸膜局部增厚。^{99}Tc^m- 亚甲基二磷酸盐 (^{99}Tc^m-MDP) 骨显像显示双侧股骨下段、胫骨两端放射性摄取对称性增高, 不排除非朗格汉斯细胞组织细胞增生症中的 Erdheim-Chester 病; 左侧上颌骨、右侧第 5~9 前肋、左侧第 6 和第 9 前肋放射性摄取增高, 考虑骨折可能; 余未见明显异常 (图 28-2)。下肢长骨 X 线显示双侧胫骨下段骨密度异常。超声心动图未见明显异常。副鼻窦 CT 显示右侧上颌窦黏膜下囊肿; 双侧上颌窦和筛窦炎; 左侧中鼻道狭窄。复查 ^{18}F-FDG PET/CT 显示右侧小脑蚓部旁、脑桥背侧偏左、右侧额叶半卵圆中心代谢增高 (SUV$_{max}$ 为 12.10), 考虑恶性病变, 建议行进一步检查; 右侧小脑弥漫性代谢降低, 考虑继发改变; 双侧上颌窦炎, 右侧上颌窦囊肿 (图 28-3)。

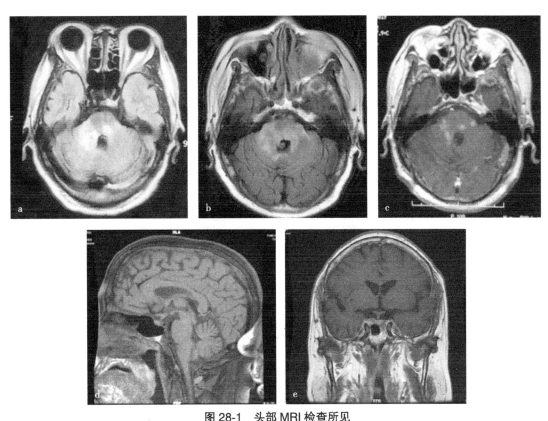

图 28-1　头部 MRI 检查所见

a. 横断面 FLAIR 成像(2014 年 6 月)显示脑干、小脑多发性高信号;b. 横断面 FLAIR 成像
(2015 年 1 月)显示病灶较前增大;c. 横断面增强 T_1WI 显示病灶呈结节状强化;d. 矢状位
T_1WI 显示垂体后叶高信号消失;e. 冠状位增强 T_1WI 显示垂体柄结节状增粗、强化

　　诊断与治疗经过:(右侧脑桥臂)脑组织活检经病理科会诊,可见增生的肥胖性星形胶质细胞,小血管炎伴血管周围炎,组织细胞浸润,可见灶性髓鞘脱失。患者近 2 年出现眼睑和右侧背部结节,经皮肤科会诊,考虑黄瘤病,扁平黄瘤或结节黄瘤不确定。建议行皮肤组织活检术,考虑神经系统病变可能与黄瘤病相关。右侧背部结节活检提示,表皮皮突趋于消失,真皮中下部弥漫性组织细胞浸润,周围可见多核巨细胞,组织细胞纤维化明显;免疫组织化学染色,CD68 阳性,CD1a、S-100 蛋白、CD207 阴性。左侧眼睑结节活检提示慢性炎症反应,可见大量泡沫细胞和 Touton 巨细胞聚集,伴慢性炎性细胞浸润;免疫组织化学染色,广谱细胞角蛋白(pCK)、CD15、CD1a、结蛋白(Des)阴性,CD34 和 CD68 阳性,溶菌酶(lysozyme)和 S-100 蛋白可疑阳性。基因检测显示 *BRAF* V600E 突变。根据患者临床症状、影像学表现、皮肤活检和基因检测结果,最终诊断为非朗格汉斯细胞组织细胞增生症中的 Erdheim-Chester 病。经血液科会诊后予干扰素 -α(IFN-α)6 × 10⁶U(1 次 /d)皮下注射,同时继续服用醋酸去氨加压素片控制尿崩症。出院后 2 个月随访时,出现双下肢疼痛,可忍耐,拄拐不能独立行走。

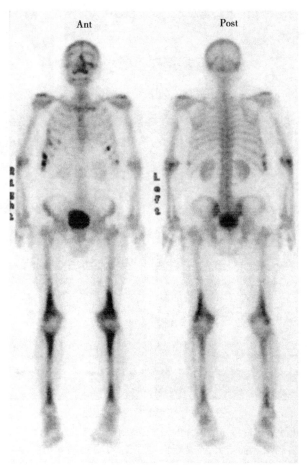

图 28-2　$^{99}Tc^m$-MDP 骨显像

显示双侧股骨下段、胫骨两端放射性摄取对称性增高

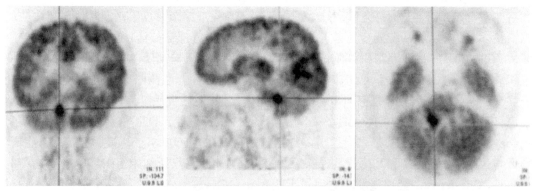

图 28-3　患者头部 ^{18}F-FDG PET/CT 扫描

可见脑干病灶代谢增高(SUV_{max}=12.10)

临 床 讨 论

神经科主治医师: 患者中年男性,隐匿起病,慢性病程,临床主要表现为三方面:①9 年前多饮、多尿、烦渴,诊断为中枢性尿崩症,口服醋酸去氨加压素片症状控制可;②近 1 年出现行走不稳、构音障碍,病情进展相对缓慢,大剂量甲泼尼龙冲击和泼尼松口服治疗 5 个月后,临床症状和影像学改善不明显;③近 2 年双侧上眼睑和右侧背部新发黄色结节。定位诊断:①行走不稳,构音障碍,右侧指鼻试验和跟 - 膝 - 胫试验欠稳准,可见意向性震颤,反击征阳性,水平眼震,定位于小脑及其联系纤维,以右侧显著。②双侧闭目有力,右侧鼻唇沟浅,右侧口角低,考虑右侧中枢性面瘫,定位于面神经核以上的左侧皮质脑干束;右侧肱二头肌反射、膝腱反射略高于左侧,右侧 Babinski 征可疑阳性,定位于左侧皮质脊髓束。结合影像学,上述症状与体征可以用脑干和小脑病变解释。③临床表现为多饮、多尿、烦渴症状,影像学显示下丘脑和垂体柄增粗、强化,提示下丘脑 - 垂体系统受累。④新发皮肤结节,存在皮肤受累。⑤无骨痛主诉,但 ^{99}Tc^{m}-MDP 骨显像和下肢长骨 X 线检查提示长骨受累,为骨质硬化性表现,非破坏性改变。定性诊断:患者中年男性,隐匿起病,慢性病程,无发热、头痛、恶心、呕吐等症状。影像学表现为颅内幕上和幕下多发性病灶,以脑干和小脑病变显著,MRI 呈长 T_1、长 T_2 信号,周围脑组织水肿,增强扫描呈结节状强化,PET/CT 显示病灶呈高代谢。影像学表现较重而临床症状较轻,进展相对较慢,同时有下丘脑 - 垂体系统、皮肤和骨骼受累,定性诊断考虑如下疾病:①肿瘤,脑组织活检未发现明确肿瘤证据,仅见个别神经胶质细胞异型性,但 ^{18}F-FDG PET/CT 显示多发性高代谢病灶,不能排除肿瘤,脑组织活检结果阴性不除外与取材部位有关,但病程较长、进展相对缓慢为不支持点。②系统性疾病,除脑实质内多发性病变外,尚有下丘脑 - 垂体系统、皮肤和骨骼受累,因此需考虑系统性疾病。肉芽肿性多血管炎(又称韦格纳肉芽肿)和结节病可累及皮肤和中枢神经系统,以硬脑膜受累常见,也可累及鞍区和脑实质,但该例患者未见肺部病变、激素治疗无效、血清 ANCA 和血管紧张素转换酶呈阴性为不支持点。鞍区和颅内多发性病变的鉴别诊断还应考虑组织细胞增生性病变,除中枢神经系统病变,组织细胞增生性病变可以累及多个系统,但仅根据临床表现和影像学鉴别诊断困难,明确诊断需组织活检和特殊染色。该例患者皮肤活检显示,CD68 阳性,S-100 可疑阳性,CD1a 和 CD207 阴性,结合多系统受累表现,诊断考虑非朗格汉斯细胞组织细胞增生症中的 Erdheim-Chester 病。鉴别诊断:①炎性脱髓鞘病变,脑组织活检提示髓鞘脱失,炎症反应可能性大,应考虑中枢神经系统炎性脱髓鞘疾病,但该例患者颅内病灶分散,颞叶和顶叶病灶并非典型脱髓鞘病变部位,且存在脑实质病变 1 年余,病灶仍明显强化伴周围脑组织水肿,糖皮质激素冲击治疗后临床症状和影像学表现无改善,为不支持点。②感染,该例患者无发热、头痛,脑脊液蛋白定量稍高,呈轻度淋巴细胞反应,脑实质多发病灶,并非常见细菌、寄生虫感染,需慎重除外特殊类型病原菌。完善脑脊液细菌、真菌、病毒、寄生虫等筛查,无明确感染证据。

神经科教授: 患者中年男性,尿崩症 9 年,近 1 年出现行走不稳、言语模糊,体格检查显示小脑性共济失调,头部 MRI 显示颅内多发病灶,以小脑和脑干为主,呈长 T_1、长 T_2 信号,增强扫描可见结节状强化,PET/CT 可见放射性摄取增高,结合患者眼睑和背部结节、骨扫描下肢长骨两端放射性摄取增高、皮肤活检和 *BRAF* V600E 基因突变,诊断为 Erdheim-Chester

病。脑组织活检显示神经胶质细胞原纤维酸性蛋白(GFAP)阳性,提示神经胶质增生,而 CD68 阴性,无明确支持 Erdheim-Chester 病的证据,但亦不能排除,因为此种病理改变可见于多种疾病。非朗格汉斯细胞组织细胞增生症可以累及鞍区,病变范围广泛,明确诊断需依据临床表现和病理学检查。该例患者颅内多发病变,占位效应相对较轻,呈相对良性病程,故不支持肿瘤。MRI 显示左侧上颌窦病变,性质未定,结合文献报道 Erdheim-Chester 病可累及副鼻窦,经耳鼻咽喉头颈外科会诊,考虑炎症可能,但不排除原发病累及副鼻窦。因无明确病理学证据,上颌窦病变性质待定,需随诊观察。Erdheim-Chester 病与朗格汉斯细胞组织细胞增生症临床表现有相似之处,需进行鉴别,后者以颅面骨、四肢骨近端、骨盆、肩胛骨受累多见,免疫组织化学染色,CD68、CD1a、S-100、CD207 阳性可资鉴别。患者目前无心血管、肺部和腹膜后病变,颅内受累为 Erdheim-Chester 病预后不良的危险因素,糖皮质激素治疗无效,可予干扰素 -α 治疗。

最 终 诊 断

Erdheim-Chester 病(Erdheim-Chester disease,ECD)

讨　论

Erdheim-Chester 病(Erdheim-Chester disease,ECD)是一种罕见的非朗格汉斯细胞组织细胞增生症(NLCH),由 Jacob Erdheim 和 William Chester 于 1930 年首次报告。近 10 年来,随着人们对该病的认识增加,文献报道的病例数急骤增多。该病的平均诊断年龄约 55 岁,男性多于女性,约占 73%。Erdheim-Chester 病可以引起多系统受累,患者表现为骨痛、突眼、尿崩症、黄色瘤、肺部病变、腹膜后纤维化、中枢神经系统和心血管系统病变等。

1. 发病机制　Erdheim-Chester 病细胞起源尚不明确,有文献报道,Erdheim-Chester 病和朗格汉斯细胞组织细胞增生症(LCH)可以并存,约 12% 的 Erdheim-Chester 病患者合并朗格汉斯细胞组织细胞增生症。细胞因子在 Erdheim-Chester 病发病机制中起重要作用,炎性因子和趋化因子参与组织细胞激活和募集。Arnaud 等研究发现,Erdheim-Chester 病患者干扰素 -α,白细胞介素(IL)-12、IL-4 和 IL-7,单核细胞趋化蛋白 -1(MCP-1)表达水平异常升高,说明炎症反应可能在发病过程中起重要作用。此外,Erdheim-Chester 病存在 *BRAF* V600E 基因突变,表明该病是一种克隆性、肿瘤性疾病。*BRAF* V600E 突变是原癌基因 *BRAF* 的活化型突变,可见于多种肿瘤。RAS-RAF- 丝裂原活化蛋白激酶 / 细胞外信号调节激酶(MEK)- 细胞外信号调节激酶(ERK)信号转导通路在肿瘤发生发展中起重要作用,*BRAF* 基因突变导致该通路非依赖性 RAS 异常激活。*BRAF* 基因抑制剂已用于 Erdheim-Chester 病的治疗。

2. 临床表现及影像学特点　Erdheim-Chester 病临床表现多样,可累及多器官,与组织细胞增生性病变的其他类型,如朗格汉斯细胞组织细胞增生症、Rosai-Dorfman 病(Rosai-Dorfmandisease,RDD)等鉴别诊断困难。①骨骼:骨骼受累最常见,主要累及四肢长骨,表现为对称性骨质硬化。所有患者均可见长骨受累,但仅 50% 患者有骨痛表现。朗格汉斯细胞组织细胞增生症则主要累及颅骨、四肢近端骨、骨盆和肩胛骨。Erdheim-Chester 病放射性核素骨显像表现为长骨干骺端对称性放射性核素聚集;X线表现为骨主干和干骺端骨质硬化。②中枢神经系统:25%~50%患者存在中枢神经系统病变,可累及脑实质和脑膜。脑实质病变见于脑桥、齿状核和大脑半球,MRI表现为病灶强化征象,应注意与原发性肿瘤和继发性转移瘤、脱髓鞘病变及炎症相鉴别。脑膜受累应注意与脑膜炎、肉芽肿性病变、Rosai-Dofman病相鉴别。中枢神经系统受累提示预后不良,是死亡结局的独立危险因素,故应进行基线MRI评价。③皮肤:常见的皮肤损害是眼睑黄斑瘤,面部、颈部、躯干、腹股沟和腋窝也可见黄色或棕红色斑块。仅从皮肤损害形态很难与幼年性黄色肉芽肿(juvenile xanthogranuloma,JXG)相鉴别,后者多系统受累少见。④内分泌系统:约25%患者有尿崩症表现,也可表现为高泌乳素血症、促性腺激素缺乏、血清睾酮降低等内分泌功能异常。影像学可见腺垂体、垂体柄、下丘脑受累,部分患者可见上述结构受累但并无内分泌功能异常。⑤肺部:超过50%的患者影像学表现为肺部受累,病变主要位于肺实质和胸膜,多无临床症状,少数表现为咳嗽和呼吸困难。高分辨率CT可见肺叶间隔增厚、肺组织"毛玻璃"样影,单纯肺实质病变不常见。⑥眼部:约25%患者有单眼或双眼浸润性病变,眶内占位表现为突眼,严重者可出现眼肌麻痹和视力下降。应注意与炎性假瘤、Graves病、肉芽肿性病变、淋巴瘤等鉴别。⑦心血管系统:心血管系统受累常见但多无临床症状,约2/3患者累及胸主动脉或腹主动脉,形成"coated aorta"(包被型主动脉)典型影像学改变;肾动脉受累可出现肾性高血压。心脏病变包括右心房假瘤样病变(pseudotumor)、心包纤维化、心脏瓣膜浸润,心脏受累是重要死因。⑧腹膜后浸润:约30%患者影像学可见腹膜后浸润表现,肾脏周围受累可出现"hairy kidney"(毛发肾)的典型征象,也可引起肾积水、输尿管狭窄。腹膜后浸润与腹膜后纤维化不同,盆腔输尿管和下腔静脉多不受累。

3. 诊断 Erdheim-Chester病的诊断主要依靠特征性的组织病理学及临床和影像学表现。①组织病理学:泡沫细胞(foamy cell)或富含脂质的组织细胞(lipid-laden histiocyte)浸润,通常可见Touton巨细胞,病变周围可见纤维化。免疫组织化学染色,CD68、CD163、凝血因子ⅩⅢa阳性,CD1a、Langerin阴性,S-100阴性或弱阳性。②影像学检查:下肢长骨骨干和干骺端对称性骨质硬化常见,^{99}Tc^m-MDP骨显像可见长骨远端放射性高摄取,X线可见骨质硬化表现。PET/CT敏感性低于放射性骨显像,但可发现骨骼以外其他器官受累,是评估Erdheim-Chester病疾病负荷的重要方法。CT和MRI也可见骨骼受累,但X线检查可能漏诊。此外,CT所示肾脏周围脂肪浸润形成的"hairy kidney"也具有特异性。

值得注意的是,即使临床和影像学表现典型,也应行组织活检以明确诊断并行*BRAF*基因检测。Haroche等研究发现,约54.17%(13/24)Erdheim-Chester病患者*BRAF* V600E基因突变。Cangi等改进检测方法,采用锁核酸聚合酶链反应联合焦磷酸测序技术,检出所有患者(18/18)均*BRAF* V600E基因突变。

4. 治疗 Erdheim-Chester病临床罕见,前瞻性研究少,目前尚无随机对照临床试验。①干扰素-α:目前,支持证据较多的是干扰素-α和聚乙二醇干扰素-α(PEG-IFN-α)。一项纳入53例Erdheim-Chester病患者的前瞻性非随机观察性队列研究显示,行干扰素-α或PEG-IFN-α治疗的46例患者预后改善。根据疾病严重程度和器官受累情况确定治疗剂量,标准剂量是:干扰素-α 3×10^{6}U(3次/周)或PEG-IFN-α 135μg(1次/周)。对于中枢神经系统受累或心脏受累的患者可予大剂量干扰素治疗[干扰素-α(6~9)×10^{6}U(3次/周)或PEG-IFN-α 180μg(1次/周)]。关于最佳治疗疗程尚不确定,一项纳入24例行干扰

素 -α 治疗的高危 Erdheim-Chester 病患者的临床研究显示，63.64%（7/11）中枢神经系统受累和 78.57%（11/14）心脏受累患者病情稳定或改善。②其他：丝氨酸 / 苏氨酸蛋白激酶抑制剂 vemurafenib（维莫非尼）已应用于 *BRAF* V600E 基因突变患者，其临床和影像学表现均显著改善。细胞因子抑制剂阿那白滞素（anakinra）、英利昔单抗（infliximab）、托珠单抗（tocilizumab）等也已应用于 Erdheim-Chester 病的治疗，但鉴于病例数较少，部分药物仍处于临床试验阶段，药物疗效尚待进一步评价。糖皮质激素可以减轻颅内病灶周围水肿，但单独治疗无效，目前研究西罗莫司联合泼尼松疗效的临床试验正在进行中。

5. 预后　Erdheim-Chester 病患者预后不良，受累器官越多、预后越差，中枢神经系统受累是不良预后的独立危险因素。1996 年的一项纳入 59 例 Erdheim-Chester 病患者的研究显示，平均随访 32 个月，仅 1/3 患者生存。晚期研究显示，干扰素治疗的 5 年生存率约为 68%。

综上所述，该例患者以尿崩症发病，数年后出现皮肤黄色瘤及脑干、小脑和大脑半球多发病灶，结合影像学上骨硬化表现、皮肤活检病理结果及 *BRAF* V600E 基因阳性突变，Erdheim-Chester 病诊断明确。患者目前有中枢神经系统、内分泌系统、皮肤和骨骼受累，尚无心血管系统损害和腹膜后浸润表现。Erdheim-Chester 病的明确诊断主要依靠组织活检，但活检部位的选择和组织病理学的诊断具有挑战性。病变组织并非总表现为典型泡沫细胞浸润，部分受累器官病变表现为合并纤维化的非特异性炎症反应，或仅表现为纤维化而组织细胞少见，给明确诊断增加了难度。该例患者脑组织活检、组织病理学并未呈现典型 Erdheim-Chester 病表现，因此，多部位组织活检可以提高诊断准确性。该例患者存在中神经系统受累，予较大剂量干扰素 -α 治疗后症状仍进行性加重，可能提示预后不良。

参 考 文 献

［1］ Arnaud L, Hervier B, Neel A, et al. Cns involvement and treatment with interferon-alpha are independent prognostic factors in erdheim-chester disease: A multicenter survival analysis of 53 patients. Blood, 2011, 117 (10): 2778-2782.

［2］ Arnaud L, Gorochov G, Charlotte F, et al. Systemic perturbation of cytokine and chemokine networks in erdheim-chester disease: A single-center series of 37 patients. Blood, 2011, 117 (10): 2783-2790.

［3］ Haroche J, Charlotte F, Arnaud L, et al. High prevalence of braf v600e mutations in erdheim-chester disease but not in other non-langerhans cell histiocytoses. Blood, 2012, 120 (13): 2700-2703.

［4］ Davies H, Bignell GR, Cox C, et al. Mutations of the braf gene in human cancer. Nature, 2002, 417 (6892): 949-954.

［5］ Drier A, Haroche J, Savatovsky J, et al. Cerebral, facial, and orbital involvement in erdheim-chester disease: Ct and mr imaging findings. Radiology, 2010, 255 (2): 586-594.

［6］ Diamond EL, Dagna L, Hyman DM, et al. Consensus guidelines for the diagnosis and clinical management of erdheim-chester disease. Blood, 2014, 124 (4): 483-492.

［7］ Braiteh F, Boxrud C, Esmaeli B, et al. Successful treatment of erdheim-chester disease, a non-langerhans-cell histiocytosis, with interferon-alpha. Blood, 2005, 106 (9): 2992-2994.

［8］ 翟菲菲，乔雷，钱敏，等 . 多饮多尿 9 年行走不稳伴言语不清 1 年 . 中国现代神经疾病杂志，2015, 15 (8): 681-687.

第 29 例

睡眠增多、四肢乏力 8 个月，加重 1 个月

病 历 摘 要

患者男性，46 岁。因"睡眠增多、四肢乏力 8 个月，加重 1 个月"于 2013 年 11 月 22 日入院。

现病史：8 个月前患者出现睡眠增多，往往在谈话过程中即入睡但易叫醒，并伴双下肢发沉；1 个月后出现睡眠程度加深且时间延长，每日睡眠时间 17~18 小时，不易被叫醒，但可自行苏醒，醒后反应迟钝、四肢乏力。当地医院头部 CT 显示右侧顶叶低密度影、肌电图呈四肢肌源性损害，遂予以活血化瘀、营养神经对症治疗，但其症状仍逐渐加重并日常生活不能完全自理；头部增强扫描显示脑实质内多发异常信号，但无明显强化征象。腰椎穿刺脑脊液压力检测不详，白细胞总数 $12 \times 10^6/L$、蛋白定量 0.73g/L。予营养神经、改善循环治疗，病情如前，予地塞米松治疗约 15 天，症状有所改善，睡眠时间明显减少，可从事日常活动，但四肢乏力症状无明显改善，遂停用激素。入院前 1 个月无明显诱因突发四肢抖动、呼之不应伴大小便失禁，持续时间不详。复查头部 MRI 病灶范围扩大，自此每天睡眠时间约 20 小时，但可自行苏醒，醒后反应迟钝、缄默伴进食缓慢、行走不稳，偶尔出现饮水呛咳，清醒 30 分钟后复进入睡眠状态。为求进一步诊断与治疗入我院。

患者自发病以来精神差、食欲尚可，嗜睡，偶有大小便失禁，体重无明显减轻。

既往史：幼时曾罹患黄疸型肝炎，25 岁时行"阑尾炎"手术。否认其他重大疾病病史、传染病病史、药物过敏史，否认有毒、有害物质接触史。长期吸烟、饮酒。

个人史及家族史：无特殊。

入院查体：神清，精神差，反应迟钝，注意力涣散。时间、人物定向力减退，地点定向力尚可，记忆力、计算力减退。脑神经检查无异常。双侧上肢肌力 5 级、双下肢肌力 5- 级，四肢肌张力正常，腱反射对称引出。双侧 Chaddock 征、左侧 Babinski 征阳性。双侧指鼻、跟 - 膝 - 胫正常、轮替试验差，偶见左手静止性震颤。行走缓慢，转身有分解，Romberg 征可疑阳性，后拉试验阳性。深浅感觉对称引出，脑膜刺激征阴性。

辅助检查：入院后辅助检查，①实验室检查，血、尿、粪便常规，以及肝肾功能试验、血清脂质、凝血功能试验、C 反应蛋白（CRP）、乳酸、叶酸、维生素 B_{12}、同型半胱氨酸（Hcy）等项

指标均于正常值范围。临床感染免疫检测、肿瘤标志物、免疫学指标阴性。血清乳酸脱氢酶（LD）254U/L（参考值范围 0~250U/L）、肌酸肌酶（CK）744U/L、红细胞沉降率（ESR）18mm/h。腰椎穿刺脑脊液检测压力正常,寡克隆区带、免疫学指标、病原学指标阴性;白细胞总数36×10^{6}/L、单核细胞数 35×10^{6}/L、蛋白定量 1.00g/L、乳酸 2.47mmol/L;脑脊液细胞学（自然沉淀法）提示淋巴细胞性炎症,可见异型淋巴细胞。②影像学检查,头部 MRI 可见脑内多发点片状稍长 T_1、长 T_2 信号影,FLAIR 序列呈高信号影,DWI 呈稍高信号;增强后双侧侧脑室周围组织呈多发点片状强化(图 29-1)。磁共振波谱（MRS）分析,左侧额叶、右侧顶叶和右侧基底节区病变谱线显示 N- 乙酰天冬氨酸（NAA）峰值略降低,胆碱（Cho）、肌酸（Cr）峰值略升高,肌醇（MI）峰值略增高。磁共振动脉成像（MRA）和静脉成像（MRV）均未见明显异常。胸腹盆腔 CT 扫描未见占位性表现。③神经电生理检查,肌电图未见神经源性或肌源性损害。

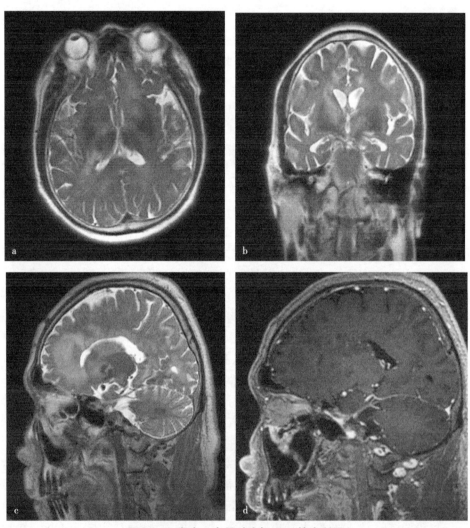

图 29-1 发病 8 个月时头部 MRI 检查所见

a.横断面 T_2WI 显示双侧额叶、侧脑室旁、尾状核头、豆状核、胼胝体内高信号;b.冠状位 T_2WI 显示双侧额叶、侧脑室旁、尾状核头、豆状核、胼胝体内高信号;c.矢状位 T_2WI 显示双侧额叶、侧脑室旁、尾状核头、豆状核、胼胝体内高信号;d.矢状位增强 T_1WI 显示侧脑室周围病变呈点状强化

临床医师讨论

神经科主治医师:患者为中年男性,隐袭发病,病情逐渐进展,表现为嗜睡、双下肢无力。曾于外院行糖皮质激素治疗 2 周,症状略有好转。既往无特殊病史。体格检查神清、精神差,反应迟钝,高级智能减退;双侧病理征阳性;双侧轮替差,行走缓慢,转身有分解,Romberg 征可疑阳性,后拉试验阳性。MRI 显示双侧额叶、侧脑室旁、小脑、延髓多发异常信号,多次复查病灶范围逐渐扩大。定位诊断:睡眠增多、高级智能减退、运动障碍,定位于广泛脑部病变,大脑皮层、锥体束、睡眠中枢及锥体外系受累。双下肢无力,肌酶谱水平升高、外院肌电图肌源性损害,我院复查未见明显异常,可进一步核实是否存在肌源性及神经源性损害。定性诊断:该例患者自发病至明确诊断过程中,鉴于临床症状和影像学表现,考虑的诊断有:①肿瘤性病变,颅内肿瘤首先考虑胶质瘤,弥漫性生长可见于高级别胶质瘤和大脑胶质瘤病,前者水肿和占位效应明显,常有增强效应;后者广泛浸润大脑半球,可累及 3 个或 3 个以上脑叶,病灶无强化或仅轻微片状结节状强化,邻近脑膜可见强化伴轻度水肿。其次考虑中枢神经系统淋巴瘤,临床表现和影像学表现缺乏特征性,病灶以中线部位为主,增强后病灶呈均匀强化。明确诊断需行脑组织活检。同时可疑肌源性损害,需考虑全身其他肿瘤转移,典型的颅内转移瘤可见占位和肿瘤瘤周围水肿带,伴结节样或花边样强化改变。肿瘤标志物和胸腹盆腔 CT 检查未发现明确肿瘤占位表现,可排除诊断。②非肿瘤性疾病,感染、免疫、营养筛查和血管筛查可初步排除感染、自身免疫性疾病、营养代谢性疾病、血管性疾病。线粒体脑肌病、肌营养不良造成的脑白质病变均可出现颅内或肌肉病变,但患者生长发育史及影像学改变与这两种病变不相符。

神经科教授:该患者慢性病程,临床表现无特异性,结合 MRI 幕上、幕下多发病灶,范围逐渐扩大,激素治疗病情改善不明显,应首先考虑肿瘤性疾病。综合其既往史及其他实验室检查,可疑胶质瘤病或淋巴瘤病,脑脊液细胞学检测可见异型的淋巴细胞,初步诊断为淋巴瘤,建议进一步活检。

神经外科医师:同意进行脑组织活检。

诊治经过:入院后睡眠明显增加,予以甘油果糖 250ml(1 次 /12h)治疗。临床疑似颅内恶性病变。入院后 12 天(2013 年 12 月 3 日)于立体定向辅助下施行左侧额叶病变脑组织活检术。术后病理检查结果:原发中枢神经系统淋巴瘤(弥漫大 B 细胞淋巴瘤)。组织活检术后加用地塞米松 5mg 静脉滴注(1 次 /d),连续 1 周后改为 1.50mg 口服(1 次 /d),嗜睡症状有所改善,住院 20 天后出院转回当地医院。

最　终　诊　断

原发中枢神经系统淋巴瘤——弥漫大 B 细胞型(primary central nervous system lymphoma, PCNSL;diffuse large B cell lymphoma,DLBCL)

讨 论

原发中枢神经系统淋巴瘤(primary central nervous system lymphoma,PCNSL)为非霍奇金淋巴瘤的结外表现,缺乏系统性淋巴瘤证据。该病为少见的中枢神经系统肿瘤,占颅内肿瘤的1%~3%,好发于免疫系统障碍人群,亦可见于免疫正常人群,发病高峰年龄为45~70岁,男女发病率无明显差异。PCNSL发病率于20世纪60年代至90年代逐渐上升,1995年达高峰,1998年后趋于稳定,归因于此段时间艾滋病的发病率及管理变化。发病率变化主要位于中青年男性,>65岁男性发病率仍稳步上升。PCNSL除获得性免疫缺陷和长期应用免疫抑制剂的患者与EBV密切相关外,免疫系统正常的人群尚无明确的病因。目前具有共识的假说为:①机体免疫系统清除其余部位肿瘤细胞后,因免疫豁免作用,允许其在大脑内增殖;②炎性过程吸引外周淋巴组织通过血-脑屏障,经历单克隆增殖后形成恶性转变;③特异性细胞黏附分子使淋巴细胞和脑组织内皮产生亲和性。

PCNSL的临床表现无特异性,与病灶浸润部位及程度相关。根据病变部位,可分为4种类型:①实质肿块型最为常见;②多发室管膜下病灶,本例患者即属于此型;③原发性脑膜淋巴瘤型;④眼型,但极少有全身受累表现。经典的PCNSL影像学表现病灶位于中线结构,以单灶多见、边缘清楚,T_1WI呈等或低信号、T_2WI为等或稍高信号、DWI可见高信号,增强后病灶以均匀强化表现为主,强化病灶可呈"缺口征""尖角征""握拳征"等;PCNSL影像学表现多样,非典型影像结果不能排除淋巴瘤。MRS可见N-乙酰天冬氨酸(NAA)峰下降、胆碱(Cho)峰升高,肌酸(Cr)峰降低、脂质(Lip)峰高耸。该例患者的影像学表现与之相符。

脑脊液细胞学对PCNSL诊断具有重要价值,肿瘤细胞质/核质比增加,淋巴瘤细胞与正常淋巴细胞间缺少过度形态的淋巴细胞,免疫细胞化学染色、淋巴细胞流式分析和基因重排检查为诊断的重要依据。脑组织活检为确诊之"金标准",PCNSL组织学分类以弥漫大B细胞淋巴瘤为主。光学显微镜下可见网状纤维围绕肿瘤细胞呈放射状排列,肿瘤细胞弥漫分布、构成紧密,细胞外间隙小,围绕血管呈"袖套"样浸润,瘤体中新生血管数量少。病理学表现可解释患者影像学相关表现。免疫组织化学检测表达B细胞标志物和细胞增殖活性标记。胶质纤维酸性蛋白与肿瘤分化程度有关,高分化者以胶质纤维酸性蛋白表达阳性为佳;Ki-67抗原标记指数为细胞增殖活性标记,其比例越高,肿瘤增殖越活跃;神经丝蛋白主要存在于神经细胞内,为神经内分泌肿瘤的标志物;AE1/AE3用于标记上皮和上皮来源的肿瘤,鉴别和判断颅内转移肿瘤。本例患者免疫组织化学染色胶质纤维酸性蛋白、Ki-67抗原标记指数、神经丝蛋白阳性,AE1/AE3表达阴性,考虑为增殖活跃的原位肿瘤。根据Hans的肿瘤分型方法,以及肿瘤细胞表达CD10、bcl-6、Mum-1、CD138的情况将原发中枢神经系统淋巴瘤分为生发中心来源的B细胞型(germinal centre B-cell-like,GCB)和活化的外周B细胞型(activated B-cell-like,ABC),GCB型表达CD10或bcl-6,ABC型表达Mum-1或CD138,GCB型预后较ABC型好。根据本例患者免疫组织化学染色结果,考虑为ABC型,提示预后不良。

PCNSL具有高度侵袭性,未经治疗生存期短,中位生存期约为1.5个月,单纯外科手术治疗效果欠佳,一般以获取组织学标本协助诊断为原则。目前主要采用大剂量甲氨蝶呤为基础化疗方案,一般可提高 PCNSL 患者生存期至 71 个月。多中心研究表明,年龄 >60 岁、美国东部肿瘤协作组(ECOG)评分 >1 分、血清乳酸脱氢酶(LDH)水平升高、脑脊液蛋白定量升高、深部脑实质受累,为患者预后不良的 5 项因素。

参 考 文 献

［1］ Olson JE, Janney CA, Rao RD, et al. The continuing increase in the incidence of primary central nervous system non-Hodgkin lymphoma: a surveillance, epidemiology, and end results analysis. Cancer, 2002, 95 (7): 1504-1510.

［2］ Haldorsen IS, Krossnes BK, Aarseth JH, et al. Increasing incidence and continued dismal outcome of primary central nervous system lymphoma in Norway 1989-2003: time trends in a 15-year national survey. Cancer, 2007, 110 (8): 1803-1814.

［3］ Bossolasco S, Cinque P, Ponzoni M, et al. Epstein-Barr virus DNA load in cerebrospinal fluid and plasma of patients with AIDS-related lymphoma. J Neurovirol, 2002, 8 (5): 432-438.

［4］ 关鸿志,陈琳,梁智勇,等.原发中枢神经系统淋巴瘤的脑脊液细胞学诊断.协和医学杂志,2012, 3 (3): 274-278.

［5］ Schwingel R, Reis F, Zanardi VA, et al. Central nervous system lymphoma: magnetic resonance imaging features at presentation. Arq Neuropsiquiatr, 2012, 70 (2): 97-101.

［6］ Ferreri AJ, Blay JY, Reni M, et al. Prognostic scoring system for primary CNS lymphomas: the International Extranodal Lymphoma Study Group experience. J Clin Oncol, 2003, 21 (2): 266-272.

［7］ Hans CP, Weisenburger DD, Greiner TC, et al. Confirmation of the molecular classification of diffuse large B-cell lymphoma by immunohistochemistry using a tissue microarray. Blood, 2004, 103 (1): 275-282.

［8］ 孔维泽,刘彩燕,高山,等.睡眠增多四肢乏力八个月加重一个月.中国现代神经疾病杂志,2014, 14 (9): 834-837.

第 30 例

四肢相继疼痛、麻木、无力 5 个月

病 历 摘 要

患者女性,50 岁。因"四肢相继疼痛、麻木、无力 5 个月"入院。

现病史:患者 5 个月前无明显诱因出现左上臂外侧持续性刀割样疼痛,可以忍受,伴左前臂外侧及左手拇指、示指和中指麻木,否认肢体无力,自行服用"止痛片"后疼痛可缓解,但左上肢疼痛进行性加重,外院行颈椎 MRI 检查显示 $C_{3\sim4}$ 椎间盘轻度突出,$C_{4\sim5}$ 椎间盘膨出,硬脊膜囊轻度受压,口服镇痛药和中药(具体方案不详),症状无明显好转,并出现左手无名指和小指麻木。3 个月前出现左上肢无力,渐进性加重,约 1 周左上臂抬举不能、左手持物不能,并出现右侧臀部、右大腿后侧、右小腿外侧放射性疼痛,伴右侧足底麻木、右下肢轻微无力,外院行腰椎 MRI 显示,$L_{4\sim5}$ 和 $L_5\sim S_1$ 椎间盘膨出,椎管囊肿,于外院住院,腰椎穿刺脑脊液检查蛋白定量 350mg/L,血清抗神经节苷脂抗体和抗莱姆抗体阴性。肌电图显示右侧胫前肌神经源性损伤;神经传导速度(NCV)显示左侧正中神经运动和感觉传导波幅降低,右侧腓总神经运动波幅降低。胸椎 MRI 显示 $T_{3\sim6}$ 水平脊髓纤细。临床诊断"臂丛神经炎",予甲泼尼龙静脉滴注 1g/d,连续 3 天后减至 0.50g/d,连续 3 天后减至 240mg/d,连续 3 天,左上肢疼痛缓解[视觉模拟评分(VAS)评分 3~4 分],麻木、无力症状有所好转,左上肢可抬起。出院后继续服用泼尼松 50mg/d,缓慢减量。1 个月前出现双侧小腿和大腿内侧疼痛并进行性加重(VAS 评分 10 分),伴双下肢无力,尤以右下肢显著;20 天前症状明显加重,3 天后无法独立行走,伴双侧大腿肉跳感,并出现左侧额纹消失、左眼闭目不能、左侧鼻唇沟变浅、口角向右侧歪斜,否认吞咽困难、饮水呛咳和呼吸困难,再次至外院住院治疗。复查腰椎穿刺脑脊液常规和生化未见明显异常,血清和脑脊液抗莱姆抗体、抗神经节苷脂 GM1 抗体均阴性。PET/CT 显示 $C_{4\sim5}$ 和 $C_{5\sim6}$ 左侧椎间孔片状代谢增高[标准化摄取值(SUV)5.90],右侧颈后软组织片状摄取增高(SUV 3.60),临床诊断"免疫介导性周围神经病可能性大,副肿瘤性周围神经病不除外",予静脉滴注甲强龙 500mg/d,连续 5 天后减至 240mg/d,连续 3 天后减至 120mg/d,连续 2 天,改为口服甲泼尼龙 40mg/d 维持治疗。激素冲击治疗后疼痛有所缓解,但无力症状无明显好转,并出现右上肢疼痛、麻木、无力,伴肉跳。为求进一步诊断与治疗,至我院就诊。患者服用激素以来,口干、肢体疼痛时伴关节疼痛,不伴红、肿、热、

无发热、皮疹、脱发、光过敏、眼干、口腔溃疡、雷诺现象,精神尚可,夜间因疼痛睡眠质量较差,进食量减至正常 1/2,小便正常,近 1 个月便秘,每 3 天排便一次,自述排便无力感,近半年体重下降 5kg。

既往史、个人史及家族史:患者子宫肌瘤病史 30 年,未予手术治疗;1 年前曾出现左侧面瘫,予针灸治疗后痊愈。否认森林旅游史、疫区、疫水接触史,否认特殊化学品和毒物接触史。个人史、婚育史和月经史无特殊。其兄患结肠癌,家族中无类似疾病病史。

入院查体:体温 36.3℃,脉搏 80 次 /min,呼吸 18 次 /min,血压 124/96mmHg。发育正常,体型中等。心、肺、腹部检查未见明显异常。神志清楚,语言流利,高级智能粗测无明显异常。左侧周围性面瘫,余脑神经检查未见异常。双上肢腱反射减弱至消失,尤以右侧显著;左上肢肌力 2 级、右上肢肌力 4 级,肌张力正常。双侧膝反射、右侧跟腱反射未引出,左侧跟腱反射活跃;右下肢近端肌力 3 级、远端 4+ 级,左下肢近端肌力 4 级、足背伸 3 级,肌张力正常。双侧病理征阴性。双 Lasegue 征阳性。左上肢 C_{6-7} 分布区针刺觉减退;右下肢踝关节以下针刺觉减退;左上肢音叉振动觉减退,双侧膝关节及以下音叉振动觉减退至消失。脑膜刺激征阴性。

诊断和治疗经过:入院后完善实验室检查,血、尿、粪便常规和便潜血均于正常值范围。肝肾功能试验,乳酸脱氢酶(LDH)444U/L(参考值范围 0~250U/L)。凝血功能试验,活化部分凝血活酶时间(APTT)20.60s。代谢与内分泌相关指标,血清叶酸和维生素 B_{12} 均于正常值范围,血清同型半胱氨酸(Hcy)10μmol/L,血清乳酸于正常值范围。甲状腺功能试验于正常值范围。尿胆原定量阴性,(血红蛋白)游离原卟啉(FEP)0.097μmol/L(参考值范围 0~0.085μmol/L)。免疫相关指标,红细胞沉降率(ESR)13mm/h;超敏 C 反应蛋白(hs-CRP)1.24mg/L;IgM 2.74g/L(参考值范围 0.40~2.30g/L),类风湿因子(RF)92.70IU/ml(参考值范围 0~20IU/ml);24 小时尿蛋白 0.18g(参考值范围 0~0.20g);抗核抗体(ANA)谱 3 项、抗可提取性核抗原(ENA)抗体和抗中性粒细胞胞质抗体(ANCA)均呈阴性。高凝相关指标蛋白 C、蛋白 S、抗凝血酶Ⅲ(AT Ⅲ)、抗原呈递细胞(APC)抵抗、狼疮抗凝物(LA)、β₂ 糖蛋白 Ⅰ 抗体(β₂-GP Ⅰ)和抗心磷脂抗体(ACA)均阴性。感染相关指标,布鲁氏菌凝集试验阴性;EB 病毒(EBV)DNA 于正常值范围。肿瘤相关指标,血管紧张素转化酶(ACE)<12U/L(12~68U/L);免疫固定电泳阴性。血液涂片,晚幼粒细胞比例 2%。骨髓涂片和骨髓组织活检未见明显异常。腰椎穿刺脑脊液检查外观清亮透明,压力 190mmH₂O,白细胞计数 $6×10^6$/L,单个核细胞计数 $4×10^6$/L、多核细胞计数 $2×10^6$/L,蛋白定量 1.07g/L、葡萄糖 3.80mmol/L、氯化物 117mmol/L、乳酸 3.82mmol/L;EB 病毒 DNA 2 500 拷贝 /ml(<500 拷贝 /ml);抗 N- 甲基 -D- 天冬氨酸受体(NMDAR)抗体和抗 Hu、Yo、Ri 抗体阴性;脑脊液细胞学(采用自然沉淀法,侯氏脑脊液细胞沉淀器):可见较多异型淋巴细胞,考虑淋巴瘤可能性大;脑脊液细胞学免疫细胞化学染色:淋巴瘤细胞 CD79a 胞膜阳性、CD20 阳性、CD4 阴性,Ki-67 抗原标记指数约为 60%,符合 B 细胞来源淋巴瘤(图 30-1);免疫分型:CD19、CD20、CD22、CD25、FMC7、sIgM 均阳性,λ 轻链阳性,免疫表型为异常 B 细胞,考虑边缘区淋巴瘤或弥漫大 B 细胞淋巴瘤。影像学和电生理学检查:头部 MRI 增强扫描显示左侧额叶皮质下白质片状长 T_2 异常信号;颈椎 MRI 增强扫描显示双侧颈神经根、臂丛神经增粗,呈明显强化,尤以左侧显著(图 30-2);腰椎 MRI 增强扫描显示马尾、腰骶神经根和腰丛神经增粗,呈明显强化,尤以右侧显著。脑电图呈现轻度异常,表现为背景活动稍慢,左侧颞区慢波并可疑尖波。肌电图提示

四肢周围神经源性损害(以运动神经为主,不排除神经根性合并左侧臂丛神经损伤);四肢皮肤交感反应(SSR)未引出;节段性运动神经传导速度未见传导阻滞。神经超声显示左侧臂丛上中下干、右侧臂丛中干和左侧正中神经增粗;腹部超声未见异常;子宫和双附件超声显示多发性子宫肌瘤,宫颈囊肿;双侧腋窝淋巴结超声未见明显异常肿大淋巴结;双侧颈部和锁骨上窝淋巴结超声可见双侧颈部淋巴结。左侧腓浅神经活检术未见明显异常;左侧腓骨短肌活检是可见部分肌纤维明显萎缩,神经源性改变可能性大。

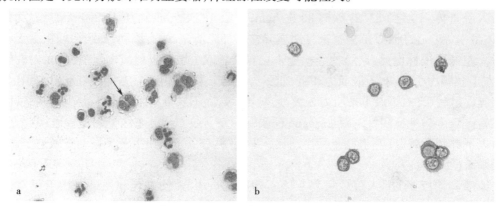

图 30-1 光学显微镜观察所见 ×400

a. 淋巴瘤细胞体积增大,胞核异型性明显,可见核仁,可见双核淋巴瘤细胞(箭头所示),MGG 染色;b. 免疫组织化学染色显示淋巴瘤细胞 CD79a 阳性,符合 B 细胞来源淋巴瘤,脑脊液细胞学采用自然沉淀法制片

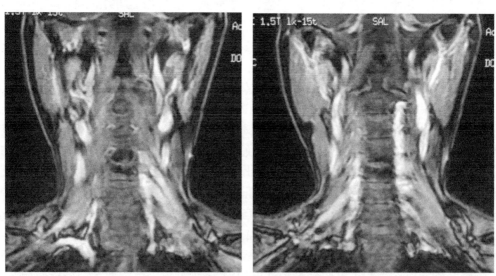

图 30-2 患者颈椎 MRI 增强扫描

冠状位增强 T_1WI 显示双侧臂丛神经增粗,呈明显强化,尤以左侧显著

入院后四肢无力症状进行性加重,并出现声音嘶哑,时有嗜睡,存在部分右侧 Horner 征。静脉注射免疫球蛋白(总剂量 2.0g/kg,分 5 天),病情无明显改善。入院第 5 天血压升高(150~160/110~115mmHg)、心率增快(100~110 次 /min);复查心电图可见 Ⅱ、Ⅲ、avF 和 V4~6 导联 T 波倒置、ST-T 段压低;复查心肌肌钙蛋白 I(cTnI)0.097~0.141μg/L(参考值范围 0~0.056μg/L);冠状动脉 CT 血管造影(CTA)未见明确狭窄;心脏彩色多普勒超声提示左

心室松弛功能降低。予阿司匹林 0.1g/d、硝苯地平口服和阿托伐他汀 20mg 每晚顿服,硝酸甘油静脉持续泵入,血压和心率恢复正常。经脑脊液细胞学检测和免疫分型,淋巴瘤诊断明确,遂转入血液内科,予利妥昔单抗(美罗华)联合大剂量甲氨蝶呤药物化疗,以及鞘内注射阿糖胞苷治疗,每个疗程 2 天。药物化疗 5 个疗程后随访,声音嘶哑、嗜睡、肢体疼痛明显好转,肌力有所改善,左上肢肌力 3 级。

病例医师讨论

神经科主治医师:患者中年女性,临床主要表现为不对称性四肢疼痛、麻木、无力,进展顺序依次为左上肢、右下肢、左下肢、右上肢,病情逐渐进展,外院激素治疗后症状短暂性缓解,后又进行性加重,并出现构音障碍、周围性面瘫;心脏受累,血清心肌酶谱升高、血压升高、心率增快。既往有左侧周围性面瘫病史。定位诊断:不对称性四肢疼痛、麻木、无力,Lasegue 征阳性,结合肌电图、脊髓 MRI、神经超声,考虑定位于神经根、神经丛为主,合并多发性单神经受累,以轴索损害为主;后组脑神经和面神经受累;入院后出现嗜睡,脑电图可见慢波并见可疑尖波,提示大脑皮层受累;心脏受累。定性诊断:脑脊液细胞学和免疫组织化学染色、免疫分型提示 B 细胞淋巴瘤。该例患者自发病至明确诊断经历较为复杂的病程,脑、神经根、心脏广泛受累,首先考虑免疫介导性和肿瘤性疾病,应注意与特殊感染性疾病如莱姆病、麻风病、布鲁氏菌病(NB)、EB 病毒感染等相鉴别。该例患者周围神经损害呈不对称性,ANCA 相关血管炎、干燥综合征(SS)、系统性红斑狼疮(SLE)等血管炎性疾病累及周围神经系统,可以表现为多发性单神经病。外院曾按"臂丛神经炎""免疫介导性周围神经病"予激素冲击治疗,但该例患者病情进展较快、一般情况较差,激素治疗效果不佳,病情仍进行性加重,血清 ANA、抗 ENA 抗体和 ANCA 阴性,故不支持血管炎或其他免疫介导性周围神经病。肌电图提示轴索损害为主,故不支持 Lewis-Sumner 综合征。该例患者病情进展较快、一般情况较差、血清乳酸脱氢酶水平升高,外院 PET/CT 显示左侧椎间孔片状代谢增高,激素治疗部分有效,考虑血液系统肿瘤,特别是淋巴瘤。但外院腰椎穿刺脑脊液检查未见异常,入院后骨髓涂片和骨髓组织活检未见异常,左侧腓浅神经和腓骨短肌组织活检术亦无特异性。复查腰椎穿刺脑脊液检查并行细胞学检查,可见异型淋巴细胞,淋巴瘤诊断明确,考虑原发性神经系统淋巴瘤;神经丛、周围神经受累,考虑神经淋巴瘤病。此外,患者脑脊液 EB 病毒 DNA 阳性,应注意与 EB 病毒感染致脑脊髓神经根炎相鉴别,脑脊液细胞学形态及免疫组织化学染色、免疫分型可资鉴别。

血液科医师:结合患者脑脊液细胞学和免疫组织化学染色、免疫分型,原发病考虑非霍奇金淋巴瘤(NHL)。该例患者为原发性中枢神经系统受累,预后较差,治疗方面予利妥昔单抗(美罗华)联合大剂量甲氨蝶呤药物化疗,同时鞘内注射阿糖胞苷。及时向患者及其家属交代病情和预后较差。

最 终 诊 断

非霍奇金淋巴瘤(non-Hodgkin lymphoma)
神经淋巴瘤病(neurolymphomatosis)

讨 论

原发神经系统淋巴瘤（PNSL）是非霍奇金淋巴瘤的少见类型，肿瘤细胞局限于神经系统。原发性神经系统淋巴瘤包括原发中枢神经系统淋巴瘤（PCNSL）和神经淋巴瘤病（NL）。前者累及脑实质、脑膜、眼部和脊髓等中枢神经系统；后者累及周围神经系统，包括周围神经、神经根、神经丛或脑神经。该例患者颈部和腰骶部神经根、神经丛及周围神经受累，故考虑神经淋巴瘤病。但考虑到脑脊膜和脊神经根受累明显且脑脊液细胞学可见异型淋巴细胞，也应考虑原发中枢神经系统淋巴瘤脑膜型或脑脊膜神经根型。

神经淋巴瘤病发病率较低，Grisariu 等对来自多个医疗中心的 50 例神经淋巴瘤病患者进行研究，90% 为非霍奇金淋巴瘤，10% 为急性白血病，其中 26% 的患者以神经淋巴瘤病为最初表现，而更常见来自于淋巴瘤细胞从全身其他部位或中枢神经系统的播散。受累部位包括周围神经（60%）、脊神经根（48%）、脑神经（46%）、神经丛（40%），其中 48% 为多部位受累。临床表现方面，神经淋巴瘤病主要为痛性多发性神经病（PPN）、多发性神经根神经病（CTDP）、脑神经病、无痛性多发性神经病或多发性单神经病；诊断方法：约 77% 患者 MRI 有阳性发现，84%PET/CT 有阳性发现，40% 脑脊液细胞学检查阳性，40% 神经组织活检阳性。病理学改变：NL 的特点是肿瘤细胞浸润神经内膜和外膜，弥漫大 B 细胞淋巴瘤（DLBCL）最为常见；部分可见淋巴瘤浸润脑膜。

由于神经淋巴瘤病可以累及蛛网膜，故单纯鞘内注射化疗药物和脑脊髓放射治疗尚不充分，系统性药物化疗是治疗多部位受累的关键。Grisariu 等的多中心研究显示，46% 患者系统性药物化疗、鞘内注射或放射治疗有效，中位生存期 10 个月，12 个月和 36 个月生存率分别为 46% 和 24%。

该例患者脑脊液 EB 病毒 DNA 阳性。EBV 感染也可以表现为脑（膜）炎、脊髓炎、脑神经病变和周围神经病变、神经根病变，腰椎穿刺脑脊液检查淋巴细胞计数增加，以单个核细胞为主，伴蛋白定量升高。故应注意与 EB 病毒感染相鉴别，脑脊液细胞学在鉴别诊断中起关键作用。炎症反应中淋巴细胞呈现一定程度的异型性，也可见核分裂象。重要的脑脊液细胞学鉴别诊断依据是：淋巴细胞性炎症反应一般呈现小淋巴细胞向中等和大淋巴细胞逐渐过渡和渐变的趋势，即不同激活阶段的淋巴细胞同时存在；而原发神经系统淋巴瘤常呈现两种不同类型淋巴细胞相分离的现象，即在异型淋巴瘤细胞与正常淋巴细胞之间缺少过渡形态的淋巴细胞。免疫细胞化学染色、淋巴细胞流式分析和基因重排检测可以为原发神经系统淋巴瘤提供更客观的依据。中枢神经系统感染性疾病脑脊液细胞学以 T 细胞反应为主，B 细胞明显增多或占优势则提示恶性淋巴瘤。该例患者脑脊液细胞学免疫组织化学染色 CD20 阳性、CD79a 阳性、CD4 阴性，提示 B 细胞为主，流式细胞分析可见异常单克隆淋巴细胞群，故支持淋巴瘤的诊断。EB 病毒感染是否与淋巴瘤之间存在因果关系，目前研究显示，获得性免疫缺陷综合征（AIDS）患者中，EB 病毒感染与原发中枢神经系统淋巴瘤的发生之间密切相关；而在免疫功能正常的患者中，EB 病毒感染是否与原发中枢神经系统淋巴瘤相关尚无定论。

综上所述，该例患者以不对称性四肢疼痛、麻木、无力起病，临床表现为神经丛、脊神经根和周围神经受累为主，免疫治疗部分有效，病情进行性加重，最终经脑脊液细胞学检查及免疫组织化学染色、免疫分型明确诊断为淋巴瘤。淋巴瘤临床表现复杂多样，累及神经系统可以表现为神经丛、脊神经根病变,脑脊液细胞学检查在疾病的诊断中发挥关键作用。

参 考 文 献

［1］ Plotkin SR, Batchelor TT. Primary nervous-system lymphoma. Lancet Oncol, 2001, 2 (6): 354-365.

［2］ 关鸿志,陈琳,梁智勇,等.原发中枢神经系统淋巴瘤的脑脊液细胞学诊断.协和医学杂志,2012, 3 (3): 273-278.

［3］ Grisariu S, Avni B, Batchelor TT, et al. International Primary CNS Lymphoma Collaborative Group. Neurolymphomatosis: an International Primary CNS Lymphoma Collaborative Group report. Blood, 2010, 115 (24): 5005-5011.

［4］ Baehring JM, Batchelor TT. Diagnosis and management of neurolymphomatosis. Cancer J, 2012, 18 (5): 463-468.

［5］ Majid A, Galetta SL, Sweeney CJ, et al. Epstein-Barr virus myeloradiculitis and encephalomyeloradiculitis. Brain, 2002, 125 (Pt1): 159-165.

［6］ 关鸿志,王长华,郭玉璞,等.脑脊液细胞学检查的特异性发现.中华神经科杂志,2004, 37 (1): 65-67.

［7］ 关鸿志,陈琳,郭玉璞,等.脑膜淋巴瘤的临床脑脊液细胞学研究.中华神经科杂志,2006, 39 (2): 113-117.

［8］ MacMahon EM, Glass JD, Hayward SD, et al. Epstein-Barr virus in AIDS-related primary central nervous system lymphoma. Lancet, 1991, 338 (8773): 969-973.

［9］ Cinque P, Brytting M, Vago L, et al. Epstein-Barr virus DNA in cerebrospinal fluid from patients with AIDS-related primary lymphoma of the central nervous system. Lancet, 1993, 342 (8868): 398-401.

［10］ 牛婧雯,关鸿志,杨英麦,等.左上肢疼痛麻木 5 个月无力 3 个月加重伴双下肢和右上肢相继疼痛无力 1 个月.中国现代神经疾病杂志,2017, 17 (4): 311-315.

第31例

突发抽搐、意识障碍 2 天

病 历 摘 要

患者男性,26 岁。因"突发抽搐、意识障碍 2 天"于 2008 年 4 月就诊我院急诊。

现病史: 患者 2 天前于田间喷除草剂"百草枯",约 20 分钟后于树林行走过程中出现突发面朝下倒地,全身抽搐,双眼发直,伴小便失禁,持续约 10 分钟,醒后烦躁,喊叫,不能交流,当地医院查体温高,洗胃无有机磷中毒,血常规:白细胞及中性粒细胞比例增高。尿检示镜下血尿,头部 CT(−)。腰穿:压力 180mmH$_2$O,脑脊液常规正常,蛋白 0.93g/L,糖与氯化物正常。予间断镇静治疗,2 天后送至我院急诊,未再用镇静药物,但患者持续意识障碍,高热 >39℃,未再醒转。家属否认发病前发热、头痛、肢体无力及精神行为异常。

既往史: 出生时全身即有散在黑色皮痣,随体表面积增大成比例增长;病前数日皮痣无明显变化。生长发育同同龄儿。

个人史: 无特殊

家族史: 否认亲属中有人有类似皮痣。否认其他病史。

入院查体: 体温 39.3℃,脉搏 88 次/min,血压 120/70mmHg,经皮动脉血氧饱和度(SpO$_2$)92%。浅昏迷,颈部、胸部及双大腿内侧粉色充血性黄豆大丘疹,右脐旁、左腹股沟、脚踝、肩胛部、背部见黑色素皮痣,部分皮痣上有大量黑色毛发(图 31-1)。双肺呼吸音粗,有粗大痰鸣。心律齐,腹平软,肠鸣音正常。疼痛刺激有躲避动作,瞳孔等大 3mm,光反应存在,眼球无凝视,鼻唇沟对称。颈抵抗(+),颏胸距 3 指,四肢未见明显自主活动,肌张力低,腱反射低下,病理征未引出。

诊断和治疗经过: 入院后给予对症支持治疗。辅助检查:血气分析,pH 7.405,氧分压(PO$_2$)69.7mmHg,血氧饱和度(SO$_2$)93.3%,PCO$_2$ 38.3mmHg,HCO$_3$ 23.5mmol/L;血常规,白细胞 16.54×10^9/L,中性粒细胞比例 87.1%。心电图正常。头部 CT:大脑皮层可疑弥漫性密度增高,双侧脑室轻度增大;头部 CT 增强:增强可见脑膜异常强化(图 31-2a、b)。肺 CT:双肺间质化,以双下肺为著。腹部 B 超:胆囊内中强回声,息肉?结石?余未见明显异常。毒物筛查:患者血检有低于中毒剂量的地西泮及苯巴比妥,未及百草枯及其他除草剂。当日腰穿:压力 85mmHg,细胞总数 160×10^6/L,白细胞数 2×10^6/L,生化:蛋白 0.66g/L,葡萄糖

3.2mmol/L,氯化物 119mmol/L。脑脊液细胞学:散在异型细胞,胞质内可见色素颗粒,建议复查细胞学及免疫组化。次日复查腰穿:压力 50mmH$_2$O,细胞总数 970×10^6/L,白细胞数 4×10^6/L,蛋白 0.46g/L,糖与氯化物正常。脑脊液细胞学(自然沉淀法,侯氏脑脊液细胞沉淀器):可见含有黑色素颗粒的异形细胞,免疫染色 S-100 和 HMB45 阳性,符合黑色素细胞增生性疾病(图 31-3)。予补液、支持,患者意识无进一步恢复,建议行皮肤活检,家属拒绝,放弃治疗,离院回当地,2 天后患者逐渐醒转,逐渐恢复进食及活动,但反应较前迟钝。20 天后复查头部 MRI 增强(图 31-2c、d)显示软脑膜明显异常强化,右顶颞部脑膜下可见异常强化结节;第四脑室及幕上脑室略见扩张;脑实质、脑干及小脑半球未见异常强化信号。8 个月后电话随诊,患者仍存活,有幻觉、精神症状,失眠,视力下降较明显,家属诉较病前下降 80% 左右。间断癫痫大发作,予卡马西平治疗,癫痫大发作明显减少。走路不稳,手足有时抖,但生活大致自理。间断有头痛症状,输甘露醇可部分缓解。皮肤黑痣未见进一步增大或性状改变。拟病情稳定行皮肤活检,但患者精神及智能状况进行性加重,家属未再带患者外出就诊。14 个月后电话随诊,患者视力基本丧失,卧床,言语难以理解,认知功能明显下降,定向力、自知力均差,间断有左侧上肢抽动,类似部分性癫痫发作,无自理能力。

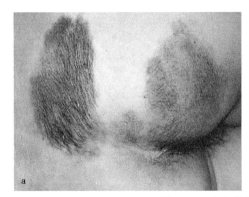
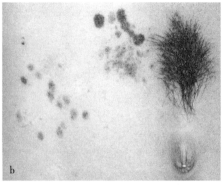

图 31-1 患者体表大片黑色素痣
a. 腰骶部及臀部大片黑色素痣;b. 脐周腹部数个黑色素痣,周围有多个"卫星痣"

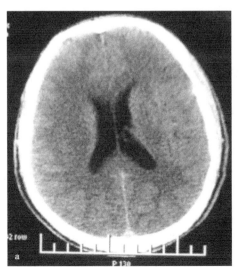
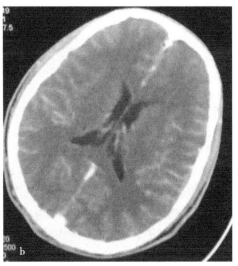

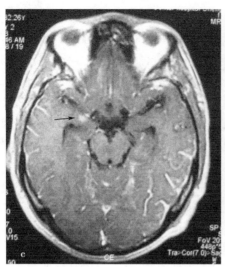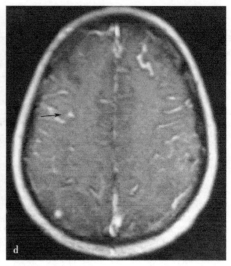

图 31-2　患者神经影像学检查

a. 头部 CT 平扫显示大脑皮层可疑弥漫性密度增高,双侧脑室轻度增大;b. 头部 CT 增强可见脑膜异常强化;c. 箭头所示为右颞叶异常强化结节影(MRI 增强);d. 箭头所示为右顶叶异常强化结节影(MRI 增强)

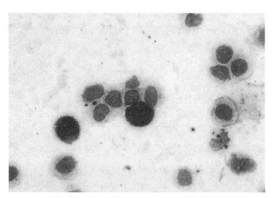

图 31-3　患者脑脊液细胞学检查

可见较多含有黑色素异型细胞,脑脊液细胞学采用自然沉淀法,MGG 染色

临床医师讨论

神经科住院医师:患者青年男性,急性起病,以癫痫大发作、意识障碍为主要表现,发病前有毒物接触史。神经系统查体:浅昏迷,全身多处黑色素皮痣,瞳孔光反射正常,四肢肌张力低下,腱反射低下,病理征(-),脑膜刺激征阳性。定位诊断:癫痫大发作、意识障碍,定位于广泛大脑皮层;颈抵抗、肌张力低下、腱反射低下,定位于脑脊膜神经根,病变范围较广泛。

定性诊断:青年男性,急性起病,癫痫发作、意识障碍为主要表现,查体提示广泛大脑皮层及脑脊膜神经根受累,头部 CT 和 MRI 提示脑膜广泛受累,有局灶结节样强化病灶,结合脑脊液细胞学找到黑色素细胞,考虑脑膜恶性肿瘤的可能。肿瘤来源可能为先天性黑色素痣恶变。但患者起病前完全正常,无头痛、呕吐、四肢无力等病史,与常见脑膜癌病特点不符。脑膜癌病中数生存期仅 3~6 个月。本例患者随访 14 个月,虽然神经系统症状进行性加重,但仍存活,且皮肤黑色素痣无进一步增大,不支持皮肤黑色素痣恶变导致脑膜及脑转移。查阅文献获知,先天性黑色素皮痣患者部分合并神经皮肤黑变病(NCM),即患者有先天巨大或多发的皮肤黑色素痣,同时合并脑膜黑变病或黑色素瘤。多婴幼儿起病,少数可成年起病,存在癫痫、头痛、呕吐等皮层受累或颅内压增高表现。起病前可完全没有神经系统症状。该病预后不佳,不管中枢神经系统的黑变病细胞为良性或恶性,均会在临床出现症状后进行性加重,半数以上在 3 年内死亡,少数可存活 10 年以上,但中数生存期较脑膜癌病长。从随诊情况看,本例患者临床表现及病程均符合 NCM 的诊断,尤其是随诊未发现皮肤黑色素痣进一步改变,更支持该诊断

神经科主治医师:根据神经科病理实验室脑脊液细胞学检查,患者脑脊液中可见大量含有黑色素颗粒的异型细胞,免疫染色 S-100 和 HMB45 阳性,符合黑色素细胞来源,因此考虑为黑色素细胞增生性疾病。但良恶性的鉴别要结合临床或依靠病理确诊。不论是神经皮肤黑变病还是恶性黑色素瘤都预后不良。但如果为黑色素瘤可考虑化疗和放疗。替莫唑胺对晚期黑色素瘤,包括神经系统转移有一定效果。神经皮肤黑变病虽然为良性病变,但临床呈恶性过程,缺少有效的治疗方法。

急诊科主治医师:患者青年男性,以癫痫大发作、意识障碍为主要表现,发病前半小时有农药接触史,入院时全身粉色充血性黄豆大丘疹,且有高热,在获得进一步检查结果之前很容易想到农药中毒。胸部 CT 示双肺间质病变,符合某些农药中毒的特点。从急诊诊治的角度,应首先按中毒进行处理。后续检查:毒物筛查没有查到患者所喷洒的农药;脑脊液细胞学找到黑色素细胞,提示不管原发还是继发,确实存在 CNS 黑色素瘤的可能。由此推断患者发病刚好在接触农药后,可能为巧合,但亦不除外农药刺激为癫痫大发作的诱因。因中毒诱因不能完全排除,无临床禁忌,至少可加强补液治疗,以促进可能的毒物排出。

病理科教授:患者脑脊液细胞学找到黑色素细胞,提示恶性黑色素瘤的可能。但值得注意的是,NCM 中,脑膜黑变病细胞(melanotic cell)也呈多形性、显著的纺锤形、圆形、卵圆形、多角形,可以看到不同程度的有丝分裂,有时与恶性黑色素瘤细胞不易鉴别,常需依赖大体标本的特点。本例患者 MRI 检查脑实质有 2 处结节样强化病灶,提示可能为恶性黑色素瘤。

最 终 诊 断

神经皮肤黑变病(neurocutaneous melanosis,NCM)

讨 论

　　神经皮肤黑变病又称神经皮肤黑素细胞沉着症,是一种罕见的散发性神经皮肤综合征,是由于胚胎神经外胚层黑色素细胞发育异常而致的先天性疾病。NCM 发病机制尚不明确,目前的观点认为 NCM 是一种斑痣性错构瘤病,由胚胎期神经外胚层在形态发生尤其是神经嵴形成的过程中出现发育不良,导致黑素生成细胞在皮肤和 CNS 局灶或弥漫增生的结果。1861 年 Rokitansly 最先报道 1 例尸检病例:14 岁男孩,巨大皮肤黑色素痣、精神发育迟

滞及脑积水,死后尸检发现柔脑膜弥漫性浸润良性黑色素细胞。1948年Van Bogert正式提出NCM的命名,但当时所指后来被命名的家族遗传性黑变病。1972年Fox提出了NCM的诊断标准;1991年Kadonaga等人对该诊断标准进行了修订,并对当时已报道的39例病例进行了详细的综述。此后的文献报道多以Kadonaga的诊断标准为依据,迄今为止文献中共报告100余例。Kadonaga等的诊断标准如下:①巨大或多发的先天痣,合并脑膜黑素沉着症或黑色素瘤;②无皮肤黑色素瘤的证据,除非所检脑膜病变组织学上为良性;③无脑膜黑色素瘤的证据,除非所检皮肤病变组织学上为良性。巨大痣特指成人痣直径大于或等于20cm,或新生儿头部痣直径大于或等于9cm,或躯体痣直径大于或等于6cm。较Fox的诊断标准,修订后的标准基本排除了皮肤黑色素瘤脑膜转移或脑膜黑色素瘤皮肤转移导致概念混淆的可能性。由定义看,本例患者要明确诊断,原则上需行皮肤活检,如活检未发现黑色素瘤细胞,则诊断NCM,如发现黑色素瘤细胞,则诊断皮肤黑色素瘤脑膜转移可能性大。患者迄今为止未行皮肤活检,但随诊14个月仍生存,且皮肤黑色素痣性状无任何变化,故基本可排除皮肤黑色素瘤脑膜转移的可能性。

NCM为散发性疾病,发生率不详,因为例数少,且出现症状前的患者难以诊断,所以没有统计学数据。皮肤损害多在出生时即有,表现为多处、大片、轻度浸润的黑色素痣,常有少量毛发,部分较大者甚至遮盖整个躯干,或似帽子、肩垫、衣袖或长裤状,又称"兽皮痣"。文献报道,背部中轴、头颈部出现黑色素痣者,或有黑色素细胞"卫星"痣出现者易合并NCM。且"卫星"痣的数目与NCM及颅内黑色素瘤的发生率呈正相关。NCM中枢神经系统黑素细胞沉积分布于柔脑膜脑凸面、脑底部、脑桥腹侧、延髓、上颈部和腰骶部脊髓。组织学方面:NCM皮肤组织学与其他先天性黑色素痣一样。脑组织病理:细胞呈多形性、显著的纺锤形、圆形、卵圆形、多角形,可以看到不同程度的有丝分裂,由于不具有良好的特征性,Fox建议称之为黑变病细胞(melanotic cell),而非黑色素细胞(melanocyte)或成黑素细胞(melanoblast),以提示特殊的细胞类型。生理情况下,黑色素细胞可以环绕于血管周围,但不会进入特定的脑血管周围间隙(Virchow-Robin space)。而NCM黑变病细胞形成显著的血管周围浸润,并特征性的充满脑血管周围间隙。

NCM中枢神经系统表现多于出生后2年出现,但也有少数可在10~30岁出现,成年起病的NCM非常罕见,主要为个例报告。2018年北京协和医院神经科Guan H等报告了13例成人NCM病例组,为目前国内最大的单中心队列。NCM临床表现呈多样性,可表现为精神发育迟滞、头痛、呕吐、癫痫、脑积水、脑神经麻痹和其他神经功能缺损,少数并发中枢神经畸形如Dandy-Walker畸形。本例患者以癫痫大发作起病,为NCM常见表现,但不除外当时农药刺激对诱发癫痫有一定影响。目前认为症状出现的原因多为黑变病细胞的增生影响了脑脊液循环系统,或黑色素瘤本身的占位效应等。但并非所有NCM均会发展为有症状的NCM,有报道尸检发现颅内黑变病的患者,生前并无神经系统症状。MRI技术的发展极大增加了NCM的发生率,目前认为是诊断柔脑膜黑变病最好的方法之一,影像学检查可发现脑积水,由于成熟黑色素的顺磁性,头MRI显示病灶呈T_1高信号、T_2低信号,借此可与大部分其他疾病鉴别。但也有文章报道有黑素细胞沉积但MRI平扫T_1及T_2加强无明显异常信号。增强CT或MRI可发现柔脑膜增厚伴强化。但无论是MRI平扫还是增强,均无法鉴别黑色素细胞的良恶性。需要鉴别的尚有脑膜癌病、蛛网膜下腔出血及脑膜炎,CT和脑脊液检查有助于上述鉴别。脑脊液检查方面:可有颅内压增高,蛋白增高,糖正常,无菌性白细胞增多的表现。NCM 预后较差,文献报道,不管累及 CNS 的是良性黑素细胞或黑色素瘤。出现神经系统症状的 NCM 多在症状开始后进行性恶化,50% 以上于此后 3 年内死亡,中数生存期 6.5 个月,但也有少数超过 10 年。NCM 出现脑膜黑色素瘤的比例高达 40%~64%,出现脑膜黑色素瘤的患者预后显然较无黑色素瘤者差。有限的临床研究资料显示,放化疗及脑室腹腔分流术的对症治疗并没有延长生存期。值得注意的是,NCM 常误诊脑膜癌病,尤其是成年起病者。因为病理上对黑变病细胞良恶性鉴别存在一定的困难,黑变病细胞本身有显著的细胞异形性,细胞常呈小结节或小团状出现。黑变病细胞浸润脑血管周围间隙导致的脑实质侵袭、载黑素细胞的存在(满载黑色素的组织吞噬细胞,大体上可导致脑实质的黑变)均可导致误诊为黑色素瘤。Yu 等曾提出一些鉴别要点,以鉴别黑素沉着症与黑色素瘤:①良性肿瘤没有坏死和出血;②黑色素细胞可环绕血管但不会侵犯血管基底膜;③黑变病细胞缺乏细胞异形性和高比例的有丝分裂;④黑色素细胞缺乏环形片层(集中的片层结构代表修饰的黑素体)。本例患者病理来源于脑脊液细胞学,而非局部肿瘤组织活检,故难以通过上述实体标本的特点判断。最初疑诊黑色素瘤脑膜转移,除了脑脊液细胞学检查的支持外,主要是由于大家对 NCM 缺乏了解,故努力扩大我们认识的疾病谱对提高临床诊断水平至关重要。虽然症状性 NCM 预后很差,但较之恶性黑色素瘤脑转移的 3~6 个月生存期,还是有显著区别的,而且两者治疗意义不同,故准确的鉴别诊断对判断预后有一定价值。关于本例报道患者,虽然未行皮肤活检,但症状出现后随诊 14 个月尚存活,没有恶病质表现,而皮肤黑痣未再有进一步变化,故考虑 NCM 可能性较大,不支持皮肤黑色素瘤脑膜转移。根据北京协和医院神经科脑脊液细胞学的经验,脑脊液细胞学见到黑色素细胞时,多数病例最终确诊为 NCM,而黑色素瘤则相对少见。

　　总之,NCM 虽是少见病,对出现神经系统症状的皮肤黑变病患者仍需对其鉴别。详细的神经系统查体、MRI、脑脊液细胞学检查、脑组织活检有助于诊断。

参 考 文 献

［1］ Kadonaga JN, Frieden IJ. Neurocutaneous melanosis: definition and review of the literature. J Am Acad dermatol, 1991, 24 (5 Pt1): 747-755.

［2］ Schreml S, Gruendobler B, Schreml J, et al. Neurocutaneous melanosis in association with Dandy-Walker malformation: case report and literature review. Clin Exp Dermatol, 2008, 33 (5): 611-614.

［3］ Zhang W, Miao J, Li Q, et al. Neurocutaneous melanosis in an adult patient with diffuse leptomeningeal melanosis and a rapidly deteriorating course: case report and review of the literature. Clin Neurol Neurosurg, 2008, 110 (6): 609-613.

［4］ Cajaiba MM, Benjamin D, Halaban R, et al. Metastatic peritoneal neurocutaneous melanocytosis. Am J Surg Pathol, 2008, 32 (1): 156-161.

［5］ Qian M, Ren H, Qu T, et al. Spectrum of Clinical, Neuroimaging, and Cerebrospinal Fluid Features of Adult Neurocutaneous Melanocytosis. Eur Neurol, 2018, 80 (1-2): 1-6

［6］ 杨英麦, 关鸿志, 李毅, 等 . 抽搐、意识障碍 . 中国现代神经疾病杂志, 2009, 9 (4): 404-407.

第 32 例

头痛 1 年，发作性抽搐伴意识障碍 7 个月

病 历 摘 要

患者女性，46 岁。因"头痛 1 年，发作性抽搐伴意识障碍 7 个月"于 2012 年 4 月 5 日入院。

现病史：患者于入院前 1 年无诱因出现发作性头痛，呈搏动样，以双侧颞部及枕部疼痛显著，每天发作 1~2 小时并阵发性加重，严重时无法完成简单的家务劳动，无法入睡，有时从睡眠中痛醒，偶有恶心、呕吐，无肢体无力、视物模糊等症状与体征；逐渐出现颈、背、双肩阵发性疼痛，头痛症状渐进性加重，难以忍受。外院头部 MRI 和 MRA 检查未发现明显异常，拟诊为"血管性头痛、颈椎病、偏头痛"，予布洛芬等药物治疗，效果不佳。入院前 7 个月时出现发作性意识丧失、呼之不应，双上肢阵挛、下肢强直，牙关紧闭、口吐白沫，伴小便失禁，发作时间 4~5min/ 次，可自行缓解，发作次数不等，以经期发作更频繁，可达 4~5 次 /d，每次发作前自觉头痛及颈、肩、背疼痛症状加重。入院前 1 周以来，发作性抽搐症状加重，发作次数频繁，5~6 次 /d，发作时间 5~6min/ 次。自发病以来精神差，体力下降，饮食、睡眠一般，大小便正常，体重下降约 5kg。无发热、口眼干、口腔溃疡、皮疹、雷诺现象。

既往史：发病前 1 年发现高血压病，血压最高可达 180/100mmHg，口服氨氯地平。子宫肌瘤手术病史。头部外伤史 2 年，受伤当时无意识丧失及肢体活动障碍。否认其他重大疾病史、传染病。否认有毒、有害物质接触史。

家族史：无特殊。

入院后体格检查：发育正常，体型中等。轻度贫血貌，睑结膜及甲床苍白。心、肺、腹部检查无明显异常。神清语利，高级智能粗测无明显异常。双侧瞳孔等大、等圆，眼动充分，无眼震，伸舌居中。双侧上肢肌力 5 级、双下肢肌力 5- 级，肌张力正常，双上肢腱反射存在、双下肢腱反射活跃，双侧病理征未引出，深、浅感觉未见异常，共济正常，脑膜刺激征阴性。

诊断和治疗经过：入院后完善实验室检查。血液一般化合物检测：血红蛋白（HGB）100g/L，符合小细胞低血红蛋白性贫血。尿液蛋白 0.30g/L，尿隐血（BLD）200/μL，粪便常规正常。血清抗艾滋病病毒抗体、抗梅毒螺旋体抗体、抗乙型肝炎病毒抗原、抗丙型肝炎病毒抗体均呈阴性反应，布鲁氏菌凝集试验、隐球菌抗原、抗结核抗体均呈阴性。肝肾功能试验：

血清谷丙转氨酶(ALT)72U/L、γ-谷氨酰转肽酶 112U/L、碱性磷酸酶(ALP)224U/L;变态反应和自身免疫病检测:血清抗可提取性核抗原抗体(4+7 项)、补体、免疫球蛋白、类风湿因子均于正常值范围。内分泌功能测定:甲状腺功能试验,抗甲状腺自身抗体及甲状旁腺激素均正常。肿瘤标志物检测:血清蛋白电泳基本正常;肿瘤标志物癌胚抗原(CEA)38.73ng/ml(正常参考值:0~5ng/ml)、糖类抗原 15-3(CA15-3)37.2U/ml(正常参考值:0~25U/ml)、细胞角蛋白 19 片段(Cyfra 211)5.14ng/ml(正常参考值:0~3.50ng/mL)、组织多肽抗原(TPA)5.05ng/ml(正常参考值:0~1.50ng/mL)。胸腹部彩色超声检查显示脂肪肝,子宫附件及乳腺未见异常。胸部增强 CT 扫描显示右肺上叶团片影呈恶性病变改变;双肺沿支气管束分布的微小结节及斑片状影,考虑癌性淋巴管炎可能;双侧胸腔积液,以右侧明显,心包局部增厚,约 T_{10} 椎体左侧弓部显示稍高密度影,必要时建议骨扫描以排除肿瘤转移。腹部及盆腔增强 CT 扫描显示脾脏增大,盆腔少量积液;多发子宫肌瘤;多发椎体、骶骨、双侧髂骨及耻骨稍高密度影,建议必要时骨扫描以排除肿瘤转移。腰椎穿刺脑脊液检查压力 >330mmH₂O,脑脊液常规无色透明;细胞总数 $10×10^6$/L,白细胞 $8×10^6$/L,单个核细胞 $6×10^6$/L,多核细胞 $2×10^6$/L;蛋白 2.23g/L,葡萄糖 2.00mmol/L,氯 111mmol/L;病原学检查呈阴性;脑脊液抗 Hu、Yo、Ri 抗体阴性;脑脊液细胞学:可见肿瘤细胞,腺癌细胞可能性大,伴轻度单核细胞反应(图 32-1)。头部 CT 检查未见明显异常。头部 MRI 检查,增强扫描脑膜无明显强化;双侧半卵圆中心、放射冠、双侧侧脑室旁白质病变,呈老年性增龄性改变(图 32-2)。头部 MRA 检查显示左侧大脑前动脉 A1 段纤细。予托吡酯 25mg(1 次 /d)并逐渐增量至 50mg(2 次 /d)控制癫痫发作,甘露醇 250ml(1 次 /6h)脱水降低颅内压,以及对症镇痛治疗。根据临床表现、胸腹部 CT 及脑脊液细胞学检查结果,考虑为脑膜癌病,原发肿瘤为肺癌可能,且出现多发性骨、淋巴管等部位转移,向家属交代病情后,要求回当地医院治疗。出院时患者仍有头部及颈背部疼痛,但发作性肢体抽搐频率较入院时略减少。

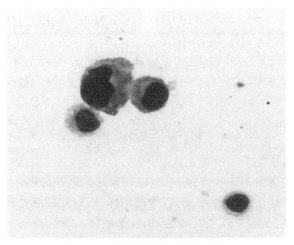

图 32-1　患者脑脊液细胞学检查
可见肿瘤细胞,肿瘤细胞异型性明显,核大,胞质丰富。
脑脊液细胞学采用自然沉淀法,MGG 染色,×400

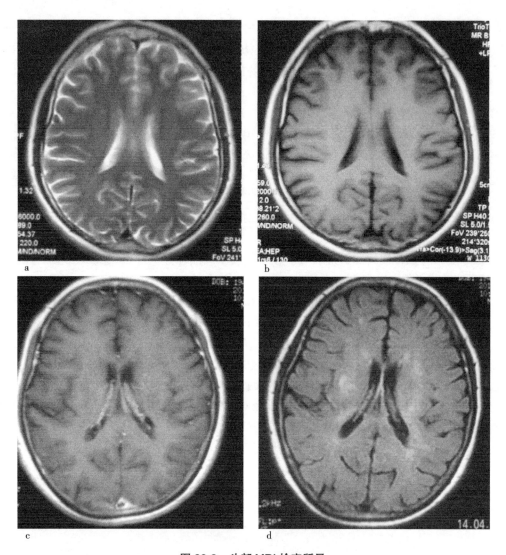

图 32-2 头部 MRI 检查所见

a、b. 发病 1 个月时无明显异常;c、d. 发病 1 年时可见脑室较前扩大,双侧侧脑室旁白质病变

临床医师讨论

神经科主治医师:患者为中年女性,呈慢性病程并渐进性加重。临床主要表现为头痛、颈背部及双侧肩部疼痛。呈发作性疼痛,血管搏动样,以双侧颞部及枕部为主,影响睡眠,偶伴恶心呕吐;发作性意识丧失、四肢抽搐,近期发作频繁。既往有高血压病病史。入院后体格检查呈轻度贫血貌,神经科专科检查未发现阳性体征,住院期间逐渐呈现脑膜刺激征阳性。定位诊断:发作性肢体抽搐及意识障碍定位于大脑皮质;头痛、颈背部疼痛,定位于脑、脊膜。定性诊断:脑脊液细胞学及肺 CT 扫描结果提示为肺腺癌脑膜转移。该例患者从发病到确诊,经历了较为复杂的病程。其头痛为发作性,每日均有发作且为搏动样、程度严重,影响日常活动,有时伴恶心、呕吐,如能排除其他原因所引起的头痛则符合 2006 年国际头

痛协会(IHS)制定的慢性偏头痛之诊断标准,故外院多次诊断其为"偏头痛"。然而随着病程进展,头痛症状逐渐加重并出现癫痫发作,首先应考虑继发性头痛,入院时首先考虑炎性疾病,结合慢性迁延病程,可疑结核性脑膜炎。结核性脑膜炎的病程一般呈亚急性或慢性病程,发病初期可有低热、盗汗、乏力等结核分枝杆菌中毒症状,随着病情的进展逐渐出现脑实质受累。早期主要表现为头痛、呕吐、脑膜刺激征等症状与体征;如果未及时治疗,至疾病晚期可逐渐出现脑实质受累表现:如精神症状,萎靡淡漠;癫痫发作;意识障碍;肢体瘫痪,但不自主运动少见。结核性脑膜炎患者均可表现有颅内压升高症状与体征,早期为交通性脑积水,颅内压轻至中度升高,晚期由于蛛网膜粘连,形成完全或不完全性梗阻性脑积水,临床表现为头痛、呕吐、视盘水肿。该例患者慢性病程,病程中体质量明显下降,腰椎穿刺脑脊液显示葡萄糖、氯化物水平降低,蛋白定量升高,为支持结核脑膜炎诊断之证据;不支持点为该患者无发热且头痛为发作性、偏头痛样,腰椎穿刺脑脊液白细胞数仅为 8×10^6/L,细胞学检测提示以单核细胞为主,而结核性脑膜炎脑脊液白细胞数一般在 $25{\sim}500 \times 10^6$/L,细胞学呈中性粒细胞和淋巴细胞并存的混合型炎性细胞反应。此外,头痛呈进展性,发病以来体重下降明显,实验室检查显示贫血、癌胚抗原(CEA)等肿瘤标志物水平升高,需排除脑膜癌病,但是以偏头痛样头痛发病,在脑膜癌病中并不常见,入院后脑脊液细胞学检查发现腺癌细胞,明确脑膜癌病的诊断。其他鉴别诊断还应考虑血管疾病、血管狭窄、血管畸形、原发或继发性血管炎等可以引起头痛、癫痫发作的疾病,但是 MRI 及 MRA 均未发现明显异常,血管狭窄、血管畸形可排除;影像学检查颅内未发现明显梗死样病灶,无局灶体征,原发性中枢神经系统血管炎暂不考虑;临床检查无其他系统受累证据,变态反应及自身免疫性疾病相关抗体均呈阴性,系统性血管炎暂不考虑。

呼吸内科医师:患者右肺上叶前段显示团块状影,边缘毛刺,邻近胸膜受牵拉,双侧胸腔积液,以右侧明显,考虑恶性肿瘤可能。

最 终 诊 断

脑膜癌病(leptomeningeal carcinomatosis)
肺癌(lung cancer)

讨 论

脑膜癌病,又称软脑膜转移癌(leptomeningeal metastasis),是由实体癌的瘤细胞转移播散于软脑膜(柔脑膜)与蛛网膜下腔所造成。1%~5% 的实体癌患者可发生脑膜癌病。脑膜癌病常见组织学类型为腺癌,常见者为肺癌、乳腺癌、消化系统肿瘤为主;根据关鸿志等对北京协和医院的病例回顾,脑膜癌病的原发肿瘤中肺癌最常见,男性患者的第二位肿瘤来源是胃癌,女性患者第二位为乳腺癌。脑膜癌病主要发生在癌症广泛转移的患者中,但亦可见于肿瘤缓解期,甚至可以为肿瘤的首发表现(5%~10%),本例患者脑膜癌病即以肺癌为首发临床表现。肿瘤细胞可通过若干途径到达脑脊液,主要通过蛛网膜血管血行播散、淋巴转移、通过脑实质直接播散等。脑膜癌病临床症状与体征发生的机制为:①占位效应,肿瘤细胞侵犯柔脑膜,继发炎症,阻塞脑脊液循环,从而可能导致脑积水、颅内压升高;②肿瘤细胞侵犯脑神经及脊神经根；③肿瘤细胞通过 Virchow-Robin 腔隙侵犯脑实质，从而导致微循环受损或通过脑细胞竞争糖、氧气等造成神经缺损症状；④血 - 脑脊液屏障破坏，导致脑水肿。

　　脑膜癌病多程亚急性或者急性起病，患者多于数天或数周内即出现临床症状，常见症状包括头痛、恶心、呕吐、下肢肌力减退、小脑性共济失调、精神状态改变、复视、面肌无力。30%~50% 的脑膜癌病患者都表现有头痛症状，系脑膜癌病常见初始症状。头痛可能由颅内压升高或脑膜刺激所致，亦有文献提示脑膜癌病患者头痛可能有三叉神经血管系统的参与，呈偏头痛样发作，且 NSAID 治疗无效，而 5- 羟色胺受体激动药曲坦类能够完全缓解症状。曲坦类药物治疗偏头痛的药理学机制为收缩血管、抑制血浆蛋白外渗及炎症反应；中缝背核 5- 羟色胺受体水平最高，而中缝背核的活化有利于 2 级神经元的活化向上传播，曲坦类药物通过抑制中缝背核而发挥抑制活化传播的作用，曲坦类药物能够缓解脑膜癌病头痛症状，提示脑膜癌病患者头痛可能与三叉神经血管系统相关。本例患者头痛伴恶心、呕吐，腰椎穿刺显示脑脊液压力升高，同时又存在颈部及背部疼痛，出院时脑膜刺激征阳性，表明颅内压升高和脑膜刺激征存在，其发病初偏头痛样疼痛亦提示可能有偏头痛发病机制参与。若在患者头痛发作期及间歇期行脑血流及经颅多普勒超声等物理检查，并予曲坦类药物治疗，其结果可能对头痛发病机制有进一步提示作用。

　　约有 25% 的脑膜癌病患者在病程中出现癫痫发作，为部分性癫痫伴或不伴继发全面性。其机制可能与柔脑膜邻近沉积物刺激，脑实质受累或局部水肿有关。本例患者癫痫发作考虑为继发性全面性癫痫，脑电图可帮助寻找其起源。脑膜癌病典型 MRI 表现包括弥漫性脑膜增强，沿大脑沟回分布，或在蛛网膜下隙有多个结节状沉积物；软脑膜强化常见部位为小脑半球、皮质表面、基底池；并可见脑积水表现如脑室增大。本例患者入院后头部 MRI 显示脑室显著增大，且可见侧脑室周围片状 T_2 及 FLAIR 高信号，考虑为脑积水所致。脑膜癌病患者的脑脊液通常糖降低，蛋白升高，单核细胞或者淋巴细胞轻度增高。脑脊液发现肿瘤细胞是诊断脑膜癌病的"金标准"，其敏感性为 75%~90%，特异性为 100%。脑脊液细胞学结合免疫细胞化学是主要的确诊方法。

　　脑膜癌病的治疗原则为：神经功能损害较小、原发肿瘤能够获得有效治疗者，应采取积极治疗，包括控制颅内压、放射治疗、化疗、鞘内药物化疗等；而对于神经功能损害较明显、已出现脑病表现、原发肿瘤广泛转移的患者则推荐采取控制临床症状与体征为主。

　　有文献提示，未经治疗的脑膜癌病患者其中位生存时间为 4~6 周。本例患者从以头痛发病至入院共历经 1 年，生存期明显长于脑膜癌病患者平均生存时间。该患者在外院曾按"血管性头痛""偏头痛"接受长期治疗，若能早期发现脑膜癌病，可能会延长其生存时间。

　　综上所述，本例患者以慢性偏头痛样头痛发病，继之出现癫痫发作，病情逐渐加重，多次 MRI 检查均无明显异常，最终通过脑脊液检查发现肿瘤细胞，肺 CT 显示原发肿瘤灶，明确诊断脑膜癌病。提示以偏头痛样头痛发病的中老年人，若头痛症状呈渐进性加重，同时出现其他神经系统受累症状与体征，需警惕脑膜癌病的可能。

参 考 文 献

[1] Chamberlain MC. Neoplastic meningitis. Oncologist, 2008, 13 (9): 967-977.

[2] Clarke JL, Perez HR, Jacks LM, et al. Leptomeningeal metastases in the MRI era. Neurology, 2010, 74 (18):

　　1449-1454.

[3] Clarke JL. Leptomeningeal metastasis from systemic cancer. Continuum (Minneap Minn), 2012, 18 (2): 328-342.

[4] Jayson GC, Howell A. Carcinomatous meningitis in solid tumours. Ann Oncol, 1996, 7 (1): 773-786.

[5] Lara-Medina F, Crismatt A, Villarreal-Garza C, et al. Clinical features and prognostic factors in patients with carcinomatous meningitis secondary to breast cancer. Breast J, 2012, 18 (3): 233-241.

[6] Pavlidis N. The diagnostic and therapeutic management of leptomeningeal carcinomatosis. Ann Oncol, 2004, 15 (Suppl 4): 285-291.

[7] 关鸿志 , 王长华 , 郭玉璞 , 等 . 脑脊液细胞学检查的特异性发现 . 中华神经科杂志 , 2004, 37 (1): 65-67.

[8] 关鸿志 , 陈琳 , 管宇宙 , 等 . 脑膜癌病的脑脊液细胞学与临床观察 . 中国神经免疫学和神经病学杂志 , 2005, 12 (2): 111-113.

[9] Brem SS, Bierman PJ, Black P, et al. Central nervous system cancers: Clinical Practice Guidelines in Oncology. J Natl Compr Canc Netw, 2005, 3 (5): 644-690.

[10] 牛婧雯 , 卢强 , 关鸿志 , 等 . 头痛发作性意识丧失伴肢体抽搐 . 中国现代神经疾病杂志 , 2013, 13 (9): 824-828.

第 33 例

发作性右侧肢体麻木、乏力伴抖动 3 个月

病 例 摘 要

患者女性,23 岁。因"发作性右侧肢体麻木、乏力伴抖动 3 个月"于 2012 年 6 月 1 日入院。

现病史:患者 3 个月前无明显诱因出现发作性右侧肢体麻木、乏力伴抖动,每次发作持续 3~5 分钟,可自行缓解。发作时意识清楚,症状自右下肢开始,可不累及上肢,严重时站立不稳甚至跌倒,发作频率为 6~7 次 /d;无头痛、言语困难,无视力及听力改变,无大小便失禁。入院前 1 个月无诱因出现意识障碍(持续时间不详),不伴抽搐,当地医院头部 CT、脑电图、经颅多普勒超声(TCD)检查未见异常,MRI 提示左侧额叶占位性病变,增强后病灶无明显强化。予丙戊酸钠(德巴金)0.5g(2 次 /d)口服并静脉滴注"红花"等活血化瘀药物,但肢体麻木、无力等症状仍频繁发作。发病以来自觉乏力症状明显,似运动后更易疲劳,记忆力有所下降,否认思维活动及情绪异常,无头痛症状。饮食正常,睡眠、大小便可,体质量无明显改变。好发皮疹,病因不明。病程中无发热,无关节红、肿、痛,无口干、眼干或雷诺现象。

既往史:5 年前体格检查发现左肾结石,否认其他重大疾病病史、传染病病史、药物过敏史,否认有毒、有害物质接触史,否认烟酒嗜好。

个人史及家族史:未婚、未育。否认家族遗传性疾病及类似病史。

体格检查:神志清楚、语言流利,高级智能正常;视力、视野粗测正常,视盘无水肿;伸舌偏右,其余脑神经检查无明显异常。四肢肌力 5 级,右侧肢体轻瘫试验阳性;双侧肌张力对称、正常,右侧肱二头肌、肱三头肌、桡骨膜、膝腱、跟腱反射较左侧活跃,右下肢针刺痛觉、音叉振动觉、关节位置觉减退。双手指鼻试验、双侧跟 - 膝 - 胫试验稳准,闭目难立征阴性。双侧病理征未引出。

实验室与辅助检查:血、尿、粪便常规正常。血清病毒感染免疫检测、内分泌学指标、临床免疫学指标、副肿瘤相关抗体均于正常值范围。凝血功能检查未见异常。乳酸运动试验:运动前 1.95mmol/L(参考值范围 0.50~1.60mmol/L)、运动中 2.94mmol/L、运动后 2.62mmol/L。腰椎穿刺脑脊液检查压力、各项常规指标正常,寡克隆区带阴性。心脏超声检查未见明显异

常。长程视频脑电图监测 1 小时内有数次发作,表现为右侧肢体无力伴右下肢抖动,持续 3~5min/ 次,同步脑电图未发现背景活动改变。影像学检查:头部 MRI 提示左侧额顶叶皮质下局部肿胀,且呈脑回样稍长 T_1、长 T_2 信号;弥散加权成像(DWI)呈高信号;表观弥散系数(ADC)值降低;FLAIR 序列呈高信号,周围可见片状水肿样信号(图 33-1)。磁共振波谱(MRS)分析左侧额顶叶交界区病灶谱线呈 N- 乙酰天冬氨酸(NAA)峰明显下降、胆碱(Cho)峰和肌醇(mI)峰升高。双侧颈总动脉、左侧颈内动脉、左侧椎动脉造影可见左侧顶区局部引流静脉中断,余无明显异常。鉴于临床表现及辅助检查结果,临床疑似短暂性脑缺血发作。予阿司匹林 100mg 口服(1 次 /d),发作次数由 6~7 次 /d 减至 3~4 次 /d。

入院后 1 个月余(2012 年 7 月 4 日)在神经导航引导下施行左侧额顶叶占位性病变探查及病灶部分切除术。术中可见病变主要位于左侧中央后回近大脑纵裂处,累及中央前回和中央后回后部。距中线旁开 1cm 处切开大脑皮质约 1cm,可见其下呈灰红色的肿瘤样组织,质地脆软,血运一般,切取部分病变组织进行病理检查。术后病理检查结果:间变性星形细胞瘤(WHO Ⅲ~ Ⅳ级,图 33-2)。免疫组织化学染色显示,肿瘤细胞 CD34、S-100 蛋白、少突胶质细胞转录因子 -2(Oligo-2)、P53 阳性;并散在表达神经元核抗原(NeuN),个别肿瘤细胞突触素(Syn)阳性;神经胶质细胞原纤维酸性蛋白(GFAP)阴性;Ki-67 抗原标记指数约为 25%。网织纤维染色阴性。

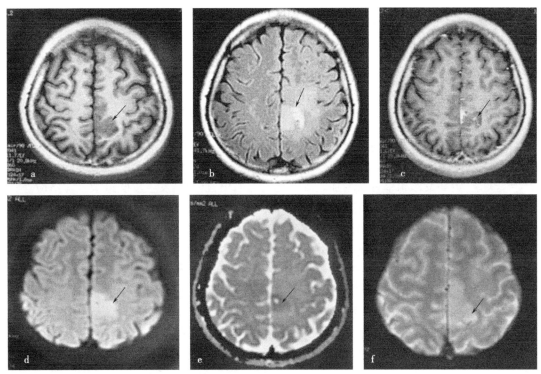

图 33-1　患者发病 4 个月头部 MRI 检查

a. 横断面 T_1WI 序列显示皮质下低信号(箭头所示);b. 横断面 FLAIR 序列显示病灶呈高信号(箭头所示);c. 横断面 T_1WI 增强扫描病灶无明显强化(箭头所示);d. 横断面 DWI 序列显示病灶呈高信号(箭头所示);e. 病灶 ADC 值降低(箭头所示);f.GRE 序列显示病灶及其周围组织无明显低信号表现(箭头所示),提示病灶内无含铁血黄素沉积

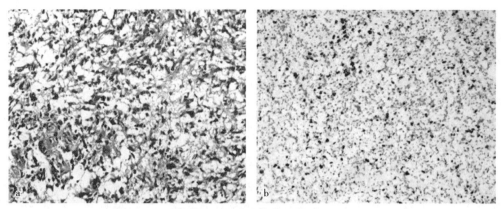

图 33-2　光学显微镜观察所见

a.左侧额叶皮质下 1cm 脑组织神经胶质细胞呈肿瘤间变性表现,细胞数目增多且呈多形
性变,胞核异型性明显 HE 染色,×300 ;b.肿瘤细胞 Ki-67 抗原标记指数约为 25%,提示
肿瘤组织增生活跃免疫组织化学染色(EnVision 二步法),×150

治疗经过:根据上述检查结果,最终诊断为"间变性星形细胞瘤"。术后患者意识、肌
力、深浅感觉、高级智能无明显改善。给予丙戊酸钠 500mg(2 次 /d)、甘油合剂 20ml(3 次 /d)
及多种维生素类药物口服。2012 年 7 月 21 日出院时仍间断存在发作性右下肢乏力、抖
动,但频率减至 2~3 次 /d,乏力症状明显改善。出院后接受肿瘤局部放射治疗(总剂量
60Gy)及口服替莫唑胺化疗(具体剂量不详)。电话随访至出院后 8 个月,上述症状无明显
变化。

临床医师讨论

神经科主治医师:患者为年轻女性,发作性右侧肢体无力、麻木伴肢体抽动。症状多从
下肢开始,可不累及上肢,每次持续 3~5 分钟后自行缓解,严重时伴跌倒,但无意识障碍、无
大小便失禁,近期发作频率有所增加。既往无特殊病史,自述易发生皮肤过敏。体格检查右
侧肢体轻瘫试验阳性,右侧腱反射活跃,右下肢针刺痛觉减退。MRI 检查显示左侧额顶叶上
部偏内侧稍长 T_1、长 T_2 信号,沿脑回分布,两次 MRI 对比病灶范围虽有扩大但无明显强化。
定位诊断:右侧肢体无力伴麻木,右侧腱反射活跃,提示感觉传导通路及上运动神经元病变,
病变水平较高,但尚不能明确是高颈段、脑干还是以上部位。结合影像学检查定位于左侧大
脑皮质运动和感觉功能区。定性诊断:根据病理检查明确诊断为间变性星形细胞瘤。该例
患者从发病至术后病理检查明确诊断,经历一段较为复杂的病程,鉴于临床症状和影像学
表现,考虑的诊断有:①脑血管病,临床表现为发作性症状,刻板、形式固定,以负性症状(肢
体麻木、无力)为主,伴刺激性症状(肢体抽动),每次发作持续时间不超过 30 分钟,发作间期
神经系统无明显异常体征,无头痛、呕吐、视力减退等颅内高压症状,符合短暂性脑缺血发
作(TIA)的特点。同时应注意排除部分性癫痫,因为癫痫亦可有类似表现,而且癫痫引起的
Todd 麻痹亦可解释肢体轻瘫无力。但是其临床症状反复发作时脑电图并未记录到痫样放
电,此为排除癫痫的有力证据。患者无脑血管病危险因素,亦无凝血系统疾病或心脏瓣膜病
病史,病因应重点考虑血管炎及静脉系统血栓等少见病因,血清自身抗体检测、脑脊液和全

脑血管造影检查有助于提高诊断效度和信度。该例患者血清自身抗体和脑脊液检测不支持血管炎的诊断,但全脑血管造影检查提示病灶周围存在静脉系统病变。近年来,越来越多的流行病学调查资料显示,皮质表浅静脉病变亦可引起癫痫、偏瘫、感觉障碍等类似传统脑卒中的表现,值得重视。但入院后期进行的 MRI T_2WI 未发现点状含铁血黄素沉积表现,与典型的皮质静脉血栓不符。②肿瘤性病变,辅助检查提示胶质瘤,有时影像检查也可出现类似缺血性脑血管病的表现,病灶可呈长 T_1、长 T_2 信号,DWI 高信号或 ADC 值降低,甚至水肿占位效应不明显,但病灶自始至终无强化。提示急诊室因"脑卒中"就诊的中老年人群中可能混有一定比例的瘤卒中病例,而 MRI 有时可在瘤卒中早期出现误诊和漏诊。因此,对于临床表现不典型的脑血管病患者,肿瘤性病变应作为重点鉴别内容。③线粒体 DNA 突变引起的脑肌病,也可出现如癫痫、肌阵挛、偏瘫、眼外肌麻痹等表现,MRI 检查可见典型的皮质层状坏死。该例患者病灶位于中央后回皮质和皮质下,手术风险较大,因此术前需重点与线粒体脑肌病相鉴别,通过脑脊液乳酸、乳酸运动试验和 MRS 检查可予以排除。

神经外科医师:间变性星形细胞瘤呈局部或弥漫性间变,细胞数目增加,细胞呈多形性改变,胞核不典型且核分裂象活跃,血管增多。生物学行为似胶质母细胞瘤,且可迅速转变为胶质母细胞瘤。CT 检查显示边界不清的低密度病灶,亦可呈高或等混杂密度,鲜见钙化,增强后病灶可不强化或仅局部强化。MRI 检查显示病灶边界不清,T_2WI 呈混杂信号,增强后病灶不强化或仅局部强化。肿瘤占位效应及其对脑脊液循环的影响可引起颅内高压,亦可出现肢体瘫痪、麻木及癫痫发作等表现。低级别胶质瘤患者大多以抽搐为首发症状,患者一般预后较好,其原因可能与早期诊断、早期治疗有关。该例患者临床表现特殊,很难直接排除癫痫和脑血管病。

神经科教授:该例患者经脑组织活检证实为间变性星形细胞瘤。回顾其病程:发作性右侧肢体无力、麻木,伴右下肢抽动,脑电图未发现痫样放电,提示其发病机制与脑血管病变相关。进一步的检测结果不支持系统性凝血功能异常。MRI 检查颅内病灶无强化;脑脊液检测未提示炎症性改变,亦不支持血管炎诊断;心脏超声未发现异常,不支持心源性栓塞诊断。全脑血管造影检查无异常,仅显示左侧顶区局部一引流静脉中断,推测可能与肿瘤向外压迫或浸润血管壁有关。考虑血管病变可能,施行抗血小板聚集和改善微循环药物治疗,发作次数有所减少,肢体无力、麻木症状缓解。对于青年反复发作性神经功能缺损表现,还应注意排除线粒体脑肌病和中枢神经系统炎症性疾病。

最 终 诊 断

间变性星形细胞瘤(anaplastic astrocytoma,AA)

讨 论

以急性脑血管病发病的颅内肿瘤已有文献报道,其中出血性卒中发生率显著高于缺血性卒中,临床表现与短暂性脑缺血发作相似的颅内肿瘤有脑膜瘤、胶质瘤、垂体腺瘤、颅内转移瘤等。近年有学者指出,在急诊室鉴别首发症状为短暂性脑缺血发作的颅内肿瘤十分重要,而对此类脑卒中患者进行溶栓治疗具有一定风险。关于肿瘤相关性短暂性脑缺血发作的发病机制,有以下假说:①盗血假说,Sakatani 等通过任务刺激肿瘤及邻近脑区发现,刺激前后肿瘤相关区域脑血流量明显下降,而邻近脑区血流量明显增加,由此认为任务刺激导致的肿瘤邻近脑区可通过皮质支动脉从瘤体盗血。Terada 等对包括胶质瘤在内的11例肿瘤患者进行临床观察发现,高血压可使局部肿瘤组织脑血流量增加,并高出邻近正常脑组织30%。肿瘤组织血流量明显增加揭示瘤体向正常脑组织盗血的潜在机制。②凝血机制异常,不仅炎性因子和前凝血物质异常可导致高凝状态,化疗药物也具有促进高凝状态的作用。③肿瘤对脑血管的侵袭破坏,Raizer 和 DeAngelis 对20例肿瘤合并颅内静脉血栓形成患者的影像学观察显示,实体肿瘤可侵袭颅内静脉并造成静脉血栓形成或出血。④肿瘤来源的栓子可造成血管闭塞,栓子可来源于黏液腺等癌性病变,也可能是肿瘤直接侵袭血管壁而继发于颅内动脉瘤所形成。Edoute 等和 Patchell 等分别报告了一系列肿瘤和无菌性心内膜赘生物的病例,并通过尸检等证实此类赘生物可造成颅内多发性动静脉血栓形成。⑤扩散性皮质抑制现象,动物实验结果证实大脑皮质对有害物质的刺激,包括机械、化学和电刺激的反应,经短暂强烈的、扩散性活动后即可自起始部向各个方向产生扩散性抑制,从而引起偏瘫和感觉障碍等表现。该例患者影像学检查肿瘤占位效应不十分明显,入院后经各项检查逐一排除癫痫、血液高凝状态、心源性栓塞、动脉狭窄等,唯有动静脉联合造影检查显示引流静脉中断征,具备静脉系统血管病变的证据。因此推测,频繁的短暂性脑缺血发作可能与静脉阻断有关,但缺乏术后静脉造影的证据。

该例患者术后经病理检查明确诊断为间变性星形细胞瘤,属于恶性胶质瘤。根据2000年世界卫生组织中枢神经系统肿瘤分类,星形细胞瘤共分为4级:Ⅰ级包括毛细胞型星形细胞瘤、室管膜下巨细胞型星形细胞瘤;Ⅱ级有弥漫性星形细胞瘤、多形性黄色瘤型星形细胞瘤;Ⅲ级为间变性星形细胞瘤;Ⅳ级即胶质母细胞瘤或多形性胶质母细胞瘤。其中Ⅲ~Ⅳ级属恶性星形细胞瘤。根据 Ohgaki 和 Kleihues 对星形细胞瘤生存时间的总结,Ⅰ级星形细胞瘤10年生存率约为96%;Ⅱ级中位生存期5~6年;高级别星形细胞瘤中的间变性星形细胞瘤和多形性胶质母细胞瘤的中位生存期分别为1.61年和0.40年。高级别星形细胞瘤患者的平均发病年龄约为46岁,男女之比为3:2。虽然大部分恶性胶质瘤患者无家族遗传史,但仍有一些分子遗传学特点引起关注,如第17号染色体短臂、19号染色体长臂杂合性缺失(TP53基因)与间变性星形细胞瘤发病机制有关。迄今为止,手术治疗仍是恶性星形细胞瘤的主要治疗方法,可缩小肿瘤体积、降低颅内压,亦是辅助性放射治疗和药物化疗的前提。是否接受放射治疗是影响恶性胶质瘤患者预后的重要因素。采用分割技术放射治疗(如5 000Gy 每周、每日分数次完成)是否较传统的全脑照射治疗更能减少对正常脑组织的损害,目前尚存争议。传统化疗药物包括烷化剂及丙卡巴肼、洛莫司汀和长春新碱(PVC)化疗方案。卡莫司汀为传统烷化剂,可改变细胞内 DNA 及蛋白质结构,从而引起 DNA 分子单链或双链解体及基因编码突变;替莫唑胺为新型烷化剂,于1999年在美国和欧盟被批准上市,并于2005年被美国食品与药品管理局(FDA)批准作为新明确诊断胶质母细胞瘤患者的一线辅助化疗药物;替尼泊苷(VM26)联合司莫司汀(MeCCNU)方案也是传统高级别脑胶质瘤辅助药物化疗方案。高级别星形细胞瘤患者的预后与病理分级、临床神经功能评分、年龄及放射治疗密切相关。值得注意的是,2005年 Pope 等发现,肿瘤灶不强化是一项具有统计学意义的预后相关指标,肿瘤灶强化程度与肿瘤细胞侵袭能力和浸润能力有关,并首次提出肿瘤无强化是较强的预后良好标志。

对于伴有短暂性脑缺血发作表现的颅内肿瘤患者,治疗方案仍以处理原发病灶为主,肿瘤切除后短暂性脑缺血发作可明显改善。对于肿瘤合并静脉血栓形成病例,建议采用低分子肝素进行抗凝治疗。在疾病急性期,糖皮质激素治疗可改善脑水肿,对减轻症状亦有一定帮助。对于已经出现狭窄性改变的颅内动静脉,施行支架成形术、内膜切除术等均有成功报道。当然,门诊、急诊对疾病的判断直接影响原发肿瘤是否能够及时得到治疗及患者预后。但某些病例由于肿瘤占位效应不明显、病灶无强化,鉴别诊断较为困难。Morgenstern 和 Frankowski 认为,老年肿瘤患者或多形性胶质母细胞瘤患者易被误诊为脑血管病。因此,对于临床高度怀疑的病例,建议行 MRI、MRA 和 MRV 检查以利于进一步明确诊断,另外,CT 灌注成像亦有助于鉴别诊断。

参 考 文 献

［1］ Sakatani K, Zuo HC, Wang Y, et al. Neuronal activity alters local blood flow in brain tumour adjacent to the activating cortex. J Neurol Neurosurg Psychiatry, 1999, 67 (4): 553-554.

［2］ Rogers LR. Cerebrovascular complications in patients with cancer. Semin Neurol, 2010, 30 (3): 311-319.

［3］ Raizer JJ, DeAngelis LM. Cerebral sinus thrombosis diagnosed by MRI and MR venography in cancer patients. Neurology, 2000, 54 (6): 1222-1226.

［4］ Edoute Y, Haim N, Rinkevich D, et al. Cardiac valvular vegetations in cancer patients: a prospective echo-cardiographic study of 200 patients. Am J Med, 1997, 102 (3): 252-258.

［5］ Ricard D, Idbaih A, Ducray F. Primary brain tumours in adults. Lancet, 2012, 379 (9830): 1984-1996.

［6］ Behin A, Hoang-Xuan K, Carpentier AF, et al. Primary brain tumours in adults. Lancet, 2003, 361 (9354): 323-331.

［7］ 关鸿志, 王长华, 郭玉璞, 等. 脑脊液细胞学检查的特异性发现. 中华神经科杂志, 2004, 37 (1): 65-67.

［8］ Pope WB, Sayre J, Perlina A, et al. MR imaging correlates of survival in patients with high-grade gliomas. AJNR Am J Neuroradiol, 2005, 26 (10): 2466-2474.

［9］ 谭颖, 卢强, 高晶, 等. 发作性肢体麻木乏力伴抖动 3 个月. 中国现代神经疾病杂志, 2013, 13 (5): 463-467.

第34例

排尿、排便障碍5年,肢体麻木无力1年余

病历摘要

患者女性,50岁。因"排尿、排便障碍5年,肢体无力1年余"于2014年9月15日入院。

现病史: 5年前患者无明显诱因出现排尿、排便障碍,表现为尿急、尿频、尿不尽,便秘与腹泻每周交替出现,偶有黑便,间断出现大小便失禁,未予处理。约1年半前出现左上肢无力,抬举困难,持物不稳,持筷、系扣等精细动作均受影响,无麻木、疼痛,未予处理,肌无力症状缓慢加重,同时出现头晕,体位改变时易诱发,无视物旋转、耳鸣、听力下降等。约2个月前写字时发现右手持笔不稳、写字不能,左手手指麻木,1周后出现右手手指麻木,双下肢行走乏力、易疲劳,双足踩棉花感,无走路不稳,独自行走、上下楼梯、蹲起均可,低头时有自颈部向四肢的串电感,无躯体束带感。遂至当地医院就诊,实验室检查红细胞计数 2.12×10^{12}/L、血红蛋白91g/L,维生素 B_{12} 29.56pmol/L(参考值范围 133~675.40pmol/L),头部和颈椎 MRI检查(2014年8月)显示双侧额叶内侧、基底节区多发性腔隙性梗死,C_{2-5} 水平脊髓后索异常信号(图34-1)。临床诊断为"脊髓亚急性联合变性",予维生素 B_{12}(5mg/d)肌内注射,自觉四肢麻木无力症状无明显好转。为求进一步诊断与治疗收入我院。

患者自发病以来,无视力、听力改变,无声音嘶哑、饮水呛咳。平时无口干、眼干,关节肿痛,反复口腔溃疡,光过敏,雷诺现象等。饮食结构和进食量均正常,睡眠正常,体重略增加。

既往史: 患者6年前诊断为巨幼红细胞贫血,自述治疗后好转(具体方案不详)。1个月前更换烤瓷牙数颗。否认高血压、糖尿病、心脏病等慢性疾病病史,否认肝炎、结核病等传染病病史,否认外伤、手术史,否认食物、药物过敏史。

婚育史、个人史、家族史: 无特殊。

入院后体格检查: 体温35.6℃,呼吸21次/min,脉搏84次/min,血压105/51mmHg。体型消瘦,神志清楚,语言流利,右侧面部针刺觉呈"洋葱皮"样减退,耳侧较鼻侧明显,其余脑神经未见明显异常。双上肢肌力4级、双下肢肌力5级,肌张力均正常,双上肢腱反射、双膝腱反射对称引出,双跟腱反射减退,双侧病理征未引出。T_{5-10} 水平、双手针刺觉减退,双髋、双膝关节音叉振动觉减退,双上肢、双踝关节音叉振动觉正常,关节位置觉、皮质复合觉正

常。步态正常,一字步、足跟、足尖行走可。双侧指鼻试验、跟 - 膝 - 胫试验稍欠稳准,快复轮替动作正常,Romberg 征阳性、Lhermitte 征阳性,颈软无抵抗,脑膜刺激征阴性。

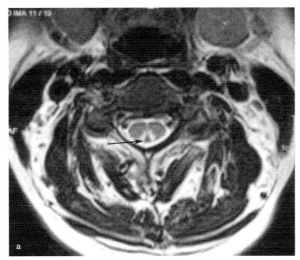
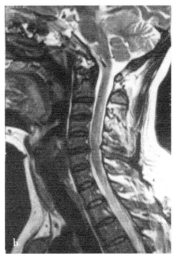

图 34-1　患者颈椎 MRI 检查
T_2WI 显示 C_{2-5} 水平脊髓后索高信号(箭头所示)。a. 横断面;b. 矢状位

入院后诊断与治疗经过:实验室检查血常规,红细胞计数 $3.42 \times 10^{12}/L$,血红蛋白 107g/L,红细胞平均体积(MCV)87fl,红细胞平均血红蛋白(MCH)$29.30 \times 10^{-6}g$,红细胞平均血红蛋白浓度(MCHC)337g/L。尿常规正常。便潜血试验阳性。红细胞沉降率(ESR)23mm/h,超敏 C 反应蛋白(hsCRP)18.69mg/L;血清铁 4.82μmol/L(参考值范围 8.96~30.45μmol/L),转铁蛋白 2.70g/L(参考值范围 2~3.60g/L),总铁结合力 64.83μmol/L(参考值范围 44.78~80.60μmol/L),铁饱和度 0.074(参考值范围 0.25~0.50),转铁蛋白饱和度 0.071(参考值范围 0.25~0.50),铁蛋白 35μg/L(参考值范围 14~307μg/L)。外周血涂片可见红细胞形态大致正常,白细胞形态大致正常,血小板稍多。维生素 B_{12}、叶酸未见明显异常(已肌内注射维生素 B_{12} 1 个月)。血清铜 1.94×10^{-3}μmol/L[参考值范围$(11.81\sim18.89) \times 10^{-3}$μmol/L],24 小时尿铜 188.89×10^{-3}μmol/L(参考值范围 629.6~1 574 $\times 10^{-3}$μmol/L);血清铜蓝蛋白、血清锌未见明显异常。抗内因子(AIFA)抗体阳性。肝肾功能试验、血糖、血清脂质、凝血功能、网织红细胞分析、抗链球菌溶血素 O(ASO)、类风湿因子(RF)、糖化血红蛋白(HbA1c)、甲状腺功能试验、抗核抗体(ANA)谱、抗可提取性核抗原(ENA)抗体谱未见明显异常。肌电图未见神经源性或肌源性损害。左上肢体感诱发电位(SEP)基本正常。胃镜显示慢性浅表性胃炎。胃体胃黏膜病理提示胃黏膜慢性炎症反应,伴轻度肠化生,壁细胞数目明显减少,建议临床除外自身免疫性胃炎。经消化科会诊明确诊断为自身免疫性胃炎。建议继续予维生素 B_{12}(5mg/ 周)肌内注射、硫酸铜(2mg/d)口服。治疗 2 个月后患者巨幼红细胞贫血得以纠正,走路踩棉花感较前有所好转,但双手精细活动仍差,四肢麻木无力基本无改善。

临床医师讨论

神经科主治医师：患者中年女性，隐匿起病，临床主要表现为排尿、排便障碍，双上肢麻木无力，远端明显，既往曾诊断为巨幼红细胞贫血。头部和颈椎 MRI 特征性表现为延髓、颈髓后索连续性长 T_1、长 T_2 信号。定位诊断：双髋、双膝关节音叉振动觉减退，Romberg 征阳性，考虑为躯干性共济失调，定位于脊髓后索；四肢麻木无力，远端明显，双侧跟腱反射减退，双侧病理征阴性，周围神经病受累可能大。定性诊断：外院实验室检查维生素 B_{12} 水平明显降低，血常规和外周血涂片提示巨幼红细胞贫血，考虑脊髓亚急性联合变性可能性大，其治疗原则主要以维生素 B_{12} 替代治疗为主，但患者已替代治疗 1 个月余，四肢麻木无力症状仍无明显好转，需与铜缺乏性脊髓病（CDM）相鉴别，后者临床特点和影像学表现与维生素 B_{12} 缺乏所致脊髓亚急性联合变性相似，易有脊髓后索受累，可完善血清铜、24 小时尿铜、血清铜蓝蛋白检查以资鉴别。

神经科教授：患者中年女性，临床主要表现为排便障碍，尿频、尿急、尿失禁，腹泻与便秘交替，四肢麻木无力，双手麻木，走路踩棉花感，与体位相关的头晕在翻身时也会出现。患者 6 年前明确诊断为巨幼红细胞贫血，无神经系统病变主诉，维生素 B_{12} 补充治疗后病情有所恢复。再次治疗 1 个半月后，贫血情况明显改善，神经系统查体感觉障碍主要表现为"手套 - 袜套"样针刺觉减退，$T_{5\sim10}$ 水平针刺觉减退，颈椎 MRI 显示颈髓后索连续性异常信号。定位诊断：主要考虑脊髓后索受累为主；目前患者腱反射仍可引出，提示周围神经病变仍较轻微；无明确的脊髓侧索损伤证据；体位性头晕是自主神经系统病变还是前庭系统病变，目前尚不能确定，考虑自主神经系统病变所致可能性大，可完善卧立位血压以辅助诊断；排尿、排便障碍主要表现为间断性尿频、尿急、尿不尽感，无明显尿潴留，不符合圆锥马尾病变致排尿、排便障碍的特点，考虑脊髓侧索病变可能性大，可用颈髓病变解释；胸部感觉平面不恒定，无明确定位指征；腹泻更倾向于内科疾病所致。定性诊断仍首先考虑脊髓亚急性联合变性，但单纯维生素 B_{12} 缺乏不好解释该例患者在 5 年病程中未补充维生素 B_{12} 而病情无加重，且无神经系统病变，在大剂量维生素 B_{12} 替代治疗后，贫血症状得以纠正，四肢麻木无力和排尿、排便障碍仍未得以恢复，因此需考虑铜缺乏相关性脊髓病，该例患者血清铜和 24 小时尿铜均明显降低，可能是铜缺乏与维生素 B_{12} 缺乏共同作用于脊髓后索所致。该例患者抗内因子抗体阳性，腹泻、肠易激症状突出，胃体胃黏膜病理检查不排除自身免疫性胃炎，后者可以导致维生素 B_{12} 和铜离子吸收障碍，因此其脊髓病变最终诊断为脊髓亚急性联合变性，考虑维生素 B_{12} 和铜缺乏共同所致。此外，合并胃肠道症状的神经系统疾病还需考虑淀粉样变性和线粒体神经胃肠脑肌病，两者均以周围神经受累为主，脊髓后索病变少见，仅作为鉴别诊断。

最　终　诊　断

脊髓亚急性联合变性（subacute combined degeneration，SCD）
铜缺乏相关性脊髓病（copper deficiency myelopathy，CDM）

讨　　论

临床上对于脊髓后索和侧索病变患者,首先考虑维生素 B_{12} 缺乏所致脊髓亚急性联合变性(SCD),同时也需考虑铜缺乏相关性脊髓病(CDM),两者临床症状、神经系统体征和影像学表现十分相似。Jaiser 和 Winston 总结了 55 例铜缺乏相关性脊髓病患者的临床资料,1 例同时合并维生素 B_{12} 缺乏,余 14 例因既往曾接受维生素 B_{12} 治疗而无法获得准确的原始数据。一项纳入 23 例脊髓后索和侧索病变患者的研究显示,3 例为单纯铜缺乏相关性脊髓病,3 例同时存在维生素 B_{12} 和铜缺乏。该例患者最终诊断为维生素 B_{12} 缺乏与铜缺乏共同所致脊髓亚急性联合变性。通常,脊髓亚急性联合变性是由于维生素 B_{12} 缺乏导致的神经系统变性,病变主要累及脊髓后索、侧索及周围神经。根据该例患者的临床资料不应只考虑维生素 B_{12} 缺乏导致的脊髓亚急性联合变性,而还要想到与之相似且可同时存在的铜缺乏相关性脊髓病。为何脊髓亚急性联合变性与铜缺乏相关性脊髓病的临床表现如此相似,其确切机制目前尚不清楚。有学者认为,甲基化环路途径是两者发病的共同途径,该环路中的甲硫氨酸合成酶是铜依赖性酶,该酶参与神经髓鞘合成,铜缺乏使该酶功能紊乱,出现髓鞘脱失和轴索变性,以脊髓后索等长轴突受累明显。

获得性铜缺乏相关性脊髓病由 Kumar N 等于 2003 年首先报告,其病例组 13 例患者主要表现为感觉性共济失调、下肢痉挛性瘫痪和周围神经病变,3 例 MRI 呈现脊髓后索异常信号。此后,又有多例关于铜缺乏相关性脊髓病的报道,该病才逐渐被临床医师所认识。铜缺乏相关性脊髓病是铜缺乏导致的中枢和周围神经系统变性病,主要累及脊髓后索、侧索和周围神经,临床表现为感觉性共济失调、痉挛性瘫痪和周围神经病变,常合并贫血和白细胞缺乏症等血液系统病变。该病好发于 30~82 岁人群,女性多于男性。

Williams 早在 1983 就总结了引起体内铜缺乏的常见原因,铜主要在胃和十二指肠吸收,故约有 50% 的患者因上消化道手术,尤其是胃部分切除术而使铜吸收障碍致铜缺乏;其他获得性因素还包括锌过量摄入、营养吸收障碍、肝豆状核变性患者过度使用铜锌螯合剂等。Menkes 病为 X 连锁隐性遗传性疾病,是 *ATP7A* 基因突变引起的先天性铜缺乏疾病。

获得性铜缺乏疾病的神经系统受累以脊髓病变(后索和侧索受累)或脊髓神经病变(周围神经受累)最为突出,典型的临床症状为因脊髓后索病变出现的亚急性感觉性共济失调,表现为双手笨拙,步态不稳、步基增宽、踩棉花感,深感觉障碍、远端明显,部分患者可在屈颈时出现自上而下的串电感;脊髓侧索受累时则出现双下肢不完全性痉挛性瘫痪,表现为肢体无力、肌张力增高、病理征阳性,虽然部分患者因脊髓侧索病变表现为腱反射亢进,但腱反射减低甚至消失的现象在铜缺乏相关性脊髓病侧索病变患者中并不少见,可能与该病叠加周围神经病变相关,严重者可出现腕下垂或足下垂。亦有少数患者的感觉运动障碍表现为不对称性面部和肢体麻木无力,提示铜缺乏也可导致感觉神经节和前角运动神经元受累,Zara 等以及 Weihl 和 Lopate 通过神经电生理监测也证实了这一点。此外,铜缺乏症的神经系统病变还可出现膀胱功能障碍、肌肉病、认知功能障碍、视神经病变致视力减退、视盘水肿等。影像学可无明显异常改变,但大多数患者的脊髓 MRI 表现为 T_2WI 高信号,较少出现强化,以颈髓和 / 或胸髓后索连续病变最具特征性,部分患者还可见脊髓侧索病变,可延伸至延髓,治疗后髓内病变可减退或消失。铜缺乏相关性脊髓病患者腰椎穿刺脑脊液检查多正常,少数蛋白定量轻度升高。神经电生理监测无特征性改变，重症患者可表现为以轴索损害为主的多发性感觉运动神经病；此外还有极少数患者出现运动单位动作电位降低伴失神经支配现象，提示下运动神经元病变。体感诱发电位表现为中枢性本体感觉障碍，视觉诱发电位（VEP）呈现出潜伏期延长。

约 80% 的患者可出现血液系统病变，主要表现为贫血或粒细胞计数减少，贫血可以是小细胞性、正常细胞性或巨幼红细胞贫血；约 50% 的患者可出现粒细胞计数减少，但血小板或全血细胞计数减少相对少见。其他系统病变少见，仅 Thackeray 等和 Videt-Gibou 等报道 5 例铜缺乏脊髓病合并肝功能异常患者，考虑与铜缺乏导致的肝脏铁过量相关。

铜缺乏相关性脊髓病的诊断要点包括典型临床症状，亚急性起病的感觉性共济失调，可合并痉挛性瘫痪和 / 或周围神经病；贫血或粒细胞计数减少；血清铜、24 小时尿铜和铜蓝蛋白明显降低；脊髓 MRI 特征性表现为颈髓和胸髓后索和侧索异常信号。铜缺乏相关性脊髓病与维生素 B_{12} 缺乏所致脊髓亚急性联合变性的临床和影像学表现十分相似，且常合并维生素 B_{12} 缺乏，尤其在接受上消化道手术的患者中更为多见，临床鉴别诊断困难，多于患者行维生素 B_{12} 替代治疗而神经系统症状无明显改善后才诊断为铜缺乏相关性脊髓病。此外，还需与其他脊髓病变相鉴别，如多发性硬化（MS）、脊髓痨、脊髓肿瘤、脊髓血管病、脊髓肿瘤等，对于合并视神经病变的患者还需要与视神经脊髓炎（NMO）相鉴别。

治疗方面主要以铜剂替代治疗为主，目前虽无随机对照临床试验推荐合适的铜剂剂量、疗程、用药途径和剂型，但既往研究显示，口服铜盐治疗有效，常见的铜盐包括葡萄糖酸铜、硫酸铜、醋酸铜和氯化铜等。因为患者可能需要长期铜剂替代治疗，肠外用药途径并不推荐为首选。剂量建议为：元素铜 2mg/d，若静脉滴注则建议每天用药时间 >2 小时，连续用药 5 天，此后按同样方法定期补铜。对于铜缺乏严重的患者，建议口服元素铜第一周 8mg/d、第二周降至 6mg/d、第三周 4mg/d、最终以 2mg/d 维持治疗。服药期间需定期监测血清铜、24 小时尿铜水平，及时调整用药方案。此外，需筛查有无引起铜缺乏的易感因素，及时纠正。对于额外补充锌剂的铜缺乏患者需要适时停止。消化道手术致铜缺乏的患者也需及时监测血清锌、铁、维生素 B_{12}、维生素 E、维生素 D 水平，如有缺乏需及时补充。及时的铜替代治疗可以阻止病情进展，约 50% 的患者神经功能障碍有所好转，但感觉障碍恢复较慢，且易成为后遗症而难以恢复；大部分患者贫血和粒细胞缺乏可完全恢复。

临床上对于表现为感觉性共济失调、痉挛性瘫痪、周围神经病和贫血，且脊髓 MRI 表现为颈胸髓后索侧索病变的患者，除考虑单纯的维生素 B_{12} 缺乏所致的脊髓亚急性联合变性外，还需与铜缺乏相关性脊髓病鉴别，且有可能两者共同致病，需及时检测血清铜、24 小时尿铜和血清铜蓝蛋白，有助于及时诊断与治疗。该例患者同时存在维生素 B_{12} 和铜缺乏，目前尚不能明确判断是单纯的维生素 B_{12} 缺乏还是铜缺乏所致，临床上仍考虑为两者共同作用所致的脊髓亚急性联合变性可能性大，因此治疗方面也同时予维生素 B_{12} 和铜替代治疗，随访观察显示，该患者无论是神经系统症状还是贫血均有所改善。

参 考 文 献

［1］Jaiser SR, Winston GP. Copper deficiency myelopathy. J Neurol, 2010, 257 (6): 869-881.

［2］Kumar N, Gross JB Jr, Ahlskog JE. Myelopathy due to copper deficiency. Neurology, 2003, 61 (2): 273.

［3］ Kumar N, Gross JB Jr, Ahlskog JE. Copper deficiency myelopathy produces a clinical picture like subacute combined degeneration. Neurology, 2004, 63 (1): 33-39.

［4］ Weihl CC, Lopate G. Motor neuron disease associated with copper deficiency. Muscle Nerve, 2006, 34 (6): 789-793.

［5］ Naismith RT, Shepherd JB, Weihl CC. Acute and bilateral blindness due to optic neuropathy associated with copper deficiency. Arch Neurol, 2009, 66 (8): 1025-1027.

［6］ Videt-Gibou D, Belliard S, Bardou-Jacquet E. Iron excess treatable by copper supplementation in acquired aceruloplasminemia: a new form of secondary human iron overload？ Blood, 2009, 114 (11): 2360-2361.

［7］ 彭琳, 徐蔚海, 彭斌, 等. 排尿排便障碍 四肢麻木无力. 中国现代神经疾病杂志, 2015, 15 (3): 248-251.

第 35 例

意识障碍伴发作性抽搐 1 个月

病 历 摘 要

患者女性,37 岁,农民。因"意识障碍伴发作性抽搐 1 个月"于 2008 年 1 月 11 日收入院。

现病史: 患者于 2007 年 12 月 13 日感冒、发热,体温 37.4℃,伴思维混乱、答非所问,头痛,恶心、呕吐,非喷射状,4 小时后思维语言恢复正常,自服感冒药。夜间 9 点睡眠时无特殊不适,2007 年 12 月 14 日晨家属发现其意识不清,四肢伸性强直、双眼瞪视、口吐白沫、牙关紧闭,急送当地医院,当时血压 70/50mmHg,体温 38.2℃,血糖 1.1mmol/L,Na$^+$137mmol/L、K$^+$ 3.2mmol/L,给予静推葡萄糖和地西泮后抽搐停止,复查血糖正常,但仍意识不清。当天下午因全身大汗而监测血糖,发现两次低血糖,分别是 2.5mmol/L、3.2mmol/L,予葡萄糖静推及持续静脉点滴,血糖维持正常。2007 年 12 月 15 日腰穿:压力 300mmH$_2$O,脑脊液外观微黄,脑脊液常规、感染指标正常,蛋白 1.214g/L、糖 4.8mmol/L、氯化物 129mmol/L。2017 年 12 月 16 日头部 MRI 检查:脑内多发病灶,FLAIR 相和 DWI 显示双侧基底节区、扣带回前部、颞叶及左额顶皮质多发异常高信号(图 35-1);增强扫描显示垂体明显变薄、部分空泡蝶鞍。实验室检查:血清促肾上腺皮质激素(ACTH)、游离皮质醇(FC)、血清甲状腺激素(T$_4$)水平均降低,血清性激素水平明显降低(具体不详)。外院内分泌科会诊意见:存在腺垂体功能减退,建议予以激素替代治疗;临床诊断:"病毒性脑炎,腺垂体功能减退"。给予抗病毒药物阿昔洛韦 0.5g(1 次 /8h)静脉滴注,治疗 3 周;同时辅助应用氢化可的松 200mg/d 静脉滴注,左甲状腺素钠 0.1mg(1 次 /d)口服进行激素替代治疗;以及抗感染药物头孢曲松钠(2g/d)静脉滴注。由于出现肺部感染于 2007 年 12 月 17 日行气管插管,1 周后行气管切开术。治疗 5 天体温恢复正常,于 2007 年 12 月 29 日再次行腰椎穿刺脑脊液检查,结果显示压力、常规、生化及感染指标均于正常值范围。因患者意识障碍无明显改善。并伴发作性抽搐 1 个月,遂转入我院接受进一步治疗。

既往史: 患者 6 年前顺产后(无大出血,孕末期反复呕吐、进食少)无泌乳,停经,阴毛、腋毛渐脱落,食欲、性欲、精力减退,怕冷、乏力,反应迟钝,血压低,70/40mmHg 左右。近几年感冒后曾出现思维混乱、答非所问,持续 2 天后缓解。曾出现两次发作性抽搐,神志不清,小便失禁,发作时血糖低、血钾低,予补钾、补糖后好转,未正规诊治。

个人史、家族史:无特殊。

入院后体格检查:气管切开术后,阴毛、腋毛脱落,余内科查体未见异常。神经系统查体:去皮层状态,有睡眠觉醒周期,双下肢病理征(+),脑膜刺激征(-)。

入院后辅助检查:血常规、凝血机制各项指标均于正常值范围。血清乳酸1.1mmoI/L。血浆人绒毛膜促性腺激素B亚单位(β-hCG)0U/L。乙肝五项、人类免疫缺陷病毒(HIV)、快速血浆反应素试验(RPR)等均呈阴性。性腺功能检查:血清雌二醇(E$_2$)0.24pmol/L(参考值范围37.50pmol/L±19.50pmol/L),卵泡刺激素(FSH)7.37U/L(参考值范围62.50U/L±20.60U/L),黄体生成激素(LH)2.14U/L(参考值范围30.40U/L±11.00U/L),睾酮0.23nmol/L(参考值范围1.60nmol/L±0.50nmol/L);甲状腺功能检测:血清游离三碘甲状腺原氨酸(FT$_3$)为3.19pmol/L(参考值范围2.77~6.31pmol/L)。游离甲状腺素(FT$_4$)19.09pmol/L(参考值范围10.45~24.38pmol/L),促甲状腺激素(TSH)1.85pg/ml(参考值范围0.38~4.34pg/ml)。肾上腺功能检测:血清催乳素(PRL)0.04nmol/L(参考值范围<1.14nmol/L),生长激素(GH)0.06nmol/L(参考值范围<0.09nmol/L),促肾上腺皮质激素<1.10pmol/L(参考值范围<10.12pmol/L),皮质醇总量29.26nmol/L(参考值范围110.40~615.48nmol/L)。脑电图检查显示脑电波高度异常,呈θ昏迷。2008年1月18日腰椎穿刺脑脊液检查压力50mmH$_2$O,外观无色、透明;细胞总数2×10^6/L,白细胞计数为0;蛋白质定量370mg/L,葡萄糖3.20mmol/L,氯化物122mmol/L:脑脊液细胞学、乳酸、乳胶凝集试验均于参考值范围;β-hCG 2.10U/L;髓鞘碱性蛋白3.31nmol/L(参考值范围<0.55nmol/L);寡克隆区带(OB)试验阳性。2008年1月18日头部MRI检查显示左侧额顶叶,双侧颞叶、岛叶、扣带回前部及基底节区异常信号(图35-2),与外院MRI对比,左侧额顶叶异常信号减少;MRS扫描显示左侧基底节区N-乙酰天冬氨酸(NAA)峰降低,脑实质和脑脊液可见乳酸(Lac)峰。

诊断与治疗经过:临床诊断为"低血糖脑病,腺垂体功能减退"。患者入院后采取营养支持及对症治疗,予以维生素B$_{12}$、维生素B$_1$、叶酸和辅酶Q$_{10}$等药物口服。激素替代治疗:左甲状腺素钠75μg/d鼻饲,琥珀酸氢化可的松150mg/d静脉滴注等,因诊断不明确及施行治疗较为困难,遂于2008年1月31日提请大查房。

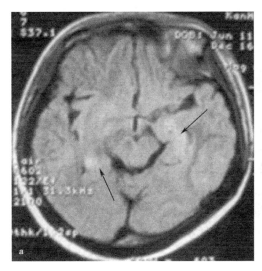
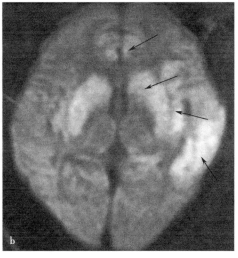

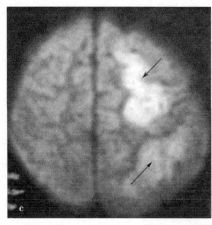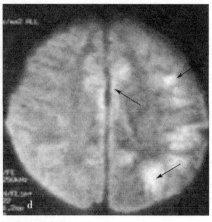

图 35-1　患者头部 MRI 检查

a. 头部 FLAIR 像显示双侧海马呈高信号(箭头所示);b. 头部 DWI 显示双侧基底节区、双侧岛叶及左侧颞叶、扣带回前部皮质呈高信号(箭头所示);c. 头部 DWI 显示左侧额顶叶沿脑回分布区域皮质呈高信号(箭头所示);d. 头部 DWI 显示扣带回、左侧额顶叶脑回深部皮质呈高信号(箭头所示)

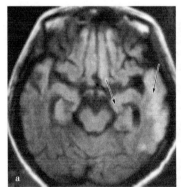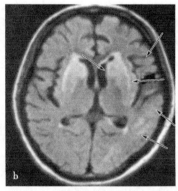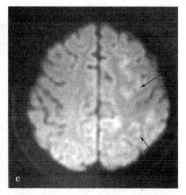

图 35-2　患者复查头部 MRI 检查

a. FLAIR 像显示双侧海马、左侧颞叶外侧皮质呈高信号(箭头所示),海马萎缩;b. FIAIR 像显示双侧基底区、左侧颞叶、顶叶及岛叶皮质呈高信号(箭头所示);c. FIAIR 像显示左侧额顶叶异常信号减少(箭头所示)

临床医师讨论

内分泌科医生:患者起病时伴严重的低血糖,且不宜纠正,在无药物影响下,这种情况要考虑与胰岛素、肾上腺糖皮质激素分泌异常相关,结合既往低血压、停经、阴毛、腋毛脱落病史,考虑垂体功能异常的诊断,且化验结果血 ACTH、皮质醇、甲状腺功能、性激素均明显减低,支持垂体前叶功能减退诊断。腺垂体主要分泌六种激素:生长激素、泌乳素、滤泡刺激素、黄体生成素、促肾上腺皮质激素、促甲状腺激素,分别作用于三个靶腺:肾上腺、甲状腺、性腺。腺垂体功能减退主要表现为这三个靶腺功能减退。垂体危象是垂体前叶功能减退失代偿的严重表现,可表现为低血糖型、低血压型、低钠型、水中毒型等,本例患者发病时严重的低血糖,为垂体危象表现。一般产后大出血的妇女,由于垂体低灌注缺血损伤而出现垂体功能减退,称为希恩综合征(Sheehan syndrome)。而本例患者为顺产,无大出血、头外伤、颅内感染等病史,垂体像仅见空泡蝶鞍、垂体萎缩,垂体功能减退原因尚不清。推测可能与多次妊娠及呕吐有关,妊娠时垂体呈生理性肥大,孕后期呕吐、进食少等可以导致垂体门脉系统低灌注缺血而致垂体缺血坏死萎缩。目前治疗以激素替代为主,注意监测电解质、血糖。

神经科主治医生: 患者青年女性,急性起病,病程 1 个月余。病前有感冒、进食少,发病时主要是突发意识障碍、抽搐,伴严重低血糖、垂体前叶功能减退,经纠正血糖、激素替代、抗病毒治疗后抽搐缓解,意识障碍不恢复。既往有垂体功能减退、反复低血糖史。入院后神经系统查体呈去皮层状态,双侧病理征(+)。发病后首次腰椎穿刺脑脊液检查除压力、蛋白质定量高于正常水平外,其余各项指标均于正常值范围;后 2 次脑脊液检查各项指标均于正常值范围;垂体相关激素分泌水平低下,血清乳酸水平正常;脑电图提示高度异常,呈 θ 昏迷。头 MRI 可见大脑半球皮层、皮层下病灶,左侧为主,基底节病灶双侧对称。定位明确,定位于大脑半球和垂体。定性诊断:①低血糖脑病,患者发病时有明显的垂体危象和低血糖,因此要考虑与垂体危象相关的代谢性脑病,高度怀疑低血糖脑病。抽搐、意识障碍、昏迷,均可用严重低血糖解释。以往所见的低血糖昏迷在低血糖纠正后多意识较快恢复,而本例患者却持续昏迷,MRI 可见多发的脑内病灶,是否与患者低血糖时间较长而造成不可逆性脑损害相关,尚有待进一步明确病因。②病毒性脑炎,患者病前有感冒诱因,突然起病,表现为抽搐、发热、意识障碍、脑内多发病灶,故不能排除存在颅内感染的可能。根据脑脊液除蛋白高外,其余各项指标检查正常,病毒性脑炎有待排除,但常见的病毒性脑炎一般脑脊液有炎性反应,单纯疱疹病毒性脑炎以颞叶、额叶为常见受累部位,抗病毒治疗有效,而本例患者起病迅速,发病时即达高峰,结合病史、病程、影像、脑脊液检查均不符合常见的病毒性脑炎特点,且抗病毒 3 周无显效,另外颅压高及脑脊液蛋白高为非特异性表现,对炎症并无特殊提示意义,不支持病毒性脑炎。③缺血缺氧性脑病,患者抽搐时间较长,可能存在脑缺氧,故不能完全排除合并缺氧性脑病可能。患者发病时血压虽低但较平时大致相同,且脑内病变不符合血管分布,因此缺血导致可能性不大。④渗透性脱髓鞘综合征,与低血钠快速纠正有关,垂体危象时常出现电解质紊乱、低钠,也是本症的常见原因之一,但患者发病时无低血钠,因此可以除外。⑤线粒体脑病,患者的 MRI 表现皮层、皮层下损害,类似于以往所见的线粒体脑病的层状坏死分布,因此也需鉴别除外。患者在垂体功能减退之前,无易疲劳、肌无力表现,且入院后查血、脑脊液乳酸均正常,也没有线粒体脑病的典型发作,因此可以除外。总之,该患者的诊断主要考虑为低血糖脑病,但由于对严重不可逆的低血糖脑病经验不足,本例患者病灶分布又不对称,是否能除外其他脑病?另外,病程已经 1 个月余,患者仍存意识障碍,还应给予何种治疗?预后如何?请教授指导。

神经科教授: 结合患者既往史和本次发病情况,应考虑代谢性脑病,鉴于入院后补充进行的多项相关实验室检查结果,基本可排除病毒性脑炎、线粒体脑病等其他疾病。根据上述证据,可考虑垂体危象导致的低血糖脑病;低血糖导致癫痫发作,癫痫发作又增加了能量消耗,加重了脑损伤。但本患者垂体危象伴发低血糖,脑损害是单纯的低血糖还是合并其他因素如缺氧。患者头 MRS 检查可见乳酸峰,但任何一种代谢性、炎性等病变均可有乳酸峰,亦可见于糖代谢异常者。该患者发病的 1 个月后仍可见到乳酸峰,且 MRI 显示半球损害明显不对称,要注意除外灌注不足因素,需行 TCD 检查,了解脑血管及血流动力学情况。患者较年轻,既往就有垂体功能减低的症状,数次"低血糖"均没有进一步查原因,本次垂体危象、低血糖昏迷发生在夜间,因未能及早发现导致不可逆性脑损伤,至今仍持续意识障碍。现在是发病 1 个月余,脑电图无基本的 α 节律,仅见 θ 活动,为 θ 昏迷,提示弥漫性的脑损害,程度较重。脑电图无特异性,中毒、代谢性脑病等均可类似脑电图改变,如果是心搏骤停引起类似脑电图改变,一般来说预后较差。而低血糖脑病导致的 θ 昏迷预后如何,我们经验不多,患者发病已 1 个月半,意识仍未恢复,脑电图检查所显示的脑损害程度十分严重,且头核磁病变部位已见明显萎缩,是否能转醒,不能乐观,治疗较困难,估计预后较差,可随诊,并复查脑电图。

神经科教授:低血糖脑病的诊断除有低血糖外,尚需除外其他原因的脑损害,如缺血缺氧性脑病、线粒体脑病、脑炎等。单从影像看,大脑半球多发较浅的皮层、皮层下病灶以及双侧基底节病灶,还需与脑炎、渗透性脱髓鞘综合征、线粒体脑病、缺血缺氧性脑病等鉴别。因此结合病史及其他检查具有重要意义,如果没有既往史及发病时的低血糖,仅有发热、抽搐、昏迷等症,不能排除重症的脑炎。但患者基底节对称的病灶,较难用脑炎解释。渗透性脱髓鞘综合征一般以脑桥病变多见,也可累及基底节、小脑、大脑皮质深层和邻近白质,本患者无脑桥病变,且无低钠,因此不考虑。另外低血糖脑损害一般应该对称分布,患者基底节病灶对称分布,而皮层、皮层下的病灶是不对称的,不对称的机制是什么? 是否存在两侧血管不对称? 因此建议进一步进行血管方面检查除外。垂体危象导致的脑损害可能有多种机制,包括低血糖、低血压、电解质紊乱等,本患者发病时无明显电解质紊乱,虽有低血压,但较平时水平一致,低血糖状态下脑血流会代偿加快,因此不太容易出现脑缺血。而本患者低血糖、痫性发作时间很长,因此不能除外癫痫持续状态引起缺氧性脑损害。但痫性发作是由低血糖所引起,因此缺氧性损害也由低血糖继发导致。由于患者脑损害是在低血糖基础上,有缺氧机制参与,建议在继续目前治疗基础上加用高压氧以及促进脑细胞代谢的药物。

查房后诊治经过及转归:查房后加用能量合剂、促进脑细胞代谢药物、并行高压氧治疗等,患者逐渐出现有意识的反应,如有情感反应、表情丰富,左手主动抓握水果、玩具等,2 周后复查脑电图:中度不正常。TCD:右侧颈内动脉狭窄可能。因经济原因未行进一步血管检查,之后转外院继续高压氧治疗。随访 3 个月意识基本恢复,但有严重残疾,卧床、言语不能、智能减退、右侧肢体偏瘫。

最终诊断

低血糖脑病(hypoglycemic encephalopathy)
垂体功能减退(hypopituitarism)

讨论

血糖为脑细胞的主要能量来源,脑细胞本身没有糖原储备,对低血糖非常敏感,短时间低血糖,脑损害一般可逆;而较长时间、程度较重的低血糖,可导致不可逆性脑损害或死亡。

低血糖脑病的临床表现可以有：①交感神经兴奋症状；②认知障碍、情绪异常、精神症状；③癫痫发作；④意识障碍，嗜睡甚至昏迷；⑤局灶脑损害表现，如瘫痪、锥体外系症状等。不同部位脑细胞对低糖的耐受性不同，大脑皮层和海马的神经元最易受损，其次是基底节，而脑干、小脑最不容易受累，主要与这些部位的葡萄糖转运效率较高有关。由于低血糖对以上部位的易损性，因此未引起意识障碍时，常出现认知、精神、情绪的改变。

目前对低血糖脑损害的血糖阈值及时间阈值尚无定论，造成脑损害的低血糖持续时间个体差异较大。文献报道中多数低血糖脑病偏瘫者血糖在 0.8~2.2mmol/L。血糖在 2~3.5mmol/L 时，脑电图基本节律减慢而波幅增高。血糖下降到 1~2mmol/L 时，脑电 θ 波明显增加，并出现少量 δ 波，临床表现为反应迟钝、抽搐、意识障碍，这时如低血糖持续不能纠正，达到能量衰竭的阈值时，出现脑电平直，神经元将要坏死。动物试验提示：血糖在 0.12~1.36mmol/L 时均可能出现不可逆性神经元坏死。

低血糖脑病的影像学特点：急性期表现为从轻微的信号异常到弥散性脑水肿，常见累及区域包括大脑皮层、皮层下、海马、基底节、内囊、岛叶、扣带回前部、胼胝体等部位，其中海马、颞中叶、额叶、顶枕叶最常见，丘脑受累并不常见，丘脑病灶多见于脑缺血而少见于低血糖脑病，脑干、小脑受累少见，也有累及侧脑室旁深部白质的报道。皮层的层状坏死表现不仅见于低血糖脑病，还见于缺氧性脑病、线粒体脑病、中毒性脑病、渗透性脱髓鞘综合征、脑缺血等。慢性期主要为弥漫性脑萎缩、脑室扩大，本患者病变部位与常见受累部位一致。一般情况下，低血糖脑病的脑损害病灶为双侧对称分布，但像本患者一样病变分布不对称的也不少见，原因可能由于脑电静息的不同步性，导致神经元坏死不对称。本患者 TCD 提示右侧颈内动脉狭窄可能尚难以解释左侧半球为主的病灶。低血糖脑病的诊断除有低血糖，以及相应的临床和影像学特点外，尚需除外其他疾病如缺氧性脑病、线粒体脑病、癫痫、中毒、脑炎等。

低血糖的早发现、早抢救是避免严重脑损害的关键。应注意寻找低血糖的原因，对于产后出现的体力、精力减退、闭经、血压偏低等症状不能忽视，应尽早筛查垂体功能，并给予相应治疗。

参 考 文 献

［1］ Kossoff EH, Ichord RN, Bergin AM. Recurrent hypoglycemic hemiparesis and aphasia in an adolescent patient. Pediatr Neurol, 2001, 24 (5): 385-386.

［2］ Fujioka M, Okuchi K, Hiramatsu KI, et al. Specific changes in human brain after hypoglycemic injury. Stroke, 1997, 28 (3): 584-587.

［3］ Finelli PF. Diffusion-weighted MR in hypoglycemic coma. Neurology, 2001, 57 (5): 933-935.

［4］ Mori F, Nishie M, Houzen H, et al. Hypoglycemic encephalopathy with extensive lesions in the cerebral white matter. Neuropathology, 2006, 26 (2): 147-152.

［5］ Auer RN. Hypoglycemic brain damage. Forensic Science International, 2004, 146 (2-3): 105-110.

［6］ 郝红琳，陈琳，崔丽英，等. 意识障碍伴发作性抽搐. 中国现代神经疾病杂志, 2008, 8 (5): 487-490.

第36例

行走不稳2年,言语不清1年,右眼睑痉挛4个月

患者男性,62岁。因"行走不稳2年,言语不清1年,右眼睑痉挛4个月"于2014年2月入我院神经科。

现病史:患者于2012年4月无明显诱因突然出现行走不稳,步基宽,走路易向右侧偏斜,伴视物成双、模糊,站立时有明确头晕症状,卧位时减轻,无恶心、呕吐,无视物旋转,无饮水呛咳、吞咽困难、言语不清,无肢体麻木、无力等症状与体征。就诊于当地医院,按"脑血管病"治疗(具体方案不详),出院后继续口服阿司匹林、维拉帕米、银杏叶片,上述症状部分缓解,但步基仍宽,动作迟缓,右手书写笨拙。2013年3月14日头晕症状加重,行走不稳,步距小、步基宽,说话笨拙,自觉舌不灵活,偶有饮水呛咳,无吞咽困难,无视物旋转,无肢体麻木、乏力,再次于当地医院就诊,头部MRI检查显示延髓腹侧稍长T_1WI、长T_2WI信号,FLAIR高信号,增强后病灶未见异常强化(图36-1),考虑"陈旧性腔隙性梗死",经"输液治疗2周(具体方案不详)"症状无好转。至2013年10月逐渐出现右眼不自主挤眼,双腿不耐疲劳,平地仅能行走200m;2013年12月双手明显失灵,以至于持筷夹菜不稳,家属述其睡眠时鼾声重,讲话笨拙症状逐渐加重。2014年2月13日就诊于我院神经科门诊,查体:言语含糊,右侧不自主挤眼,眼球水平运动稍差,双手指鼻试验略差,行走缓慢,步基宽、站立不稳,Romberg征阳性,遂以"共济失调待查"收入院。患者自发病以来无发热、感冒、腹泻史,否认口眼干燥、口腔溃疡、光过敏、皮疹、雷诺现象等,进食尚可,大小便正常,体重无明显变化。

既往史:高血压病史2年,近期未服降压药物。精原细胞瘤病史30年。否认糖尿病、否认药物及食物过敏史。

个人史:否认吸烟史。饮酒史30年,每日饮白酒500g,近2年已戒酒,否认明确毒物接触史。

家族史:其父脑出血史,母有精神异常病史。

入院后体格检查:体温36.7℃,脉搏82次/min,呼吸18次/min,血压135/83mmHg。左足内侧有一6cm瘢痕;左足内侧见4cm×2cm肿物,无压痛,边界清,活动度可。神清、言语

含糊,记忆力差,计算力差,对答切题。双眼水平活动略差,右眼睑痉挛,双侧眼球垂直眼震伴旋转成分,腭肌阵挛,其余脑神经检查无异常。四肢肌力、肌张力正常,四肢腱反射减低;双侧掌颌反射、Babinski 征阳性;双侧小腿下 2/3 针刺觉、右膝关节下音叉振动觉减退;双侧指鼻欠稳准、轮替慢、跟 - 膝 - 胫试验正常、Romberg 征阳性。步基宽、步距小,行走直线不能。脑膜刺激征阴性。

　　入院后诊治经过:①实验室检查,血常规,血红蛋白 171g/L,余项正常;血清总胆固醇 6.2mmol/L、甘油三酯 3.84mmol/L、高密度脂蛋白胆固醇(HDL-C)0.92mmol/L、低密度脂蛋白胆固醇(LDL-C)3.66mmol/L;血清乳酸(LA)1.88mmol/L。红细胞沉降率、肾功能试验、血糖、甲状腺功能试验、血清同型半胱氨酸、叶酸、维生素 B_{12} 均于正常值范围。临床免疫学检测:血清超敏 C 反应蛋白(hsCRP)3.86mg/L(<3mg/L)、类风湿因子(RF)21.9IU/ml(<20IU/ml);抗核抗体谱中抗 rRNP 抗体呈弱阳性 29(阴性 <15),血清免疫固定电泳、血清 IgG、IgA、IgM、补体 C3、补体 C4、内因子抗体均正常。血清肿瘤标志物检测、血清抗 Hu、Yo、Ri 抗体等均呈阴性。腰椎穿刺脑脊液检查颅内压力 80mmH₂O,无色透明,脑脊液蛋白定量 0.69g/L、IgG 为 0.083g/L,脑脊液常规、细胞学、寡克隆区带、抗神经节苷脂抗体无异常。②辅助检查,胸部 X 线正位片心、肺、膈未见明显异常,主动脉迂曲,胸椎骨质增生。腹部 B 超扫描示脂肪肝。头部 MRI 平扫 + 增强 + 脑干薄层扫描显示脑桥橄榄核异常信号;左侧额叶皮质下白质及深部脑白质斑片状非特异性改变。经颅多普勒超声可见右侧大脑中动脉狭窄,卧立位试验阴性。肛门括约肌肌电图未见肯定神经源性损害。因患者家属拒绝未行针极肌电图检查。入院时诊断"共济失调待查"。入院后即给予复合维生素 B 片、维生素 B_{12}、叶酸与尼麦角林片等。

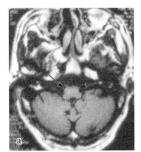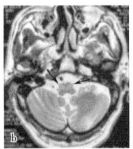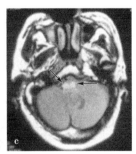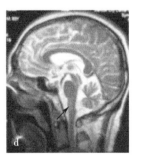

图 36-1　患者头部 MRI

检查显示下橄榄核肥大改变。a. 横断面 T₁WI 呈稍低信号(箭头所示);b. 横断面 T₂WI 呈稍高信号(箭头所示);c. 横断面 FLAIR 成像呈高信号(箭头所示);d. 矢状位 T₂WI 呈高信号(箭头所示)

临床医师讨论

　　神经科住院医师:定位诊断,双侧掌颌反射、Babinski 征阳性,定位于双侧锥体束;四肢腱反射减低,双小腿下 2/3 针刺觉减退,定位于周围神经;右膝关节下音叉振动觉减退、Romberg 征阳性,定位于脊髓后索 - 薄束核、楔束核 - 内侧丘系 - 丘脑腹后外侧核通路;饮水呛咳、吞咽困难,构音障碍重于饮水呛咳,双侧咽反射正常,定位于双侧皮质脑干束;行走不稳,指鼻、轮替差,定位于小脑及其联系纤维;眼震考虑为中枢性眼震;腭肌阵挛考虑去神经支配后的释放症状,定位于上运动神经元,结合头部影像学,定位于脑桥、延髓;记忆力下降、计算力差,定位于大脑皮质。定性诊断:结合目前病史、临床症状、体征及影像学表现,考虑中枢神经系统变性病。该患者锥体束损害明确,下运动神经元亦受累,不能完全排除运动神经元病之可能,但无肌萎缩、纤颤,故下运动神经受累证据不足,需进一步完善肌电图检查。有明确的小脑体征和震颤表现,需考虑以小脑受累为主的多系统萎缩(橄榄体-脑桥-小脑萎缩),但多系统萎缩的自主神经症状突出,而患者缺乏自主神经症状且多系统萎缩亦不能解释其病情全貌,需完善肛门括约肌肌电图、卧立位 TCD 检查以进一步明确。头部 MRI 显示以延髓腹外侧长 T_1WI 信号、长 T_2WI 信号、FLAIR 高信号表现为主,既往可疑脑血管病史,按脑血管病治疗后病情曾部分好转,需考虑继发性中枢神经系统变性疾病如肥大性下橄榄核变性,该病可继发于出血、梗死、炎症、肿瘤、外伤等原因,临床主要表现为腭肌阵挛、共济失调、眼球震颤、复视等。鉴别诊断:①营养代谢性相关疾病,该患者有长期大量饮酒史,故可引起维生素 B_1 缺乏而致 Wernicke 脑病或 Korsakoff 综合征,可出现眼球运动障碍、共济失调、精神症状,以及周围神经受累、记忆力减退,但此类疾病的影像学表现以幕上中线周围组织结构受累为主,极少有以脑干受累为主者,且患者已戒酒 2 年,病情仍呈进行性加重,亦不支持诊断,建议进一步完善代谢指标的筛查。②副肿瘤综合征,可多系统受累,本患者为老年,长期饮酒,需警惕此病可能,需进一步完善各项肿瘤标志物筛查。③遗传相关疾病,脊髓小脑性共济失调多中年发病,临床可表现为小脑性共济失调、锥体束征、眼震、周围神经损害,但该病为常染色体显性遗传,遗传早现现象明显,与该患者家族史不相符,且该病影像学主要表现为脑干和小脑萎缩,与其影像学亦不符,因此不作为主要考虑,必要时可行基因检测。

神经科副教授: 同意上述分析。该患者延髓腹侧、中脑导水管腹侧长 T_2WI 信号、FLAIR 高信号,以神经变性病的可能性更大,但血管因素亦不能排除。首先应考虑继发于脑血管病的肥大性下橄榄核变性,慢性酒精中毒可能参与了发病。该患者血清抗 Hu、Yo、Ri 抗体阴性,血清肿瘤标志物无显著升高,影像学亦无肿瘤证据,因此不考虑副肿瘤综合征。肛门括约肌肌电图、卧立位 TCD 正常,诊断多系统萎缩的证据不充分。治疗方面可予营养神经和改善脑供血药物。有研究认为,肥大性下橄榄核变性的腭肌阵挛和震颤节律源于橄榄体的电活动,抗癫痫药物左乙拉西坦可抑制橄榄体放电,可能有一定效果。

神经科教授: 该患者右眼不自主挤眼症状可能与单侧眼肌阵挛有关,原发性眼肌阵挛极少以单侧为主,需考虑继发原因。其同时存在腭肌阵挛、眼震、小脑性共济失调,结合影像学检查结果,可定位于脑干、小脑,亦可解释大部分症状与体征。头 MRI 检查可见橄榄核长 T_2WI 信号,故定性诊断应首先考虑肥大性下橄榄核变性的可能。病因方面,呈急性发病,既往高血压病 2 级,外院曾诊断"脑血管病",需考虑继发于脑血管病的肥大性下橄榄核变性。但影像学上未见明确的脑梗死或出血病灶,同时患者长期大量饮酒,周围神经受累明确,亦不排除酒精中毒参与肥大性下橄榄核变性的发病。治疗原则以对症治疗为主。

经查房讨论后加用左乙拉西坦 250mg(2 次 /d),住院期间患者病情无明显好转,出院诊断"肥大性下橄榄核变性,周围神经病(慢性酒精中毒可能),右侧大脑中动脉狭窄,血脂异常、脂肪肝,高血压病 2 级"。患者出院后未按建议门诊复诊,电话随访得知患者继续口服左乙拉西坦、多种 B 族维生素与尼麦角林 4 个月,4 个月后自觉症状无改善遂自行停药。再次建议其来门诊随诊。

最 终 诊 断

肥大性下橄榄核变性(hypertrophic olivary degeneration,HOD)

讨 论

肥大性下橄榄核变性最早于 1883 年由 Oppenheim 描述,是一种较罕见的由 Guillian-Mollaret 三角区病变引起的跨突触变性,主要发生在中脑、脑桥或小脑的出血、梗死、炎性、感染、脱髓鞘、肿瘤或创伤性病变一段时间后。Guillian-Mollaret 三角区的解剖机制由 Guillain 和 Mollaret 在 1931 年提出,是由一侧中脑红核、延髓下橄榄核和对侧小脑齿状核构成的神经环路,齿状核发出的纤维经小脑上脚(结合臂)跨中线交叉至对侧红核并包绕红核(部分终止于核内、部分继续上升并止于丘脑),红核发出不交叉的纤维经中央被盖束下行到达同侧下橄榄核,下橄榄核再发出纤维经小脑下脚(绳状体)投射到对侧小脑半球皮质,继而投射到齿状核。该环路被认为是腭肌阵挛的解剖学基础,也称为"肌阵挛三角"(myoclonic triangle)。正常情况下,经该环路传递的神经冲动对下橄榄核具有抑制作用。当通路受损时,对下橄榄核的抑制作用解除,使下橄榄核过度兴奋,导致其肥大、变性。发生在中脑、脑桥被盖部、小脑上脚及小脑半球的各种破坏性病变,无论血管病变、炎性病变、感染、肿瘤、手术损伤等,一旦破坏齿状核 - 红核 - 下橄榄核通路,即可使下橄榄核发生慢性跨突触变性,引起 HOD。依 Guillian-Mollaret 三角区受累部位的不同,HOD 可分为 3 种:当病变位于脑桥中央被盖时,同侧下橄榄核发生 HOD;当病变位于小脑齿状核或小脑上脚时,对侧下橄榄核发生 HOD;病变同时累及中央被盖束和小脑上脚时,双侧下橄榄核均可发生 HOD。一项回顾性研究发现,双侧 HOD 比单侧 HOD 更常见,双侧 HOD 占所有 HOD 的 76%。单侧小脑上脚的病变也可继发双侧 HOD,可能是因为病灶累及小脑上脚中有来自双侧齿状核和红核的神经纤维;而单纯小脑下脚的病变,仅造成下橄榄核传出神经通路的破坏,不会导致 HOD,证明 HOD 是由于下橄榄核失去上游神经元传入的神经冲动所导致的变性。此类变性被称为"跨突触变性",因为其发生于神经失去突触的冲动传入之后。这类变性亦可发生于其他情况,例如视网膜、视神经、视束病变或眼球摘除后的外侧膝状体变性。HOD 的下橄榄核变性在大体上表现为肥大而非萎缩,其病理特点为神经元体积增大、空泡样变性和胶质细胞线粒体增生。

回顾性研究发现,44% 的 HOD 患者在影像学上没有见到明确的破坏 Guillian-Mollaret 三角区通路的病灶。特发性 HOD 也曾有过 1 例报道。本例患者有可疑脑血管病史,但影像学检查未发现脑血管病灶,缺乏脑血管病继发 HOD 的证据,不能排除慢性酒精中毒继发 HOD 的可能。但是,慢性酒精中毒相关性 HOD 以往尚未有过报道。

HOD 的特征性表现包括腭肌阵挛、眼球震颤、Holmes 震颤、共济失调、复视及肢体阵挛等。腭肌阵挛为 HOD 的核心体征,但并非所有 HOD 病例均存在腭肌阵挛,因为亦可见于亚历山大病、橄榄体脑桥小脑萎缩、脊髓小脑变性等疾病。HOD 的典型阵挛是软腭和悬雍垂的不自主运动,由 1~3Hz 的肌肉收缩形成,严重阵挛可累及喉部、颈部肌肉甚至膈肌。该例患者表现有典型的腭肌阵挛、眼震、共济失调和复视，但因患者拒绝行肌电图检查，未能测量其具体的阵挛频率。

MRI 是诊断 HOD 的可靠方法。其在 MRI 上的典型表现为延髓前外侧的长 T_2WI 信号、等或长 T_1WI 信号，下橄榄核体积正常或增大；下橄榄核等或长 T_1WI 信号、长 T_2WI 信号改变与细胞空泡变性、胶质细胞反应增生有关，而 FLAIR 低信号可能与变性的下橄榄核存在不同程度的液化或坏死有关。如果病灶已经发生液化、坏死且胶质明显增生，也可表现为长 T_1WI 信号与 FLAIR 高信号。部分 HOD 患者可出现对侧小脑齿状核萎缩伴 T_2WI 高信号、对侧小脑皮质萎缩，可能是由于下橄榄核与对侧小脑皮质之间的神经纤维联系中断。HOD 的 MRI 表现随着病理改变而呈动态变化。其自然演化过程可分为 6 个阶段：①橄榄核无改变（发病 <24 小时）；②橄榄核套变性（第 2~7 天或更长时间）；③橄榄核肥大（自第 3 周起）；④橄榄核最大阶段（约发生于 8.5 个月达到最大）；⑤橄榄核假性肥大（神经细胞溶解阶段，发生于发病后 9.5 个月）；⑥橄榄核萎缩（3~4 年）。有文献报道，最早约在发病后 3 周，下橄榄核即可出现 T_2WI 高信号，6 个月时下橄榄核体积开始增大，10~12 个月下橄榄核体积显著增大，24 个月后 T_2WI 高信号程度逐渐减低，病程持续 3~5 年下橄榄核可出现萎缩，但其长 T_2WI 信号可持续多年。上述这些影像学特点与疾病病理演变过程基本平行。

目前，有关 HOD 尚无统一的诊断标准。在临床过程中，对于表现有头晕、腭肌阵挛、共济失调，而且头部 MRI 显示局限于下橄榄核的长 T_1、长 T_2 信号，应考虑到 HOD；临床观察发现腭肌阵挛伴小脑性共济失调表现，数月至数年前曾有累及脑干或小脑的脑血管病、脑炎、外伤、炎性脱髓鞘疾病病史者，亦应考虑 HOD 的可能。影像上除了下橄榄核区域 T_2WI 高信号外，如果同时在 Guillian-Mollaret 三角区发现原发病灶，则高度提示 HOD 的诊断。HOD 需注意与延髓梗死相鉴别，后者病变主要位于延髓腹内侧区域，可延伸至延髓背侧，而 HOD 发生在延髓腹外侧区。有少数延髓梗死病例的临床表现类似于 HOD，但常同时伴有内侧丘系和锥体束受累的表现。对于 HOD 的治疗，主要是针对其原发病变和对症治疗。缓解症状可应用氯硝西泮、普萘洛尔，亦有文献报道盐酸苯海索、丙戊酸钠、金刚烷胺有效，左旋多巴、氟哌啶醇、激素疗效欠佳。Shepherd 等报告 1 例继发于脑桥出血后的 HOD 病例，经氯硝西泮、左旋多巴、普萘洛尔等药物治疗无效后，于丘脑植入深部脑刺激（DBS）装置其震颤症状明显改善。本例患者试用左乙拉西坦，但因其未按建议随访，未增至足量，故效果欠佳。关于 HOD 预后相关文献报道较少，一般于发病 3~4 年部分患者症状可自发缓解，与 HOD 橄榄体的病理演变过程相符，本例患者发病已 2 年余，临床相始终未见明显缓解，仍需进一步随访。

综上所述，HOD 是由于 Guillian-Mollaret 三角区受损引起的一种跨突触变性，典型的临床表现为腭肌阵挛和小脑症状等，既往数月或数年前存在累及脑干或小脑的病变。头部 MRI 显示延髓前外侧长 T_2WI 信号、等或长 T_1WI 信号，若同时合并齿状核 - 红核 - 下橄榄核通路远隔病灶则支持诊断。

参 考 文 献

［1］ Samuel M, Torun N, Tuite PJ, et al. Progressive ataxia and palatal tremor (PAPT): clinical and MRI assessment with review of palatal tremors. Brain, 2004, 127 (Pt 6): 1252-1268.

［2］Carr CM, Hunt CH, Kaufmann TJ, et al. Frequency of Bilateral Hypertrophic Olivary Degeneration in a Large Retrospective Cohort. J Neuroimaging, 2015; 25 (2): 289-295.

［3］Goyal M, Versnick E, Tuite P, et al. Hypertrophic olivary degeneration: meta-analysis of the temporal evolution of MR findings. AJNR, 2000, 21 (6): 1073-1077.

［4］Sanverdi SE, Oguz KK, Haliloglu G. Hypertrophic olivary degeneration in children: four new cases and a review of the literature with an emphasis on the MRI findings. Br J Radiol, 2012, 85 (1013): 511-516.

［5］Lim CC, Lim SA. Images in clinical medicine: pendular nystagmus and palatomyoclonus from hypertrophic olivary degeneration. N Engl J Med, 2009, 360 (9): 12.

［6］Shepherd GM, Tauböll E, Bakke SJ, et al. Midbrain tremor and hypertrophic olivary degeneration after pontine hemorrhage. Mov Disord, 1997, 12 (3): 432-437.

［7］姜南,关鸿志,杨荫昌,等.行走不稳两年言语不清一年眼睑痉挛四个月.中国现代神经疾病杂志,2014, 14 (10): 915-918.

附　全部病例的最终诊断

第 1 例　双侧颈内动脉狭窄,短暂性脑缺血发作,脑梗死

第 2 例　内囊预警综合征,脑梗死

第 3 例　可逆性脑血管收缩综合征

第 4 例　硬脑膜动静脉瘘

第 5 例　肉芽肿性多血管炎

第 6 例　腓骨肌萎缩症

第 7 例　副肿瘤性感觉神经元病,小细胞肺癌

第 8 例　急性间歇性卟啉病

第 9 例　感觉神经元神经病,干燥综合征

第 10 例　神经白塞综合征

第 11 例　抗中性粒细胞胞质抗体相关血管炎,继发性肥厚性硬脑膜炎

第 12 例　亚急性硬化性全脑炎

第 13 例　脑多发结核瘤

第 14 例　慢性活动性 EB 病毒感染

第 15 例　中枢神经系统囊虫病

第 16 例　隐球菌性脑膜脑炎

第 17 例　视神经脊髓炎谱系疾病,系统性红斑狼疮,继发性干燥综合征

第 18 例　副肿瘤性小脑变性,纵隔占位性病变(恶性可能性大),上腔静脉受压继发颅内压增高

第 19 例　复发性多软骨炎

第 20 例　抗 GABAbR 抗体相关边缘性脑炎,转移性低分化神经内分泌癌

第 21 例　肯尼迪病

第 22 例　进行性核上性麻痹合并额颞叶变性

第 23 例　卵巢性脑白质营养不良

第 24 例　甲基丙二酸血症

第 25 例　X 连锁型肾上腺脑白质营养不良